Hans-Jürgen Schramm

Psychosomatik und Homöopathie

Meiner Frau Uta

Psychosomatik und Homöopathie

Symptome, Syndrome, Symbole

Hans-Jürgen Schramm

Hippokrates Verlag Stuttgart

Die Deutsche Bibliothek - CIP-Einheitsaufnahme
Schramm, Hans-Jürgen
Psychosomatik und Homöopathie:
Symptome, Syndrome, Symbole / Hans-Jürgen Schramm.
- Stuttgart: Hippokrates-Verl., 1994
ISBN 3-7773-1109-X

Anschrift des Verfassers:
Dr. med. Hans-Jürgen Schramm
Hollenheide 2

31535 Neustadt

Wichtiger Hinweis:
Wie jede Wissenschaft ist die Medizin ständigen Entwicklungen unterworfen. Forschung und klinische Erfahrung erweitern unsere Erkenntnisse, insbesondere was Behandlung und medikamentöse Therapie anbelangt. Soweit in diesem Werk eine Dosierung oder Applikation erwähnt wird, darf der Leser zwar darauf vertrauen, daß Autoren, Herausgeber und Verlag große Sorgfalt darauf verwandt haben, daß diese Angabe dem Wissenstand bei Fertigstellung des Werkes entspricht. Für Angaben über Dosierungsanweisungen und Applikationsformen kann vom Verlag jedoch keine Gewähr übernommen werden. Jeder Benutzer ist angehalten, durch sorgfältige Prüfung der Beipackzettel der verwendeten Präparate und gegebenenfalls nach Konsultation eines Spezialisten festzustellen, ob die dort gegebene Empfehlung für Dosierungen oder die Beachtung von Kontraindikationen gegenüber der Angabe in diesem Buch abweicht. Eine solche Prüfung ist besonders wichtig bei selten verwendeten Präparaten oder solchen, die neu auf den Markt gebracht worden sind. Jede Dosierung oder Applikation erfolgt auf eigene Gefahr des Benutzers. Autoren und Verlag appellieren an jeden Benutzer, ihm etwa auffallende Ungenauigkeiten dem Verlag mitzuteilen. Geschützte Warennamen (Warenzeichen) werden nicht besonders kenntlich gemacht. Aus dem Fehlen eines solchen Hinweises kann also nicht geschlossen werden, daß es sich um einen freien Warennamen handele.

ISBN 3-7773-1109-X

Printed in Germany 1994
Satz: Fotosatz Sauter GmbH, 73072 Donzdorf
Druck: Druckerei Schäuble, Stuttgart

Inhalt

II Spezieller Teil

Geleitwort

Dieses Buch ist aus dem Geist einer Integration von Psychosomatik und Homöopathie geschrieben. Aus dieser Sicht schließt sich im zweiten Teil die Behandlung spezifischer Krankheitsbilder an. Der homöopathischen Therapie werden mit der vorliegenden Darstellung neue Wege eröffnet. Dies trifft sich glücklich mit der zunehmenden Anerkennung, die dieser Strang ärztlichen Handelns derzeit in der medizinischen Ausbildung erfährt. Umgekehrt wird in psychosomatische Denkmuster Hahnemannsches Gedankengut getragen. Schon von daher verdienen die zukunftsweisenden Ausführungen des Verfassers besondere Aufmerksamkeit.

Das Buch regt auch zu der Frage an, wie weit die Verschränkung von homöopathischen mit psychosomatischen Phänomenen zu einer Neubestimmung des Verhältnisses von Erklären und Verstehen beitragen könnte.

Bereits die Homöopathie ohne psychosomatische Weiterungen gilt ja immer noch als »nicht erklärt«, von »verstanden« ganz zu schweigen. Diese Situation gibt Anlaß zu polemisch aufgeheizten Urteilen, die nicht selten den Charakter von Rundumschlägen haben. Als Kronzeuge wird naturwissenschaftliches Denken ins Feld geführt. Aber wer naturwissenschaftlich argumentiert, sollte auch die Reichweite und den erkenntniskritischen Charakter naturwissenschaftlichen Urteilens gerechterweise nicht aus dem Blick verlieren. Es trifft durchaus zu, daß die klassische Homöopathie bis heute nicht wirklich verstanden ist, auch dort nicht, wo sie in der Praxis Erfolge aufzuweisen hat. Vergessen wird aber meist, daß eine solche Aussage ihre - oft gewollt - abwertende Wirkung nur vor dem Hintergrund eines scheinbar fraglos etablierten Naturverständnisses entfalten kann. Doch *nichts in der Naturbeschreibung ist derzeit fraglos verstanden,* auch nicht in der Physik, der heutigen Leitwissenschaft von der Natur. Die Herausforderung an das Verstehen speist sich nicht allein aus solchen Rätseln wie etwa den homöopathischen Hochpotenzen; sie ist nicht minder durch fundamentale Züge der Quantentheorie gegeben, die langgehegte »Selbstverständlichkeiten« der Naturbeschreibung im Kern erschüttern. An anderer Stelle[1] habe ich aufzuzeigen versucht, daß zwischen Homöopathie und moderner Physik derzeit eigentlich *nur offene Fragen* bestehen und jedes medizinische Urteil über Sinn und Unsinn der Homöopathie, das die Physik oder die Chemie zu seiner Rechtfertigung bemüht, sich den Vorwurf der Unwissenheit gefallen lassen muß.

Das mit diesem Buch vorgelegte Material vermehrt zunächst einmal den Strauß der offenen Fragen. Damit verstärkt es das Bedürfnis nach fundamentaler Klärung und trägt mit dazu bei, einen grundlegenden Paradigmenwechsel im Verstehen von Natur vorzubereiten, wie er heute bereits zu erahnen ist. Daß nicht nur die Menge des Gewußten, sondern auch das Verstehen des Gewußten eine Geschichte hat, illustriert eine Erinnerung von Werner Heisenberg an ein Schlüsselgespräch mit seinem kongenialen Partner Niels Bohr, dem führenden Atomphysiker zwischen den Weltkriegen. Heisenberg: »Wenn die innere Struktur der Atome einer anschaulichen Beschreibung so wenig zugänglich ist, wie Sie sagen, wenn wir eigentlich keine

Sprache besitzen, mit der wir über diese Strukturen reden könnten, werden wir dann die Atome überhaupt jemals verstehen?« Bohr zögerte einen Moment und sagte dann: »Doch. Aber wir werden dabei gleichzeitig erst lernen, was das Wort »verstehen« bedeutet.«[2]

Die Physiker haben inzwischen gelernt, eine ungeheure Menge von Naturphänomenen auf die Grundstrukturen der nicht lange nach diesem Gespräch entstandenen Quantentheorie zurückzuführen und in diesem Sinne zu »erklären«. Aber die überwiegende Zahl der in der Physik forschend Tätigen schreckt bis heute zurück vor einer Bedeutungsverschiebung des Sinnes von »Verstehen«, zu der die Quantenphysik heausfordert: Letztendlich ist die Quantenphysik nicht eine Manifestation von *Objekten*, die gefahrlos manipuliert werden können, sondern ein in mathematischer Sprache gelungener Aufweis von *Beziehungen,* die das Element eines unteilbaren Ganzen enthalten, an dem Manipulation nur zerstörend angreifen kann. Zerstört wird die Ganzeit eines Quantenphänomens, das sich *jenseits* des dreidimensionalen Raumes ereignet und zeitlich entwickelt, im Akt der Messung, z.B. einer Ortsmessung, die ein Faktum produziert, das wieder im dreidimensionalen Raum auftritt. Fakten sind die Spuren der Zerstörung vorausgehender Ganzheiten. Daß der Reichtum der sich zeitlich entwickelnden Quanten-Beziehungen den dreidimensionalen Raum der Alltagswelt und der wissenschaftlichen Meßanordnungen weit transzendiert, wird besonders manifest in der neu entstehenden »Theorie der (Quanten)Ure«[3], die es erstmals in der Physik gestattet, diesen Raum selbst zu erklären, und zwar als *ein* Quantenphänomen unter vielen anderen.

Wie weit die Sinnverschiebung des Wortes »verstehen« hier geht, illustriert der Umstand, daß dieser Ansatz einer neuen Fundamentaltheorie der Physik vereinbar ist mit der Annahme, geistige Beziehungen seien nicht das Resultat von Gehirnströmen, also von »Materie«; vielmehr manifestiere sich Geist, insofern er im Akt bloßer Objektivierung sich nicht selbst erkennt, nun umgekehrt gerade als das, was bisher erkenntnistheoretisch vom Geist scharf abgegrenzt wurde: *als »Materie«.* Darin liegt die Abkehr von einer Position der getrennten Substanzen, die historisch viele falsche Streitfronten eröffnet hat. »Im Konflikt zwischen Religion und Aufklärung bezog die Religion die Defensivposition, Bereiche fundamental zu unterscheiden: Himmel und Erde, Geist und Natur, Seele und Materie wurden substanziell getrennt. Die Religion fügt sich selbst dadurch eine unverdiente Niederlage zu, denn ihr Anspruch bezieht sich auf die ganze Wirklichkeit. Das Himmelreich *ist* gekommen. Dein Wille geschehe wie im Himmel so auf Erden. Wie aber muß die Naturwissenschaft sich selbst verstehen, um die so ernst genommene Religion als wesentlich für die Vollendung der Aufklärung zu begreifen? ... Die Kennzeichnung der Wirklichkeit als »seelisch-geistig« folgt nicht aus der Physik, ist aber mit ihr vereinbar« (Carl Friedrich von Weizsäcker, Zusammenhänge, 1994).

Angesichts dieser sich heute ankündigenden Wende im fundamentalen Verständnis von »Natur«[4] werden die offenen Fragen sich mehr und mehr um die Frage nach gegensatz-übergreifenden Phänomenen gruppieren, die nicht nach Schubladen »Geist«, »Seele«, »Materie« sortiert werden können. Die neue Phase der Entdeckungen wird die Qualität von »Verstehen« zuerst an solchen Phänomenen ermessen. Niels Bohr hat in seinem lebenslangen Wettstreit mit Albert Einstein um ein adäquates Verständnis der Quantentheorie einen Begriff von »Phänomen« geprägt, dem die oben angedeutete holistische Struktur zu eigen ist. Diesen Begriff nimmt die Ur-Theorie auf und radikalisiert ihn zu einem Feld von Möglichkeiten, aufruhend auf einer Menge von in der Vergangenheit unumkehrbar eingetretenen Ereignissen: den Fakten. Damit wird die Zeitlichkeit – und ihr Gefügtsein nach (v)ergangen, (g)egenwärtig und (z)ukünftig – das strukturbildende Element der physikalischen Beschreibung. Doch die gegensatz-übergreifenden Phänomene etwa im Geist-Materie-Bereich transzendieren in der Tiefe diese Physik dann noch einmal. Der erste, der dies zeitphilosophisch genauer sichtbar zu machen suchte, war der Religionsphilosoph Georg Picht. Sein Modell einer zeit-integrativen Natur[5] beruht auf der ausdrücklichen Verschränkung der drei Zeitmodi V, G, Z zu Paaren. In meiner Version dieses Ansatzes[6] entspricht die fundamentale Physik der Ur-Theorie der vollen Ausnutzung des Zeithorizonts

GV, GG, GZ.

Das Phänomensein der physischen und darin »materiellen« Phänomene zeigt sich in der durchgängigen Anwesenheit der Gegenwart »G« des Erscheinens. Eben deshalb ist diese Wirklichkeit Inbegriff von »Erscheinungen«. In der vollen Vielfalt des überhaupt Geistigen, das sich selbst kennt und begegnet, zeitigt sich aber die Gegenwart noch über ein reicheres Gefügtsein vom Typ

VG
GV, GG, GZ
ZG.

Diese reichere Vielfalt von Dasein in der Gegenwart enthält z.B. alle Spielräume von »Existenz« (hier: von Hinausversetztsein in die Zeit), die über das bloß *Körperliche* (Materie) hinaus den *Leib* als umfassendere Wirklichkeit (!) zulassen. Die Psychosomatik bezieht sich mindestens auf *dieses* Leibliche.

Zeitphilosophisch gesehen ist von daher ein Gegenstand des Buches die Ausweitung der Homöopathie auf Zeitdimensionen, die teilweise jenseits fundamentaler Physik liegen könnten. Das ist keine Aufforderung, die Suche nach physikalischen Zügen an den homöopathischen Phänomenen aufzugeben! Wohl aber sollte eine solche differenzierte Aussicht dem Streit um die Homöopathie seine Schärfe nehmen. Bescheidenheit in allen Lagern angesichts der Rätsel der Natur ist das einzig Seriöse. Denn natürlich ist auch die Frage nach dem Wahrheitsgehalt der eben angedeuteten Zeitphilosophie eine offene Frage.

Das Buch von *Hans-Jürgen Schramm* empfinde ich als Hinführung zu einer Zusammensicht von bisher getrennten Bereichen in der Heilkunst. Es kann als Vorbild für weitere Versuche dienen, psychosomatische und homöopathische Sichtweisen füreinander zu öffnen und darin wechselseitig fruchtbar werden zu lassen. Es trägt zu der dringend nötigen »Entghettoisierung« ärztlicher Tätigkeitsfelder bei. Die Darstellung ist wohltuend undogmatisch und lädt zu einem frischen Blick auf das Dargebotene ein. Vom Thema her ist das stets ein »doppelter Blick«. Er möchte beim Leser »eindimensionales Denken« ablösen durch jene mehrpolige Sicht der Naturphänomene, wie sie seit Niels Bohr (z.B. im Prinzip der »Komplementarität«) die moderne Physik geprägt hat.

Technische Universität Braunschweig,
Institut für Mathematische Physik
Im Januar 1994 *Prof. Dr. A. M. Klaus Müller*

Literatur

1. *Müller, A.M.K.:* Homöopathie zwischen Heilkunst und Wissenschaft, Allg. Homöopathische Zeitung, 236, 49–55 (1991); 102–108 (1991).
2. *Heisenberg, W.:* Der Teil und das Ganze. Gespräche im Umkreis der Atomphysik. Piper, München, 1969, 64.
3. *von Weizsäcker, C.F.:* Aufbau der Physik. Hanser, München 1985; ders.: Zeit und Wissen. Hanser, München 1992.
4. *Müller, A.M.K.:* An der Schwelle zum Geheimnis der Zeit, Mitteilungen der TU Braunschweig, 25, 28–38 (1990); ders.: Die ökonomische Totalmotivation – Verrat an der offenen Zeit? Mitteilungen der TU Braunschweig, erscheint Frühjahr 1994, bes. Abschnitt 4.
5. *Picht, G.:* Hier und Jetzt – Philosophieren nach Auschwitz und Hiroshima, 2 Bd., Klett-Cotta, Stuttgart, 1980/81; *Picht, G., Rudolph, E.,* (Hrsg): Theologie – was ist das? Kreuz, Stuttgart, 1977.
6. *Müller, A.M.K.:* Das unbekannte Land. Konflikt-Fall Natur. Erfahrungen und Visionen im Horizont der offenen Zeit. Radius, Stuttgart, 1987, bes. Teil C.

Vorwort

Jedes menschliche Dasein ist gekennzeichnet von einem sich über die verschiedenen Lebensabschnitte und Altersstufen erstreckenden Prozeß ständiger Wandlung und Erneuerung in Abhängigkeit von jeweils bestehenden eigenen Bedürfnissen und Fähigkeiten innerhalb sich ebenso unaufhörlich wandelnder Umweltbedingungen.

So entstand dieses Buch aus den Tiefen eigener Not, die wiederum zur Not-Wendigkeit dieses Buches führte. Es will damit auch Zeugnis ablegen über Erfahrungen mit eigenem psychischen Leid, auch solchen als Patient homöopathischer Ärzte, über jahrzehntelange Erfahrungen als Psychotherapeut und homöopathischer Arzt, über Erfahrungen als langjähriger Lehrer ärztlicher Kollegen im Rahmen homöopathischer Weiterbildung und Medizinstudenten der Universtität Göttingen, über Erfahrungen als Referent für homöopathische Medizin auf vielen schulmedizinischen Veranstaltungen sowie berufspolitischer Tätigkeit in ärztlichen Standesorganisationen, und schließlich über Erfahrungen als Hörer auf unzähligen homöopathischen Lehrveranstaltungen. Vor diesem Hintergrund eigenen Erlebens soll eine prüfende Betrachtung vieler Parallelen und Zusammenhänge zwischen Psychosomatik und Homöopathie vorgenommen werden. Angesichts der in jüngster Zeit immer häufiger erscheinenden Werke kritischer Auseinandersetzung junger Wissenschaftler, auch nichtmedizinischer Provenienz, mit der Lehre *Hahnemanns* soll hier gleich das Bekenntnis abgelegt werden, daß dieses Buch im Bereich rein empirisch ausgerichteter Denkweise angesiedelt und demnach überwiegend deskriptiver Natur ist. Dennoch vermag es vielleicht durch Inbeziehungsetzung der Homöopathie zu einer ebenfalls vornehmlich phänomenologisch erfaßbaren Lehre eine weitere Annäherung zur Verifizierbarkeit der Simile-Regel zu leisten.

Mit dieser Zusammenführung soll versucht werden, die herrschende Unkenntnis in *beiden* Disziplinen zu ändern, beide breiterer therapeutischer Nutzung zuzuführen und damit ein Umdenken hinsichtlich des leider immer noch viel zu unbekümmerten, vorschnellen oder rigorosen Einsatzes von Psychopharmaka, Supressiva oder Substitutiva erreicht werden. Die Literaturangaben dienen als Quellennachweis für die zahlreichen, nicht immer vollständig wiedergegebenen Zitate.

Und schließlich komme ich dem Wunsch vieler meiner Hörer entgegen, meine Kenntnisse und Erfahrungen in beiden Disziplinen in dieser Zusammenführung niederzulegen.

Ich gedenke an dieser Stelle dankbar aller meiner Lehrer, insbesondere *Curt Bondy* und *Arthur Jores*. Meinen Weg in der Homöopathie haben *Werner Buchmann, Mathias Dorcsi, Gerhard Köhler, Jutta Rost* und *Martin Stübler* mitgeprägt.

Der fachliche Kontrast zum ärztlichen Wirken meines Vaters als langjährigem, verdientem Chef orthopädischer Kliniken und seine Autorität beeinflußten auf ihre Weise meinen Lebensweg und meine medizinische Laufbahn und auf der anderen

Seite das gütige Wesen meiner Mutter. Mein tiefer Dank gilt *Waltraut Schramm,* die 40 Jahre lang mein Leben mitgestaltet hat.

Frau Dorothee Seiz, Cheflektorin des Hippokrates Verlages danke ich für ihre Beratung, ihre Geduld, ihr Verständnis und Unterstützung bei der Verwirklichung vieler meiner Wünsche, Frau Adelheid Trenz-Steinheil für ihre wertvolle textliche Beratung und Frau Wiebke Hüsgen für ihren Beitrag bei der Gestaltung und Herstellung des Buches.

Neustadt a. Rbge,
im Februar 1994 *Hans-Jürgen Schramm*

Einleitung

Psychosomatik und Homöopathie an einen Tisch zu bringen, bedeutet ein Wagnis. Dennoch ist eine Zusammenführung, wie sie hier geschehen soll, mehr als notwendig und lange überfällig. Das Wagnis liegt nicht so sehr darin, die Fülle homöopathischer und psychosomatischer Literatur mit einem weiteren Exemplar zu beschweren, vielmehr mit dieser Zusammenführung das Risiko einzugehen, mißverstanden zu werden.

Gerade auf den Verdacht, ihre Heilwirkungen könnten etwas mit der Psyche zu tun haben, reagieren die Homöopathen äußerst empfindlich. Zwar wird den Gemütssymptomen in der Homöopathie allerhöchste Bedeutung für eine Arzneimittelwahl zugemessen, aber der therapeutische Akt selbst soll von psychischer Einflußnahme freigehalten bleiben, um gar nicht erst in die Nähe suggestiver oder plazeboähnlicher Effekte zu geraten. So bestehen also auf der einen Seite Berührungsängste zur Psyche, auf der anderen ein »Phantasie«-Reichtum für Gemeinsamkeiten mit der Psyche, deren Inhalte bis heute trotz vieler Darstellungen niemals klare Konturen erkennen ließen.

Dieses Buch will versuchen, einen Beitrag zum besseren Verständnis und vielleicht auch zu weiterer Klärung der Zusammenhänge von psychischen und homöopathischen Phänomenen zu leisten.

Psychosomatik (griech. *ψυχή* = *Seele*, *σῶμα* = Körper; d. h. Lehre von der Seele-Leib-Einheit) und Homöopathie (griech. *ὅμοιος* = ähnlich, *πάθος* = Leiden; d. h. Krankheitslehre nach der Ähnlichkeitsregel) haben tatsächlich auffällig viele Gemeinsamkeiten. Beide hatten lange Leidenszeiten im Hause der »Mutter Medizin« zu überstehen, ehe man ihnen ein Existenzrecht zuerkannte. Obwohl sie ihre Wurzeln in der Antike haben, hatte man ihre Heilprinzipien aus dem Gedächtnis verloren. Vor rund 200 Jahren kehrten sie in den Schoß der Medizin zurück, die darüber allerdings keine große Freude zeigte: Beide »Heimkehrer« wiesen Eigenheiten auf, die in der bis dahin entwickelten Medizin und ihren Prinzipien schwer unterzubringen waren. Weder Geist noch Seele waren meßbare Größen, und homöopathische Arzneidosierungen entzogen sich ebenso wissenschaftlichem Zugriff. Somit lag es nahe, beiden eine Verwandtschaft zuzusprechen und sie im Hinblick auf ihren therapeutischen Einsatz eher dem Bereich des Glaubens zu überantworten.

Psychosomatik und Homöopathie sind zwar in der ärztlichen Weiterbildungs- und Approbationsordnung anerkannte Disziplinen geworden, jedoch immer noch nicht als unabdingbare wissenschaftliche Elemente in die Medizin wahrhaft integriert. Grundsätzlich herrscht weiter cartesianisches Denken vor, das eine Revision des medizinischen Wissenschaftsparadigmas zum Nachteil der Patientenschaft verhindert.

Durch die heute angestrebte Entwicklung der Patienten zu mündigen Partnern des Arztes entstand eine völlig neue Situation für die Medizin mit nicht vorhersehbaren Konflikten. Der Patient bemühte sich plötzlich um medizinisches Fachwissen und begann, die vom Arzt vorgegebene Therapie zu beeinflussen. Arzneimittelskandale, Umweltkatastrophen und toxische Einflußnahme im gesamten Lebensraum des Menschen sensibilisierten ihn zur Mitübernahme von Verantwortung für die eigene Gesundheit. Moderne Medizin war mit einem Male nicht mehr gleichbedeutend mit Heilung von jeglichem Kranksein, zumal der hohe moderne medizinische Aufwand einen Widerspruch zum Krankenstand darstellte. Die höhere Lebenserwartung führte nicht gleichzeitig zur Steigerung gesundheitlicher Qualität. Der Besiegung der großen Seuchen folgten neue Seuchen in Form chronischer Krankheiten. Die Erschöpfbarkeit biologischer Systeme sowie die Grenzen medizinischer Machbarkeit wurden immer deutlicher. Wissenschaftshörigkeit sah sich immer häufiger auch neomystizistischen Tendenzen gegenüber. Freilich entspringen beide der gleichen Quelle, nämlich der Abwehr existentieller Ängste.

Dem dadurch in Bedrängnis geratenen Arzt nützt es nichts mehr, sich allein auf sein erlerntes Wissen zu verlassen. Er sieht sich vielmehr gezwungen, über den »akademischen Zaun« zu schauen. Dabei muß er jedoch schnell lernen, innerhalb der Fülle der Angebote die Spreu vom Weizen zu trennen, um der blühenden Unseriosität auf dem Markt sogenannter alternativer Heilverfahren Einhalt zu gebieten. Kommerzielle Einflüsse verdunkeln zusätzlich die Szene und trüben den Blick des Unerfahrenen.

In diesem Stadium stehen wir noch, und auch die Homöopathie wird von Einflüssen dieser Art heimgesucht, obwohl sie – wie die Psychosomatik – ein festes wissenschaftliches Fundament besitzt, das freilich nicht mit Parametern der klassischen Physik faßbar ist, die heute noch die Medizin majorisieren wollen. Somit gilt es, dieses Fundament durch Anschluß an die jahrtausendealte Tradition der Heilkunde neu zu erarbeiten, es in die gegenwärtige Medizin zu transformieren und damit das wissenschaftliche Weltbild der Medizin selbst zu korrigieren. Wichtigste Voraussetzung dafür muß die Erkenntnis sein, daß alle menschliche Existenz von zwei zentralen Wesenheiten geleitet wird: dem **Streben nach Sicherheit** und der **Suche nach Sinnhaftigkeit,** zu denen wir in diesem Buche wiederholt zurückkehren werden. Jegliche Nichtachtung dieser schöpfungsgemäßen Vorgabe bedeutet nicht nur ihre Verkennung, sondern muß fatale Folgen nach sich ziehen.

Die Heilkunde verfolgt seit alters her bei allen therapeutischen Handlungen zwei Wege: die mitsinnige Nutzung und Erhaltung körpereigener Vorgänge oder die willkürliche gegensinnige Einflußnahme mit Veränderung dieser Vorgänge. Das letztere Vorgehen hat zu allen Zeiten Vorrang angestrebt, weil der Mensch wohl seinen Handlungen mehr vertraute als den Kräften der Natur. Auch die gegenwärtige akademische Medizin ist beseelt vom Streben nach Beherrschung alles Lebendigen und sucht das Heil immer noch im tieferen Eindringen ins zelluläre Detail, in den mikrobiologischen Raum. Sie erhofft sich aus der Manipulation an molekularen Bausteinen oder willkürlichem Eingreifen in Rezeptorreviere wachsende Souveränität auf dem Felde der Diagnostik und Therapie. Kausalanalytisches Denken genießt dabei einen Absolutheitsanspruch. Es wird außer acht gelassen, daß menschliches Leben nicht alleine »Gesetzen« der Materie gehorcht. Seele und Geist dürfen nicht als Zaungäste körperlichen Geschehens und je nach Ausgangslage zum einen als störende, zum anderen als willkommene Größen bei der Interpretation von Krankheitsvorgängen aufgefaßt werden, vielmehr ist ihnen wieder Priorität für alles Geschehen in gesunden **und** kranken Tagen zuzuerkennen. Ebenso muß für die Medizin mehr Kenntnis und Einsicht in die Existenz, die Möglichkeiten und die Notwendigkeit der **Zwei-Wege-Therapie** zur Selbstverständlich-

keit werden. Die Negierung eines mitsinnigen Prinzips als therapeutische Variante würde sich über die Tatsache hinwegsetzen, daß lebendige Systeme reizbar und zu »instinktartig« angepaßten, lebenserhaltenden Reaktionen fähig sind. Nur in dieser Hinsicht ist die Homöopathie auch ein Sproß der Naturheilverfahren.
Bei der vergleichenden Betrachtung von Psychosomatik und Homöopathie sollte das Plazebo-Problem nicht unerwähnt bleiben. Es gleicht einem Anachronismus, das sogenannte Plazebo, ein wohl ausschließlich als psychogener Vorgang aufgefaßter Begriff, einerseits ständig als Anwalt für seriöse Arzneiforschung zu verwenden, und es andererseits im Bereiche der Therapie als Reservat nur anderer Disziplinen, auch der Homöopathie, anzusehen, ohne es jemals sui generis erforscht zu haben. Bis heute fehlen für den Nachweis von Plazebo-Wirkungen eindeutige soziodemographische und persönlichkeitspsychologische Untersuchungen, vor allem mit Bezug zu den inzwischen gesicherten unterschiedlichen Charakterstrukturen, um den »idealen«, auf Plazebo-reagierenden Menschen schon voraussagen zu können. Auch fehlen Erkenntnisse über das unterschiedliche Ausmaß erzielbarer Effekte mit Plazebos in verschiedenen Organsystemen.
Der bisher am weitesten gediehene Nachweis von Plazebo-Wirkungen gelang für den Bereich der Sedierung und der Analgesie, wo Plazebo-Effekte mit Opiat-Antagonisten aufgehoben werden können und damit die Wahrscheinlichkeit einer Endorphin-Ausschüttung verdeutlichten. Solche Untersuchungen, die weltweit im Ansatz schon unternommen wurden, lieferten allerdings noch keine verläßlichen psychophysiologischen und neurobiologischen Grundfakten, auf die sich auch die Homöopathie berufen könnte, und die dann zum festen Bestandteil seriös durchgeführter homöopathischer Arzneiprüfungen würden. Deshalb können die Wirkungen homöopathischer Arzneien auf Tiere und Säuglinge, ihre verschlimmernden Reaktionen am Menschen, der intraindividuelle Vergleich im Sinne *Martinis* oder Wirkungen ohne Wissen des Patienten über eine erfolgte homöopathische Arzneigabe nicht einer Plazebo-Interpretation unterzogen werden. Daß auch die Homöopathen einen hohen Prozentsatz ihrer Heilungen dem Phänomen der »Droge Arzt« und Erwartungshaltung ihrer Patienten zu verdanken haben, unterscheidet sie nicht von ihren allopathischen Kollegen. Wahrscheinlich wird das Plazeboproblem niemals ganz entschlüsselt werden und ein Plazebo als taugliche neutrale Bezugsgröße zum Wirksamkeitsnachweis auf Dauer nicht bestehen können. Jede Interaktion zwischen einem Geber und einem Empfänger (Versuchsleiter und Proband bzw. Arzt und Patient) wird unter Prüfungs- wie unter therapeutischen Bedingungen eine Ausnahmesituation schaffen, die eine erforderliche Unbefangenheit der Betroffenen und damit objektive Einstufung verhindert. Lediglich beim Tier entfällt diese Fehlerquelle.
Es ist schon erstaunlich, welchen Reiz die Homöopathie bis in unsere Tage auf die akademische Medizin auszuüben vermochte und zu welchem wissenschaftlichen Aufwand sie sie veranlaßte. Wenn damit alle bisherigen wissenschaftlichen Versuche zum Wirksamkeitsnachweis der Homöopathie, besonders ihres Einsatzes von Hochpotenzen, noch als gescheitert eingestuft werden, so sollte man sich ganz einfach an das **Gesetz der großen Zahl** halten. Es ist sicher unmöglich, daß alle homöopathischen Arzneiprüfungen mit Hochpotenzen in der Fülle ihrer parallelen Ergebnisse dem Zufallsprinzip zuzuordnen sind. Dieses müßte dann

zwangsläufig auch auf die negativen Ergebnisse der Nachprüfungen angewendet werden.
So bleibt also die »große Zahl« vorläufig die bisher gesichertste physikalische Größe. Mit ihr bleibt auch das Staunen über die Unverhältnismäßigkeit von Aufwand und Folgen, nämlich einem eher »trivial« überlegten und angelegten Arbeitsgang zur substantiellen Minimierung und dem sich daraus im Wechsel der Zeiten entwickelten wissenschaftlichen Gigantismus erhalten. Der Verdacht drängt sich auf, daß der Zugang zur Homöopathie nicht alleine mit naturwissenschaftlicher Methodik erreichbar ist und mit der Beschränkung auf diese Erkenntnis dem Anspruch eines Homo sapiens am würdigsten entsprochen wird.
So gilt weiterhin der Aufruf an die Wissenschaft, sich an der weiteren Erforschung regulativer Heilmethoden, besonders der Homöopathie, zu beteiligen. Solange dieses nicht geschieht, können Vorwürfe des nicht erbrachten Wirksamkeitsnachweises oder Interpretationen im Sinne rein psychogener Mechanismen nicht ernstgenommen werden.
Auch die Psychosomatik hatte zeit ihres Bestehens um ihren Wissenschaftsanspruch zu kämpfen. Inzwischen konnte sie sich vornehmlich aufgrund physiologischer, immunologischer und biochemischer Parameter, also somatischer Äquivalente, im herrschenden Wissenschaftsparadigma Gehör und Respekt verschaffen. Psychophysische Reaktionen vermögen dennoch nicht alleine psychosomatische Vorgänge abzubilden. Das Zusammenwirken somatischer, psychischer und geistiger Faktoren untersteht anderer Gesetzlichkeit, zu der dem Menschen in vollem Umfang der Zugang letztlich verwehrt bleiben wird. Wenn der Mensch sich jedoch in Demut auf die Erfassung der Phänomene beschränkt, so wird er - im Sinne schöpferischer Absicht - diese seiner Existenz nutzbar machen können.
Psychosomatik und Homöopathie sind in ihrem regulativen Ansatz demnach verwandt, auch wenn ihre therapeutischen Mittel unterschiedlich sind. *Hoff* hatte schon in den dreißiger Jahren dieses Jahrhunderts die Grundzüge therapeutischen Vorgehens zusammengefaßt und dabei zwischen künstlichem und regulativem Vorgehen unterschieden *(vgl. Abb. 1, 2).*
Psychosomatik und Homöopathie finden hier ihren Platz. Die Homöopathie wird dabei als spezifische Reiztherapie im Unterschied zu der Fülle unspezifisch ausgerichteter Naturheilverfahren dargestellt. Letztere sind überwiegend physikalischer Art, während die Homöopathie eine pharmakodynamische Therapieform ist. Reiz wird hier also als therapeutische Bedingung verlangt. Je angepaßter, besser je imitierter dieser sich innerhalb eines Krankheitsgeschehens in selbsttätig vom Organismus unternommene Aktionen einschaltet, um so angemessener ist das therapeutische Ideal unter Förderung und Erhaltung biologischer Systeme erreicht. Diese Mitsinnigkeit eines therapeutischen Aktes kann gleichermaßen für die Ebene der Psyche gelten. Eine schwere Kränkung etwa wird am schonendsten und effektivsten von **der** Person gelöscht werden können, von der sie zugefügt war.
Die Homöopathie vermag sowohl in die körperliche wie auch seelische Dimension zu dringen, wenn ihre Arznei den Weg des Krankheitsgeschehens artgetreu nachgegangen ist. Eine Homöotherapie wird also in ähnlich vielgestaltiger Form wie die Psychotherapie in die Fülle psychosomatischer Verflechtungen eingreifen können. Dabei werden sich physiologische, biochemische sowie psychodynamische Abläufe

Behandlung ohne Mithilfe des Organismus (Künstliche Behandlung)[1]
1. Prinzip der Symptomenunterdrückung **2. Prinzip des Ersatzes:** – intern – chemisch – hormonell – enzymatisch – mechanisch **3. Prinzip der Ausschaltung:** – chemisch – physikalisch – operativ

[1] Modif. nach *Hoff (Ritter 1962)*

Abb. 1: Behandlung ohne Mithilfe des Organismus (Künstliche Behandlung)

Behandlung unter Ausnutzung des Organismus (Regulationsbehandlung)[1]
1. Unspezifische Reizbehandlung – physikalisch – pharmakologisch **2. Spezifische Reizbehandlung** – Homöopathie – Isopathie – Impfungen **3. Andere Regulationsverfahren:** – Akupunktur – Akupressur – Elektroakupunktur – Neuraltherapie – Psychotherapie – Verhaltenstherapie – Autogenes Training – Musiktherapie

[1] Modif. nach *Hoff (Ritter 1962)*

Abb. 2: Behandlung unter Ausnutzung der natürlichen Heilungsvorgänge (Regulationsbehandlung)

ereignen, deren Bestimmung - wie erwähnt - Aufgabe weiterer wissenschaftlicher Forschungen sein wird. Freilich sind Zweifel angebracht, ob diese jemals ein Ziel erreichen können. Die Erfahrung am Kranken selbst wird dagegen eine unversiegbare Quelle von Verläßlichkeit und Erfüllung für jeden therapeutischen Akt darstellen.
Die entscheidende Gemeinsamkeit von Psychosomatik und Homöopathie liegt wohl in dem Ziel, bei Leiden, besonders chronischen, durch Berücksichtigung spezifischer, lebensgeschichtlicher Hintergründe körperlicher und seelischer Natur eine Art Vergangenheitsbewältigung im therapeutischen Akt zu erreichen.
Auf die bisher ausgebliebene Nutzung dieser Gemeinsamkeit aufmerksam zu machen und sie darzulegen ist das besondere Anliegen dieses Buches.

I Allgemeiner Teil

1 Brevier der Psychosomatik

1.1 Historischer Abriß

Obwohl der Begriff »Psychosomatik« heute in der Medizin anerkannt ist, herrschen allgemein große Unkenntnis oder unterschiedliche Auffassungen über die Wesenheit dieses Faches.
Psychosomatik bringt zwar mit ihrem Namensetikett eine Einheit der beiden Teile Seele und Leib zum Ausdruck, aber in der praktischen Umsetzung tut sie sich darin noch sehr schwer. Die ständige Zunahme psychovegetativer Fehlleistungen mit daraus entstehenden Leiden vielfältigster Art verlangen aber eine ganzheitlich ausgerichtete Handlungsweise des Arztes, will er seinem Heilungsauftrag gerecht werden. Dazu muß er sich zwingend inzwischen erreichter wissenschaftlicher Erkenntnisse bedienen. Wenn der Begriff »Seele« wohl niemals voll erfaßbar sein wird, so vermag sich der Mensch doch über das Studium phänomenologischer Vorgänge Einlaß zum Begreifen psychosomatischer Entsprechungen zu verschaffen. Dazu ist es notwendig, sich vom zur Gewohnheit gewordenen linearen Denken zu befreien, um die Auswirkungen somatischer Ereignisse auf die Psyche und umgekehrt seelischer Abläufe auf den Körper zu verstehen. Einfach in einem somatischen Befund Ursache und im subjektiven Beschwerdebild Aus-Wirkung zu sehen, wird dem komplexen Wechselspiel zwischen Körper und Seele nicht gerecht, vor allem nicht der häufig erheblichen Diskrepanz zwischen subjektivem Beschwerdebild und objektivem Organbefund.
Da die Psychosomatik in erster Linie auf den Erkenntnissen der Psychoanalyse basiert, soll zunächst ein kleiner Exkurs in deren geschichtliche Entwicklung erfolgen. Bei dieser kurzen zusammenfassenden Darstellung sollen nur die namhaftesten Vertreter zu Wort kommen, ohne damit eine Wertung vornehmen zu wollen.

1.1.1 Ursprünge

Psychosomatik hat, wie bereits erwähnt, ihre Wurzeln in der Antike. Als Kronzeuge dafür sei *Platon* zitiert, der im »Charmides« sagt: »Denn das ist der größte Fehler bei der Behandlung von Krankheiten, daß es Ärzte für den Körper und Ärzte für die Seele gibt, wobei es doch nicht getrennt werden kann; aber gerade das übersehen die griechischen Ärzte, und darum entgehen ihnen so viele Krankheiten; sie sehen nämlich niemals das Ganze. Dem Ganzen sollten sie ihre Sorge zuwenden, denn dort, wo das Ganze sich übel befindet, kann unmöglich ein Teil gesund sein.«
Stellvertretend für viele ärztliche Zeugen soll hier *Hippokrates* genannt werden, der geistige Vater der Medizin, auf dessen Eid noch heute jeder angehende Arzt eingeschworen wird. Er hatte sich mit seiner Schule von Kos, in der der Kranke in seiner

psychophysischen Ganzheit gesehen und behandelt wurde, energisch der Schule von Knidos gegenübergestellt, in der der Kranke eher als Objekt mechanischer Organabläufe aufgefaßt wurde. In der Temperamentlehre kommen seine Erkenntnisse psychosomatischer Parallelitäten zum Ausdruck.
Erst wieder im 17. Jahrhundert sorgte *Descartes* (1596–1650), der stets als Anwalt strenger naturwissenschaftlicher Denkweisen gilt, für eine Herausstellung eines psychophysischen Dualismus.
Als Urheber des Ausdruckes »Psychosomatik« gilt der deutsche Arzt *Heinroth* (1773 bis 1843), Ordinarius für Psychiatrie in Leipzig. *Jacobi* führte dann 1822 den Begriff »somatopsychisch« ein. Erst 1922 griff der Wiener Psychoanalytiker *Felix Deutsch* das Adjektiv »psychosomatisch« wieder auf und bezeichnete psychosomatische Medizin als »angewandte Psychoanalyse in der Medizin«. Etwa zehn Jahre zuvor hatten *Groddeck, Ferenczi* und *Jellife* von »Organneurosen« und »Organpsychosen« gesprochen. *Groddeck* hatte sich in diesem Zusammenhang schon frühzeitig mit *Freud* auseinandergesetzt und auf die »psychische Bedingtheit organischer Leiden« hingewiesen, die er als erster mit einem ES, einer »Kraft«, in Zusammenhang brachte, »von der wir gelebt werden, während wir zu leben glauben.«
Deutsch trug durch seine Emigration in die Vereinigten Staaten von Amerika zur Verbreitung europäischen Gedankenguts bei und gesellte sich zu den beiden weiteren Pionieren der amerikanischen psychosomatischen Medizin, *Dunbar* und *Alexander.*
Immer mehr verlagerte sich also psychosomatisches Denken und Forschen aus der Psychiatrie im weitesten Sinne in die organisch ausgerichteten klinischen Disziplinen, um hinsichtlich der Pathogenese und Ätiologie tiefere Einblicke in Krankheitsgeschehen zu gewinnen. Besonders galt das für die innere Medizin, wo *von Krehl, Victor von Weizsäcker* und *von Bergmann* zu den Pionieren der psychosomatischen Medizin zählen. Nur die sich daraus ergebenden therapeutischen Schlüsse überließ man Psychotherapeuten, zumal psychosomatische Zusammenhänge ohne die Kenntnis psychoanalytischen Gedankenguts nicht verwertbar waren. So gilt es, zum weiteren Verständnis sich genauer mit der Entwicklung der Tiefenpsychologie zu befassen.

1.1.2 Tiefenpsychologie

Die Entstehungsgeschichte der (tiefenpsychologischen) Psychotherapie zeigt Verbindungen zur Magie alter Zeiten, zur indischen Yogalehre, zur Metaphysik und Mystik, ehe sie sich als wissenschaftliches Verfahren ausweisen konnte. Die auch heute noch praktizierte Suggestion weist eindeutige Beziehungen zu den Magnetismus-Praktiken des Wiener Arztes *Mesmer* (1734–1815) auf. Die Hypnose nahm dann ihren Ausgang vor allem von Frankreich, wo *Liébeault* (1823–1904) auf diese Weise psychische Erkrankungen behandelte. Schließlich erzielte man gleich gute therapeutische Ergebnisse auch ohne Eingreifen eines Suggestors, indem man autosuggestiv vorging. Auch die Persuasionsmethode des praktischen Arztes *Dubois* (1848 bis 1918) in Bern erzielte große Wirkungen, besonders bei hypochondrischen Störungen. Bald erkannte man aber die Grenzen des Appells an die Vernunft des Kran-

ken, da psychogenetische Erkrankungen eben nicht die Folge verstellter Gedankengänge sind, sondern auf tiefere Ursachen zurückgehen.
Während sich allgemeine Psychologie und Psychopathologie vorwiegend mit dem bewußten Seelenleben beschäftigen, basiert die Psychotherapie auf tiefenpsychologischen Erkenntnissen, also auf der dynamisch energetischen Struktur des Unbewußten. Da es der psychosomatischen Medizin mit ihrer Einführung des Subjektes in die Medizin weniger um die Erhellung der Kausalgenese von krankhaften Erscheinungen als um deren Sinnerfassung sowie ihren Ausdruckswert und im weiteren um die Frage nach dem **Wann, Wo** und **Wozu** ihres Auftretens in einem bestimmten Lebenszusammenhang geht, konnte sie Antworten darauf nur von der Tiefenpsychologie erwarten.
Diese wurde begründet von *Sigmund Freud* (1856–1939), dessen Lehre der Psychoanalyse und damit des *Unbewußten* ihren Ausgang von Studien über die Hypnose bei *Charcot* in Frankreich nahm, die er mit *Breuer* dann in Wien fortsetzte, später unter Eliminierung der Hypnose. *Freud* erkannte bald, daß bestimmte Ereignisse, die für die Betroffenen nicht annehmbar waren, dem Bewußtsein entrückt wurden, jenseits der Bewußtseinsschwelle jedoch beträchtliche Wirkungen auszuüben vermochten. So sprach er von *Verdrängung* in ein System des *Unbewußten,* das als solches nicht erkennbar ist. Durch bestimmte Maßnahmen können verdrängte Inhalte aber wieder ins Bewußtsein zurückgeholt werden. Der Verdrängungsprozeß stellt einen Abwehrmechanismus dar, von dem es mehrere noch zu erwähnende Varianten gibt.
Für den Zugang zum *Unbewußten* bewährten sich Traumanalysen oder sogenannte freie Assoziationen. Auch Fehlhandlungen der Betroffenen, wie *Versprechen, Verschreiben, Vergessen* oder *Verlieren* konnten Spuren liefern, die auch den *Widerstand* der Betroffenen gegen eine Aufdeckung verdrängter Inhalte sichtbar werden lassen.
Als weiteren Vorgang bei der Erhellung des *Unbewußten* nannte *Freud* die *Übertragung,* mit der eine Verschiebung von Eindrücken und Erlebnissen der Kindheit im Sinne einer Wiederholung nun innerhalb des therapeutischen Akts auf den Analytiker erfolgt.
Den Schwerpunkt seiner Lehre legte *Freud* auf die Sexualität des Menschen. Mit seiner *Libidotheorie* stellte er die besondere Bedeutung der Triebbefriedigung für eine innere Harmonie des Menschen heraus und leitete alle krankhaften Störungen von einer Disharmonie des Triebgeschehens ab. Eine *Homöostase,* die Erfüllung aller Triebansprüche, war die Voraussetzung zum harmonischen Wohlbefinden. Die Psychoanalyse hatte den Weg zur Entwicklung weiterer psychotherapeutischer Schulen geebnet.
C. G. Jung (1875–1961) entwickelte seine Theorie des **kollektiven Unbewußten**, das dem Menschen angeboren ist und ihm die Möglichkeit gibt, auch fremde Kulturen zu verstehen. Aus seinen Untersuchungen über die Begriffe »Bewußtsein«, »Unbewußtes« und »Instinkt« erwuchs seine Archetypen-Lehre. Archetypen verkörpern kollektive Symbole. Während *Freud* mit seiner analytischen Methode sozusagen den krankhaften Herd seelischer Störungen entfernen wollte ohne besondere innige Zuwendung zum Kranken, möchte *Jung* gerade durch Hilfestellungen zu einer neuen Freiheit innerhalb der Realität und zur Selbständigkeit verhelfen im

Sinne eines Individuationsprozesses durch Synthese aus Bewußtsein und Unbewußtem.
Adler (1870–1937) bezeichnete in seiner *Individualpsychologie* die Neurose als »Existenzkrise des ganzen Menschen«. Ein *nervöser Charakter* war für ihn das Grundphänomen psychischer Erkrankung mit Hilflosigkeit dem Leben gegenüber im Sinne eines *Minderwertigkeitskomplexes.* Dabei würden auch Organe in Mitleidenschaft gezogen und als »Locus minoris resistentiae« bestimmte Symptome hervorbringen. Die *nervösen* Symptome sollten als finaler Ausdruck des Ringens um höhere Wertigkeit gegen die Minderwertigkeitsgefühle verstanden werden. Neurotische Symptome bezeichnete er als »Flucht in die Krankheit«, womit Protest, aber auch Werbung um Aufmerksamkeit der Umgebung gemeint sei.
Schultz-Hencke (1892–1953) erweiterte die Triebtheorie von *Freud* mit seiner *Neo-Psychoanalyse.* Er betonte die Triebbedürfnisse nach *Besitz, Geltung* und *Zärtlichkeit* und stellte sie dem *Aggressionstrieb* gegenüber. Vor allem begann er, physiologische Überlegungen in die psychoanalytische Arbeit mit einzubeziehen und spezifische Bezüge herzustellen zwischen der Wahl körperlicher Funktionsstörungen und der Unterdrückung bestimmter Affekte oder Impulse.
Eine *Soziopsychoanalyse* wurde von *Fromm* (1900–1980) vertreten, der das Schwergewicht auf soziale Bezüge legte.

1.1.3 Parameter der Psychosomatik

Schließlich führte *Victor von Weizsäcker* unter dem Postulat tiefenpsychologischer Erkenntnisse anthropologisches Denken in die Psychosomatik ein und geriet damit schon in daseinsanalytisches Gedankengut im Sinne der *Existenz-Philosophie* von *Heidegger,* der Angst und Tod als Grundzustände menschlicher Existenz hervorhob. *Heidegger* ging es darum, die Phänomene des *In-der-Welt-Seins* bewußt zu machen und so differenziert wie möglich begreifbar werden zu lassen.
Die von *Binswanger* in die Psychiatrie eingeführte *Daseinsanalyse* wurde von *Boss* für die Psychosomatik und Psychotherapie verwertet. Die *Wirklichkeitsanalyse* von *Staehelin* wollte diese mehr auf die Endlichkeit und Sterblichkeit ausgerichteten daseinsanalytischen Ansichten durch eine zweite Wirklichkeit erweitern, die durch eine räumliche, geistliche Unendlichkeit und Unsterblichkeit ausgerichtet ist und damit einem letzten Unbedingten, Absoluten angehört. Von dieser Erkenntnis leitete *Staehelin* das Urvertrauen des Gesunden ab.
Jores stellte menschliches Kranksein dem von Tieren gegenüber, obwohl die anatomischen bzw. organischen Voraussetzungen Parallelen aufweisen, und belegte dieses an dafür typischen Krankheitsbildern, wie Asthma bronchiale, Hypertonie, Magenulkus, Kolitis und Hauterkrankungen.
Innerhalb des nach wie vor dominierenden naturwissenschaftlichen Selbstverständnisses der Medizin auf dem Boden klassischer Physik geriet die Psychosomatik immer wieder in die Schlagzeilen der Kritik, so daß sie sich bis in die Gegenwart bemühte, physiologische, biochemische oder neurohormonale Parameter für psychoenergetische Vorgänge sichtbar zu machen und herauszustellen. Schon der russische Physiologe *Pawlow* (1849–1936) demonstrierte mit seiner Lehre von den

bedingten und unbedingten Reflexen besonders anschaulich psychophysiologische Verknüpfungen, deren Gültigkeit auch für das Tierreich dem herrschenden Wissenschaftsparadigma besonders entgegenkam. Während die unbedingten Reflexe als angeboren gelten und den Instinkten und Trieben zugerechnet werden, sind die bedingten Reflexe erlernt und dienen der Anpassung an die Umwelt. Dennoch sind der Übertragbarkeit in allen Stufen vom Tier auf den Menschen Grenzen gesetzt, auf die *Pawlow* selbst schon hingewiesen hatte.
Die Ergebnisse *Pawlows* wiesen in Verbindung mit der Verhaltensforschung Wege zu späteren lerntheoretischen und verhaltenstherapeutischen Konzepten.
Bestimmte Zusammenhänge zwischen Affekten und somatischem Korrelat, zum Beispiel bei der Ulkusgenese, zeigte auch der Physiologe *Schäfer* auf. Er knüpfte ihre Gültigkeit jedoch an individuelle menschliche Reaktionsweisen.
Der Physiologe *Cannon* wies 1934 auf vegetative Funktionen angesichts von Überraschungs- oder Notsituationen hin und auf ihre Mitbeteiligung bei der Veranlassung zu Kampf oder Flucht. Der Mensch befindet sich dabei in einer Erlebnisbereitschaft, die in eine körperliche Handlungsbereitschaft umgesetzt wird. Diese Aktivierungen spielen sich überwiegend im Hypothalamus ab. Die eigene emotionale Wahrnehmung dieses Geschehens unterscheidet *Cannons* Auffassungen deutlich vom Reflexmodell *Pawlows.*
Seyle knüpfte Ende der vierziger Jahre dann an *Cannons* Arbeiten an und entwikkelte ein *Streßmodell,* bei dem wiederum Parallelen zwischen Mensch und Tier bestanden. Als Stressoren faßte *Seyle* schädliche physikalische, chemische sowie psychische Belastungen zusammen. Die Streßreaktion vollzieht sich stets bei Überbelastung mit dem Ziel einer Anpassung an die ungewohnten Einflüsse. Dieses Anpassungssyndrom gilt als unspezifische Reaktion in Form dreier Phasen: der *Alarmreaktion,* des *Widerstandes* und der *Erschöpfung.* Dabei spielen sich nachweisbare humorale und morphologische Veränderungen besonders am Nebennierenmark ab, und zwar in verschiedener Intensität - je nach individueller Ausgangslage eines Organismus.
Auch beim Streßmodell treten große Unterschiede zum Tier durch die differenziertere psychische Entwicklung mit Bewußtheitsabläufen beim Menschen hervor, die positiv zur Erkenntnis von der Notwendigkeit begrenzten Stresses, ja sogar therapeutisch zur Erklärung der den Patienten belastenden, undurchschaubaren Phänomene genutzt werden. Jedenfalls hat das Streßmodell einen sehr nachhaltigen Einfluß auf die psychophysische Forschung ausgeübt, die dann durch *Thure von Uexküll* in der wohl umfassendsten Übersicht unter Berücksichtigung weiterer Erkenntnisse in seinem »Lehrbuch der psychosomatischen Medizin« zusammengefaßt wurde *(vgl. Literaturverzeichnis, S. 171).*

1.2 Bedeutung der Persönlichkeitsstrukturen

1.2.1 Antinomien des Lebens

Fritz Riemanns Grundmodell liefert uns einen stets gültigen Schlüssel für das Verständnis der verschiedenen menschlichen Seelen - beziehungsweise Charakterstrukturen. *Riemann* orientiert sich dabei am Wesen der Angst und den Antinomien des Lebens. *Freuds* Triebtheorie war über eine recht lange Periode richtungweisend für psychoanalytisches Denken. Inzwischen dürfte wohl aber kaum noch jemand den Auffassungen des Homöostaseprinzips ausschließlich Gültigkeit zumessen. Jede menschliche Existenz ist vielmehr an die zwei Grundfaktoren Sicherheit und Sinnhaftigkeit gebunden. Nur wenn diese beiden garantiert sind, lebt der Mensch in innerer Harmonie. Daraus ergibt sich zwangsläufig Angst um ihren Verlust, die jeden Menschen in immer neuen Abwandlungen von der Geburt bis zum Tode begleitet. Dazu kommt als größte Herausforderung des Menschen seine Vergänglichkeit. Es verwundert deshalb nicht, wenn die Geschichte der Menschheit geprägt ist von Versuchen, Angst um das Leben zu bewältigen, sie zu überwinden oder irgendwie zu binden. Angriff oder Flucht als die typischen Reaktionsweisen tierischer Lebewesen differenziert sich beim Menschen wesentlich subtiler, woran sich Magie, Religion und Wissenschaft beteiligt haben. Gegenkräfte der Angst sind Glaube, Hoffnung, Liebe Demut, Vertrauen, Erkenntnis, aber auch Machtstreben.

Glücklicherweise ist die Angst nicht ständig in unserem Bewußtsein, angesichts von Bedrohungen jedoch augenblicklich präsent. Dabei nimmt sie auch wichtige Aufgaben wahr, die sie letztlich zur unentbehrlichen Partnerin werden läßt.

Riemann (1977) hat gezeigt, daß alle Varianten der Angst sich immer wieder auf ganz bestimmte Grundformen zurückführen lassen. Diese Grundformen der Angst hängen vornehmlich mit unserer Befindlichkeit in der Welt zusammen, und diese Befindlichkeit ist ausgespannt zwischen zwei Antinomien, die wir in ihrer unauflöslichen Widersprüchlichkeit leben sollen. *Riemann* verdeutlicht diese Antinomien an einem Gleichnis, das uns in überpersönliche Ordnungen und Gesetzmäßigkeiten einfügt, deren wir uns allgemein nicht bewußt sind, die aber dennoch wirklich sind:

»Wir werden in eine Welt hineingeboren, die vier mächtigen Impulsen gehorcht: Unsere Erde umkreist im bestimmten Rhythmus die Sonne, bewegt sich also um das Zentralgestirn unseres engeren Weltsystems, welche Bewegung wir als ›Revolution‹, ›Umwälzung‹, bezeichnen. Gleichzeitig dreht sich dabei die Erde um ihre eigene Achse, führt also die Rotation, ›Eigendrehung‹ benannte Bewegung aus. Damit sind zugleich zwei weitere gegensätzliche bzw. sich ergänzende Impulse gesetzt, die unser Weltsystem sowohl in Bewegung halten, wie diese Bewegung in bestimmte Bahnen zwingen: die Schwerkraft und die Fliehkraft. Die Schwerkraft hält unsere Welt gleichsam zusammen, richtet sie zentripetal nach innen, nach der Mitte strebend, aus, und hat etwas von einem festhalten und anziehen wollenden Sog. Die Fliehkraft strebt zentrifugal, die Mitte fliehend, nach außen, sie drängt in die Weite und hat etwas von einem loslassen, sich ablösen wollenden Zug. Nur die Ausgewogenheit dieser vier Impulse garantiert die gesetzmäßige, lebendige Ordnung, in der wir leben, die wir ›Kosmos‹ nennen. Das Überwiegen oder das Ausfallen einer solchen Bewegung würde die große Ordnung stören bzw. zerstören und ins Chaos führen.

Stellen wir uns einmal vor, die Erde würde einen dieser Grundimpulse aufgeben. Gäbe sie zum Beispiel die ›Revolution‹, die Umkreisung der Sonne, auf und würde nur noch die Rotation, die Drehung um die eigene Achse vollziehen, würde sie die

Größenordnung eines Planeten übersteigen und sich als Sonne gebärden. Als Mittelpunkt, um den sich die anderen Planeten zu drehen hätten. Sie würde sich also nicht mehr in die ihr vorgeschriebene Bahn um die Sonne einfügen, sondern nur noch ihr eigenes Gesetz leben.
Gäbe die Erde dagegen die ›Rotation‹, ihre Eigendrehung, auf und würde sie nur noch um die Sonne kreisen, sänke sie von der Planetenstufe auf die eines Trabanten, eines Mondes herab, der Sonne immer die gleiche Seite zuwendend in größter Abhängigkeit. In beiden Fällen würde sie also ihre Planetengesetzlichkeit - abhängiges Sicheinfügen und dennoch unabhängige Eigendrehung zu haben - durchbrechen.
Weiter: Hätte die Erde keine Schwerkraft, das Zentripetale, würde sie nur der Fliehkraft unterliegen und chaotisch zerbersten, aus der Bahn kommen, und vielleicht mit anderen Weltkörpern zusammenstoßen. Und würde sie schließlich nur der Schwerkraft gehorchen ohne den Gegenimpuls der Fliehkraft, des Zentrifugalen, müßte das zu völliger Erstarrung und Veränderlichkeit führen, oder zu passivem Aus-der-Bahn-gezogen-Werden durch andere Kräfte, denen sie keine eigene Kraft entgegenzusetzen hätte.«

1.2.2 Grundformen der Angst

Riemann stellt nun den Mikrokosmos-Mensch in einen unabdingbaren und zwangsläufigen Akt unter die Gesetzlichkeit dieses makrokosmischen Geschehens und leitet von dessen Impulsen die menschlichen unbewußten Triebkräfte ab, übersetzt sie sozusagen ins Psychologische und kommt dabei zu überraschenden Parallelen. Die geschilderten makrokosmischen Antinomien finden ihre Entsprechung in den Grundformen der Angst, die damit einen tieferen Sinn bekommen. So entspräche der Rotation, der Eigendrehung, psychologisch die Forderung zur Individuation; der Revolution, d. h. der Bewegung um das Zentralgestirn Sonne, entspräche die Forderung zur Einordnung in ein größeres Ganzes. Dieser ersten Antinomie folgt die zweite: Dem Impuls nach Dauer und Beständigkeit im Sinne der Schwerkraft der Erde steht der Impuls nach Veränderung oder Wandlung in Analogie zur Fliehkraft gegenüber.
Daraus ergeben sich für den Menschen vier Forderungen, die er für seine Existenz leben lernen muß und die ihn als ständigen Auftrag begleiten. *Riemann* beschreibt dies wie folgt:
»Die erste Forderung, in unserem Gleichnis der Rotation entsprechend, ist, daß wir ein einmaliges Individuum werden sollen, unser Eigensein bejahend und gegen andere abgrenzend, daß wir unverwechselbare Persönlichkeiten werden sollen, kein austauschbarer Massenmensch. Damit ist aber alle Angst gegeben, die uns droht, wenn wir uns von anderen unterscheiden und dadurch aus der Geborgenheit des Dazugehörens und der Gemeinsamkeit herausfallen, was Einsamkeit und Isolierung bedeuten würde. Bei aller Breite, in der wir durch Rasse, Familien- und Volkszugehörigkeit, durch Alter, Geschlecht, durch unseren Glauben oder unseren Beruf usf. bestimmten Gruppen angehören, denen wir uns verwandt und vertraut fühlen, sind wir doch zugleich Individuen und damit etwas Einmaliges, von allen

anderen Menschen deutlich Unterschiedenes. Mit dem Annehmen und Entwickeln unserer Einmaligkeit, mit dem ›Individuationsprozeß‹, wie *C. G. Jung* diesen Entwicklungsvorgang genannt hat, fallen wir aus der Geborgenheit des Dazugehörens heraus und erleben die Einsamkeit des Individuums mit Angst. Riskieren wir aber andererseits nicht, uns zu eigenständigen Individuen zu entwickeln, bleiben wir zu sehr im Kollektiven, im Typischen stecken, und bleiben unserer menschlichen Würde etwas Entscheidendes schuldig.
Die zweite Forderung, in unserem Gleichnis der Revolution entsprechend, ist die, daß wir uns der Welt, dem Leben und den Mitmenschen vertrauend öffnen, uns einlassen sollen mit dem Nicht-Ich, dem Fremden, in Austausch treten sollen mit dem Außer-uns-Seienden. Es ist damit gemeint die Seite der Hingabe - im weitesten Sinne - an das Leben. Damit ist aber verbunden alle Angst, unser Ich zu verlieren, abhängig zu werden, uns auszuliefern, unser Eigensein nicht angemessen leben zu können, es anderen opfern und in der geforderten Anpassung zu viel von uns selbst aufgeben zu müssen. Es geht hier also vor allem um die Seite unserer Abhängigkeiten und darum, daß wir trotz dieser Abhängigkeiten und Gefährdungen unseres Ichs, die uns unsere Ohnmacht fühlen lassen, uns dem Leben zuwenden, uns aufschließen sollen. Riskieren wir das nicht, bleiben wir isolierte Einzelwesen ohne Bindung, ohne Zugehörigkeit zu etwas über uns Hinausreichendem, letztlich ohne Geborgenheit und werden so weder uns selbst noch die Welt kennenlernen.
Wir sind mit dieser ersten Antinomie auf die eine paradoxe Zumutung gestoßen, die das Leben uns auferlegt: Wir sollen sowohl die Selbstbewahrung und Selbstverwirklichung leben, als auch die Selbsthingabe und Selbstvergessenheit, sollen zugleich die Angst vor der Ich-Aufgabe wie die Angst vor der Ich-Werdung überwinden.
Die dritte Forderung, in unserem Gleichnis dem Zentripetalen, der Schwerkraft entsprechend, ist, daß wir die Dauer anstreben sollen. Wir sollen uns auf dieser Welt gleichsam häuslich niederlassen und einrichten, in die Zukunft planen, zielstrebig sein, als ob wir unbegrenzt leben würden, als ob die Welt stabil wäre und die Zukunft voraussehbar, als ob wir mit Bleibendem rechnen könnten - mit dem gleichzeitigen Wissen, daß wir »media in vita morte sumus«, daß unser Leben jeden Augenblick zu Ende sein kann. Mit dieser Forderung, zu dauern, sind alle Ängste gegeben, die mit dem Wissen um die Vergänglichkeit, um unsere Abhängigkeiten und um die irrationale Unberechenbarkeit unseres Daseins zusammenhängen: Die Angst vor dem Wagnis des Neuen, vor dem Planen ins Ungewisse, davor, sich dem ewigen Fließen des Lebens zu überlassen, das nie stillsteht und auch uns selbst wandelnd ergreift. Würden wir aber andererseits auf die Dauer verzichten, könnten wir nichts schaffen und verwirklichen; alles Geschaffene muß in unserer Vorstellung etwas von dieser Dauer haben - sonst würden wir gar nicht anfangen, unsere Ziele zu verwirklichen. So leben wir immer, als ob wir glaubten, unbegrenzt Zeit zu haben, als ob das endlich Erreichte stabil wäre, und diese uns vorschwebende Stabilität und Dauer, diese illusionäre Ewigkeit, ist ein wesentlicher Impuls, der uns zum Handeln treibt.
Und schließlich die vierte Forderung, im Gleichnis dem Zentrifugalen, der Fliehkraft entsprechend. Sie besteht darin, daß wir immer bereit sein sollen, uns zu wandeln, Veränderungen und Entwicklungen zu bejahen, Vertrautes aufzugeben, Tradi-

tionen und Gewohntes hinter uns zu lassen, uns immer wieder vom gerade Erreichten zu lösen und Abschied zu nehmen, alles nur als Durchgang zu erleben. Mit dieser Forderung, uns immer lebendig weiterzuentwickeln, uns nicht aufzuhalten, nicht zu haften, dem Neuen geöffnet und das Unbekannte wagend, ist nun die Angst verbunden, durch Ordnungen, Notwendigkeiten, Regeln und Gesetze, durch den Sog der Vergangenheit und Gewohnheit festgelegt, festgehalten zu werden, eingeengt, begrenzt zu werden in unseren Möglichkeiten und unserem Freiheitsdrang. Es droht also hier letztlich, im Gegensatz zur vorbeschriebenen Angst, wo der Tod als Vergänglichkeit erschien, der Tod als Erstarrung und Endgültigkeit. Würden wir aber den Impuls zur Wandlung, zum Wagnis des Neuen, aufgeben, so blieben wir im Gewohnten haften, einförmig schon Daseiendes wiederholend und festhaltend, und die Zeit und die Mitwelt würde uns überholen und vergessen.
Damit haben wir die andere Antinomie skizziert, die weitere Zumutung des Lebens an uns: Daß wir zugleich nach Dauer und nach Wandlung streben sollen, daß wir dabei sowohl die Angst vor der nicht aufzuhaltenden Vergänglichkeit wie die Angst vor der ausweichlichen Notwendigkeit überwinden müssen.
So haben wir vier Grundformen der Angst kennengelernt, die ich noch einmal zusammenstellen will:

1. Die Angst vor der Selbsthingabe, als Ich-Verlust und Abhängigkeit erlebt;
2. Die Angst vor der Selbstwerdung, als Ungeborgenheit und Isolierung erlebt;
3. Die Angst vor der Wandlung, als Vergänglichkeit und Unsicherheit erlebt;
4. Die Angst vor der Notwendigkeit, als Endgültigkeit und Unfreiheit erlebt.«

Der Mensch muß also, soll er nicht erkranken, polare Impulse leben lernen, er muß den ewigen Wandel im Sein sowie die zeitlose Dauer und Wiederkehr bejahen, weiter er selbst als Individuum werden und sich zugleich in Selbstaufgabe als Glied einer Gemeinschaft überpersönlichen Zusammenhängen hingeben. Alle Ängste sind letztlich nur Varianten dieser vier Grundängste, die sich wiederum von den vier Grundimpulsen herleiten lassen. Zu jedem Streben gehört also die Angst vor dem Gegenstreben. Die lebendige Ordnung der Schöpfung scheint jedoch für jede Existenz die Bedingung einer Gleichgewichtigkeit zwischen diesen Antinomien zu stellen. Die Voraussetzung zu ihrer Erfüllung sind für jedes Individuum unterschiedlich und hängen von seiner Erbanlage, d.h. körperlicher und geistig-seelischer Konstitution, sowie den Umwelteinflüssen, d.h. der persönlichen Geschichte seines So-geworden-Seins ab. Der in seiner Entwicklung Gestörte wird gerade Ängste intensiver und häufiger erleben, und eine der vier Grundformen wird bei ihm immer das Übergewicht haben, wobei Ausmaß und Dauer einer Belastung mitbestimmend sind, vor allem aber der Zeitpunkt innerhalb einer Entwicklung eine dominierende Rolle spielt. So verwundert es nicht, daß sich die Entwicklung einer Neurose überwiegend von inadäquaten Belastungen während der Kindheit herleiten läßt.
Das Überwertigwerden einer der vier Grundängste bzw. das weitgehende Aufgeben einer der vier Grundimpulse führt zu vier Persönlichkeitsstrukturen, zu vier Arten des In-der-Welt-Seins, die schon lange zum festen Bestand der Tiefenpsychologie gehören. Sie entsprechen Akzentuierungen gewisser Normalstrukturen, denen sich fast jeder unterschiedlich zugehörig fühlt, die aber bei Erreichen von Extremvarian-

ten psychopathischen oder neurotischen Strukturen zuzurechnen sind. Sie stellen Verhaltenstypologien dar und sind im Gegensatz zu konstitutionellen oder Temperaments-Typologisierungen wandelbar, d.h. durch psychologische Einflußnahme zu ändern in Richtung eines nachzuholenden Reifungsprozesses.
Zum weiteren Verständnis ist es daher notwendig, diese Strukturen näher kennenzulernen. Dabei können die Analogien *Riemanns* eine verläßliche Orientierungshilfe sein für Bezüge zwischen abnormen Persönlichkeitsstrukturen und neurotischen Strukturen. Während die neurotischen Strukturen keine Definitionsschwierigkeiten bereiten, bleibt jeder Versuch einer prägnanten Festlegung des Psychopathiebegriffs, der abnorme Persönlichkeiten beschreibt, unbefriedigend. Dazu treten die Mischstrukturen als weitere Erschwernis. Dennoch fallen diese Schwierigkeiten hier nicht so sehr ins Gewicht, da sie im Rahmen dieses Buches keine besondere Rolle spielen. Auch soll hier das Schwergewicht auf die neurotischen Strukturen gelegt werden. Daß diese von abnormen Persönlichkeitsmerkmalen mitgeprägt werden, soll unbestritten sein. Dies gilt insbesondere für die sogenannten asthenischen, sensitiven, anankastischen, schizoiden, depressiven und hysterischen Persönlichkeiten, bei denen im Verhältnis zu den Neurosen der Anlagefaktor überwiegt.

1.3 Neurotische Strukturen

1.3.1 Menschliche Grundimpulse und Charakterstrukturen

Aus tiefenpsychologischer Sicht wird Krankhaftes und Gesundes nicht streng getrennt, da das Gesunde, Normale, Reife auch das Resultat einer Integrierung oder Sublimierung durch Läuterung oder Umsetzung in kulturelle Leistungen von elementaren, unreifen oder krankhaften, abnormen Trieben sein kann. Zwischen den Normalen und den Auffälligen bestehen somit fließende Übergänge, und jeder Leser wird sich in der einen oder anderen Struktur wiederfinden, ohne sich deshalb gleich als abnorm sehen zu wollen; dies ist auch nicht angezeigt. Die zu beschreibenden Strukturen werden aber letztlich doch aus einem nicht der Norm entsprechenden Entwicklungsprozeß bestimmter Triebkräfte abgeleitet, wobei jedoch der Bezug zum Streben nach Sicherheit und Sinnhaftigkeit nicht aus den Augen verloren werden sollte.
Die wichtigste Voraussetzung zur Formulierung der Strukturen ist die Tatsache, daß der Mensch an bestimmte, vorgegebene Grundimpulse gebunden ist. Daraus ergeben sich folgende Aspekte:

- Aus den Grundimpulsen oder Triebvorgängen haben sich entscheidende Merkmale gebildet, oder sie haben sich aus einer Sublimierung oder auch Reaktionsbildung elementaren Triebkräften gegenüber ergeben.
- Die Charakterbilder stellen ein Spiel miteinander ringender Kräfte aufgrund eines konflikthaften Verhältnisses zueinander dar. Letztlich geht es dabei meist um den Gegensatz von Trieb und gesellschaftlichen Normen oder Autoritäten mit daraus folgenden Spannungen und Konflikten; deren geglückte oder mißglückte Bewältigung formen das endgültige Bild.

- Wesentliche Anteile der beschriebenen Vorgänge verlaufen unbewußt und werden zusätzlich durch Abwehrkräfte vom Bewußtsein ferngehalten. Gegen die Bewußtmachung entwickelt sich sogar ein Widerstand, was beim therapeutischen Prozeß zu beachten ist.

Freud unterschied folgende Charaktere:

- Oraler Charakter: Gier nach Speisen und Menschen; Abhängigkeit von anderen, Tendenz zu symbiotischen Bezügen und Identifikation.
  Sublimierung: Feinschmecker, Redner.
  Reaktionsbildungen: Askese, Ungeselligkeit.
- Analer Charakter: Neigung zu Wutausbrüchen; sadistische Impulse, Ärger, Haß, Rachsucht.
  Reaktionsbildung: Ordnungsliebe (Pedanterie); Sparsamkeit (Geiz); Eigensinn (Intoleranz).
- Urethraler Charakter: Ehrgeiz, Herrschsucht, Rivalität.
- Phallischer Charakter (bei Frauen): Neid, Rivalität, Minderwertigkeitsgefühle gegenüber Männern, Unzufriedenheit mit der eigenen Geschlechtsrolle, Aggressivität, Wünsche andere zu dominieren.
- Narzißtischer Charakter: Selbstliebe, Selbstverherrlichung, Wunsch nach passivem Geliebtwerden, Selbsterhaltung. Kühle Menschen, die sich als unwiderstehlich erleben.
  Sublimierung: Schauspieler, Führertypen, die andere beeinflussen können.
- Genitaler Charakter: Reife, liebevolle, freundliche, kontaktbereite Menschen.

Bei der Symptomatik von Charakterneurosen kommen also bestimmtes Triebverhalten oder Reaktionsbildungen bzw. Hemmung dieser Triebe besonders zum Ausdruck.
Schultz-Hencke (1951) hat daran angeknüpft und die Antriebserlebnisse differenziert in: intentional, oral-kaptativ, anal-retentiv (bzw. motorisch-aggressiv) und zärtlich-sexuell. Als Hemmung dieser Antriebsqualitäten ergeben sich die schizoide, die depressive, die zwanghafte und die hysterische Charakterstruktur, wobei der Kernvorgang der Hemmung die Charakterbildung bestimmt, d.h. auch die Angst vor den Antrieben mit ihrer Gefährdung der eigenen Sicherheit. Diese Einteilung bestimmt heute noch die Neurosenlehre und soll deshalb im folgenden beschrieben werden, wobei sie in besonderen Bezug zu den geschilderten Analogien *Riemanns* und damit unter das Primat der Angst gestellt wird.
Erwähnt sei noch, daß die einzelnen Strukturen sich in ihnen zugehörigen Symptomen äußern können, d.h. in spezifischen Mustern einer Lebensbewältigung. So kann die zwanghafte Struktur eine Zwangssymptomatik, ebenso aber auch eher depressive Züge aufweisen, oder es kann eine depressive Struktur mit einer hysterischen Symptomatik auffällig sein. Übrigens besteht eine Verwandtschaft der Strukturen zu auch in der Psychiatrie verwendeten Begriffen, wobei beide Seiten voneinander profitieren. Eine hysterische Struktur findet sich zum Beispiel nicht selten innerhalb einer schizophrenen Psychose. Die Statistik weist ein Überwiegen der hysterischen Struktur bei Frauen und ein Vorherrschen der zwangsneurotischen bei Männern aus.

Auf die Formen psychotherapeutischer Einflußnahme wird bei den einzelnen Strukturen nicht näher eingegangen, da sie den Rahmen dieses Buches sprengen. Vielmehr sollen die homöotherapeutischen Möglichkeiten für den nicht psychotherapeutisch Geschulten als Therapie der Wahl herausgestellt werden, wobei sich jeder Therapeut der Grenzen auch dieser Möglichkeiten immer bewußt bleiben muß. Besonders erfolgreich wird eine homöotherapeutische Einflußnahme dann sein, wenn im Laufe der neurotischen Entwicklung somatische Äquivalente auftreten. Dies aufzuzeigen ist Schwerpunkt und Anliegen dieses Buches.
Am Umgang mit der Sexualität und der Aggression soll bei jeder einzelnen Struktur das soziale Moment besonders herausgestellt werden.

1.3.2 Schizoide neurotische Struktur

Schizoides Verhalten bedeutet Angst vor der Hingabe. Das eigentliche Bedürfnis nach mitmenschlichem Kontakt kann nicht gelebt werden und wird transformiert in den Impuls der Selbstbewahrung, der Ich-Abgrenzung und in makrokosmischer Analogie in den Impuls zur Eigendrehung. Das Grundbedürfnis nach Nähe zu anderen Menschen muß also der Angst davor weichen und äußert sich in abweisendem, kühlem, schroffem, mißtrauischem Wesen. Hinter besonderer Arroganz verbirgt sich diese Angst vor Nähe oder Zuwendung anderer. Durch die ständige Meidung sozialen Kontaktes entsteht zunehmend Unkenntnis und Unsicherheit im Umgang mit der Umwelt und führt zu falschen Schlüssen über bestimmte Verhaltensweisen anderer. Es entsteht ein gestörter Realitätsbezug, der wiederum aber zu erstaunlicher intuitiver Begabung führt, ohne jedoch daraus echten Nutzen ziehen zu können. Manches davon ähnelt der hysterischen Struktur, jedoch unter anderen Vorzeichen.
Die wichtigste Abwehr ist hier die *Projektion,* wobei die eigene Unvollkommenheit auf andere übertragen, sozusagen entschuldigt wird, vor allem das eigene Mißtrauen und die Aggression. Zu den möglichen Abwehrformen neurotischer Fehlhaltungen vgl. *Seite 38 ff.*
Meist ändert sich diese Struktur im Laufe des Lebens nur wenig und trotzt auch Behandlungsversuchen, weil jede Einflußnahme Kontakt an sich beinhaltet.
Bei der schizoiden Struktur werden **die** Lebensabschnitte zum besonderen Problem und sogenannten Versuchungssituationen, in denen es im weitesten Sinne um mitmenschlichen Kontakt geht: der Eintritt in den Kindergarten, in die Klassengemeinschaft der Schule, die Pubertät und schließlich die Begegnung mit dem anderen Geschlecht. Wer stets angeblich keinen rechten Partner für sich findet, statt dessen sich übereifrig in Büchern vergräbt oder übertrieben technische, sportliche oder andere Hobbys betreibt, bringt damit seine Berührungsängste zum Ausdruck. Diese Menschen bezeichnen sich selbst als Einzelgänger oder Außenseiter. Sie bleiben stets unverbindlich, halten sich immer einen Weg zurück frei. Sie vertrauen also nur sich selbst.
Die Sexualität muß unter diesen gegebenen Umständen gestört sein. Sie wird vom emotionalen Bereich abgekoppelt, der Partner wird eher zum »Sexualobjekt«, und

die Beziehungen werden durch die Unverbindlichkeit und fehlende Bindungsfähigkeit austauschbar. Dies führt zu ständigem Partnerwechsel oder zu sexuellen Ersatzbefriedigungen.
Das Erkennen der eigenen Kontaktschwäche und der Unbeliebtheit führt zu verstärkter Aggression, die sich beim Säugling in Form ständigen Schreiens und später als hochgradige motorische Entladung äußert. Beides wird zur Abwehr der Angst eingesetzt. Dahinter steht auch eine nichtreflektierte, rücksichtslose Triebabfuhr. In der Aggression geschieht dann sozusagen durch die Hintertür doch eine Kontaktaufnahme, eine Art Werbung für sich. Aggression kann eher ausgeübt werden als das Äußern von Zuneigung.
Für die Entstehung der schizoiden Struktur werden neben einer konstitutionell bedingten zartsensiblen Anlage und seelischer Empfindsamkeit extreme Zurückweisungen und Frustrationen in den beiden ersten Lebensjahren mit frühen Objektverlusten verantwortlich gemacht. Meist tragen die engsten Bezugspersonen aufgrund wiederum eigener Entwicklungsstörungen Schuld daran.

1.3.3 Depressive neurotische Struktur

Der Begriff »depressiv« wird von der Psychologie und Psychiatrie verwendet, jedoch mit unterschiedlichen Akzenten und Inhalten. Zwischen einer depressiven Persönlichkeitsstruktur und den depressiven Psychosen (endogene Depression, Melancholie) bestehen also keine Beziehungen. Die Bezeichnung »depressiv« ist somit vieldeutig und irreführend. Die depressive Persönlichkeitsstruktur und die depressive Charakterneurose bezeichnen jedoch im wesentlichen die gleiche Störung, und die Psychoanalyse hat die Psychodynamik der depressiven Neurosenstruktur klar herausgearbeitet. Nur von dieser soll hier die Rede sein.
Die Aussage der Bibel: »Der Mensch soll nicht allein sein« und die der modernen Soziologie: »Der Mensch ist ein soziales Wesen« verdeutlichen beide die existentielle Grundbedingung einer notwendigen Beziehung zu einem anderen, einem Nächsten. Ein Blick ins Tierreich zeigt, daß ein Haushund praktisch nur von einer depressiven Struktur geprägt ist; Verhaltensforscher könnten sicher noch mehr solcher Beispiele anführen. Die Abwesenheit einer menschlichen Bezugsperson bringt das Tier in große Unruhe, was es durch ständiges Winseln kundtut, und die Rückkehr veranlaßt zu einem Freudentanz, auch wenn es sich manchmal nur um Minuten der Abwesenheit gehandelt hat. Nicht selten verweigert ein Hund anläßlich des Todes seines Herrn oder seiner Herrin die Nahrung; manchmal verstirbt das Tier sogar bald danach.
In makrokosmischer Analogie betrifft dies die »Revolution«, die Bewegung um ein höheres Zentrum, hier die Sonne, ohne die keine Existenzmöglichkeit besteht und auf die wir angewiesen sind.
Aus tiefenpsychologischer Sicht ist die depressive Struktur die eigentliche Antipode zur schizoiden. Der Depressive lebt also den Impuls der Hingabe überwertig unter Vernachlässigung seines Selbst. Er stellt seine Existenz überwiegend in den Dienst anderer bis hin zur drohenden Opferung der eigenen Identität. Dahinter steht demnach die Angst vor der Selbstwerdung. Der Konflikt des Depressiven liegt somit in

seiner Unfähigkeit, eigene Ansprüche im sozialen Bezug geltend zu machen; er transformiert diesen Impuls in eine altruistische Verhaltensweise.
Hinter dieser Form von Selbstlosigkeit steht jedoch der starke Anspruch, selbst geliebt werden zu wollen, Anerkennung zu bekommen. *Fromm* (1980) drückt die Problematik so aus: »Ich brauche dich, weil ich dich liebe, und ich liebe dich, weil ich dich brauche.« Der Depressive ist daher ständig auf »Objekte« angewiesen. Mit seiner betonten Zuwendung versucht er, diese an sich zu binden, sie für sich zu sichern. So entsteht ein Abhängigkeitsverhältnis mit Anklammerungswünschen und ständigem Drang nach Geborgenheit, Wärme oder gar Verwöhnung.
Der Bezug zur Oralität, zum Versorgtwerden(wollen) ist hier offensichtlich, und so hat die Entwicklung einer depressiven Struktur neben sicherlich betonten Anlagefaktoren einen besonderen intensiven Bezug zum Mutter-Kind-Verhältnis. Verwöhnung und Versagung beteiligen sich gleichermaßen an der Bahnung dieser psychischen Fehlentwicklung. Auf eine Verwöhnung, die meist Folge eines überstarken Bindungsanspruches auch der Mutter ist, folgt eine überstarke passive Anspruchshaltung des Kindes an die Umgebung und beim Ausbleiben von Wunscherfüllung angesichts der späteren Härten des Lebens ein Versagen der Ich-Entwicklung mit reaktiver depressiv-melancholischer Grundstimmung.
Versagungen dagegen führen zu früh gefordertem Verzichterleben, wodurch jeglicher Impuls zur Verwirklichung eigener Ansprüche erlischt, ja gar nicht erst aufkommt. Das Subjekt wird zum Objekt der Ansprüche anderer. So ist es nicht verwunderlich, wenn der Depressive seine Abwehr durch Entwicklung eines starken Über-Ich auf das Aufkeimen eigener Wünsche richtet, indem er diese unterdrückt, verdrängt oder dafür Schuldgefühle entwickelt. Das lebensnotwendige Selbstwertgefühl wird nur durch Geben, also durch Leistung im Dienst anderer, zu erreichen versucht. Hier tritt der patriarchalische Zug einer solchen Verhaltensweise zutage, wo Anerkennung nur über den Prozeß einer Bewährung erreichbar erscheint, während die Gewißheit einer bedingungslosen Zuwendung skotomisiert ist. Kritische Versuchungssituationen liegen für den Depressiven dort, wo Wünsche geweckt werden können oder Objektverluste eintreten, womit hier engere Bezugspersonen gemeint sind, was zur eigenen Isolierung führt bzw. Verselbständigung, d. h. Ich-Werdung fordert.
Die Sexualität ist für den depressiven Menschen eng an die Voraussetzung von Liebe, Zuneigung, Zärtlichkeit und Geborgenheit geknüpft. Nur unter diesen Bedingungen kann er sich körperlich hingeben, dann jedoch bis zur völligen Hörigkeit, sogar Bereitschaft zu masochistischen Tendenzen aufgrund von Verlustängsten. Nicht selten wird die Liebesbeziehung durch zu stark symbiotische Ansprüche belastet, die der geliebte Partner als schließlich bedrohend und erdrückend empfindet.
Nur im Extremfall kann eine aufgestaute Frustration aufgrund enttäuschter Erwartungen zu aggressiven Durchbrüchen führen, die sich der Depressive jedoch mit nachfolgenden schweren Gewissensängsten und Schuldgefühlen erkaufen muß. Ansonsten vermeidet er alle Situationen, die sein Sicherheitsgefühl im sozialen Bezug gefährden könnten. Hinter betonter Liebeszuwendung, aber auch Signalisieren von Hilfsbedürftigkeit verbirgt sich auch eine gewisse Form von Aggression in bezug auf Freiheitsberaubung des anderen zum eigenen Nutzen. Erreicht der

Depressive auf diese Weise nicht sein Ziel, kann sich die Aggression gegen die eigene Person richten mit verschiedensten Arten der Selbstbestrafung, die schließlich in Somatisierungen in Form organpathologischer Veränderungen münden können.

Die Genese des antinomischen Paares neurotischer Schizoidie und Depression weist gewisse Gemeinsamkeiten auf. So findet bei beiden die Prägung vornehmlich in den ersten beiden Entwicklungsjahren statt und ist eng an den Grad der Zuwendung von außen gebunden. Zeitpunkt, Intensität und Dauer von Mangelerlebnissen entscheiden in Verbindung mit den Anlagefaktoren über die endgültige Struktur. Entweder resultiert protesthafter Versuch einer Autarkie oder resignative Anpassung. Beide Vorgänge verlaufen unbewußt, und beide Strukturen stellen gewisse Basisformen von Verhaltensstörungen dar, die durch die folgende Antinomiegruppe meist weiterentwickelt, mitgeprägt oder ergänzt werden.

1.3.4 Zwangsneurotische Struktur

Die Sehnsucht des Menschen nach ewigem Paradies ist so alt wie die Menschheit selbst. Aber mit der Vergänglichkeit dieser Welt muß sich jeder auf seine Weise auseinandersetzen. Auch dafür sind die Voraussetzungen völlig unterschiedlich. Dennoch scheint es zu einer Grundeigenschaft tierischer und menschlicher Lebewesen zu gehören, daß Vertrautes und Gewohntes als etwas Angenehmes und Positives erlebt wird. Dies gilt vor allem für die Periode der Kindheit, wo die regelmäßige Wiederkehr von Vertrautem eine unabdingbare Notwendigkeit für vertrauensvolles und angstfreies Hineinwachsen in die Welt und das Erwerben der Fähigkeit zu freier Entfaltung darstellt. Auch der Erwachsene benötigt für seine Existenz Gültigkeiten, Gesetzmäßigkeiten oder bestimmte Ordnungen, wie sie ihm am verläßlichsten das Weltall bietet. So gehört das Streben nach Dauer zum Wesen des Menschen und folgt damit in unserer makrokosmischen Analogie dem Zentripetalen der Schwerkraft. In der Allgegenwärtigkeit eines Göttlichen hat sich der Mensch das Bedürfnis nach Dauer und ewigem Schutz erfüllt.

Die Angst dieser dritten Neurosenstruktur gilt der Vergänglichkeit, dem Verlust des Vertrauten, der Endlichkeit im allgemeinen. Das Bewußtwerden eigener Zeitlichkeit und des ständigen Wandels alles Irdischen kann in dieser Gewißheit kaum ertragen werden, und so kommt es zur Ausbildung eines übermächtigen Impulses nach Beharrung und Festhaltenwollen alles Vertrauten. In bewußten, schließlich immer mehr unbewußten sonderbaren Handlungsweisen drückt sich diese Form der Lebensbewältigung aus, von deren Zwanghaftigkeit sie ihren Namen bezog.

Die zwanghafte Struktur ist gekennzeichnet von Starrheit, Unbeweglichkeit, gewisser Eintönigkeit, Wiederholungen von Handlungsabläufen, Zähflüssigkeit und Hemmungen. Alle Handlungen werden kontrolliert, abgesichert und geplant. Allem Neuen wird mit Argwohn und Furcht begegnet. *Freud* beschrieb diese Eigenschaften als analen Charakter und zielte dabei auf den Eigensinn, die Ordnungsliebe und Sparsamkeit als Ausdruck des Festhaltenwollens. Auch sprach er damit die anale Phase des Kleinkindes zwischen dem zweiten und vierten Lebensjahr an, in der sich die motorische und expansive Entfaltung vollzieht und das Kind schon

bewußter erstmalig mit Ansprüchen der Umwelt in Berührung kommt. Das Kind erlebt Widerstände gegen eigene Ansprüche und Bedürfnisse, die zu Rücksichtnahme und Verzicht oder Verhaltensänderung zwingen. Besonders entzündet sich dieses Kräftespiel an der Sauberkeitsgewöhnung, wo Trotz und Eigensinn des Kindes auf unnötige oder übersteigerte Härte und Formalismus der Eltern treffen kann. Der Wille des Kindes kann dann gebrochen werden, es wird fügsam, gehorsam und schließlich von Angst vor eigenen Trieben erfüllt. Dies mündet in der charakteristischen Reaktionsbildung der Anpassung unter Ausbildung eines starken **Über-Ich.** Diese Entwicklungsperiode wird vornehmlich für die zwangsneurotische Prägung verantwortlich gemacht, wohingegen angeborenen anankastischen Zügen eine eher adjuvantielle Rolle beigemessen wird.
Hinter diesen Verhaltensweisen steht somit die Abwehr freiheitlicher Impulse, wie aggressiver Ansprüche, wozu auch die Sexualität zu rechnen ist. So hat der Zwangsneurotiker die Furcht vor der Hingabe, d. h. vor eigenen Triebdurchbrüchen und Emotionen mit dem Schizoiden gemein und mit dem Depressiven die Angst vor Objektverlusten dinglicher oder personaler Art.
Die Begabung des Zwanghaften liegt in der Fähigkeit zur Systematik, im Sinn für Einzelheiten, im Konkretisieren und Analysieren, was ihn zum Wissenschaftler oder auch Beamten befähigt, wenn die Fehlhaltung nicht zu überstarker Einengung geführt hat. Zum schnellen Reagieren auf wechselnde Situationen, zur Spontaneität und Kreativität ist er dagegen nicht fähig. Versuchungssituationen liegen in aggressiven Spannungen, die seine Verdrängungen und seinen geschaffenen Charakterpanzer bedrohen können. So gelten Traditionspflege und Konservatismus als besondere Merkmale dieser Struktur.
Dem sexuellen Kontakt begegnet der Zwangsneurotiker mit Furcht, Sachlichkeit, Starre, Vorwänden, Entscheidungsschwäche und Kühle. Vor seinen aggressiven Regungen muß er besondere Schutzwälle bauen, deren Palette äußerst vielfältig ist und oft nicht durchschaut bzw. erkannt wird: Ideologisierung als Mittel zur Rechtfertigung der übertriebenen Selbstzucht oder Tarnung durch Tätigwerden in asketisch-moralisch geprägten Institutionen oder in überkorrektem Verhalten. Der Zwangsneurotiker benutzt als Abwehr, wie der Schizoide, die *Projektion,* d. h. die Übertragung eigener Schwierigkeiten auf äußere Umstände oder andere Personen, während der Depressive stets sich selbst für alles verantwortlich fühlt.
Der Charakter des Zwangsneurotikers kann sich erst aus Erfahrungen und nach Abschluß der vom Kleinkind noch nicht beeinflußbaren existentiellen Grundversorgungsphase bilden, während der schon eigener Wille vorhanden war und erste Ansätze bewußter Vorgänge abliefen.

1.3.5 Hysterische neurotische Struktur

Mit dem Begriff »hysterisch« sollte sehr sorgsam umgegangen werden, hat er sich doch mit einer sehr festgelegten Bedeutung in den allgemeinen Sprachgebrauch eingebürgert. »Hysterie« in ihrer ursprünglichen Bedeutung wird aufgrund heutiger Erkenntnisse nicht mehr als Krankheitsbegriff verwandt.
»Hysterie«, eigentlich »Mutterweh«, wurde früher mit Leiden der Gebärmutter

(griech. ὑστέρα) in Zusammenhang gebracht, und *Freuds* Triebtheorie verstärkte diese Ansicht unabsichtlich. Im Laufe der Zeiten hat man dann unter »hysterisch« viel Unterschiedliches verstanden, bis sich schließlich daraus ein wissenschaftlicher Begriff entwickelte. Von einer hysterischen Persönlichkeit sind die sogenannten hysterischen Reaktionen zu unterscheiden, die von der Tiefenpsychologie heute als **Konversionssymptome** eingeordnet werden.

Unserer makrokosmischen Analogie gemäß symbolisiert die hysterische Struktur das Zentrifugale der Fliehkraft und ist damit die Gegenspielerin der Zwangsneurose.

Die Angst des Hysterikers liegt im Endgültigen, Unausweichlichen, in der Begrenzung des Freiheitsdranges. Die hysterische Persönlichkeit sucht also gerade die Wandlung, die Veränderung, den Wechsel alles Geschehens, das Neue, ja sogar das Risiko. Und so umgeht sie alles, was sie einengen könnte, bis hin zu festgelegten Terminen oder Absprachen. Das bringt jedoch Eigenschaften und Verhaltensweisen im sozialen Bezug mit sich, die auf Unverständnis stoßen müssen. Diese Menschen sind unverbindlich, unzuverlässig, können sich nie entscheiden, sie leben realitätsfern, bagatellisieren oder relativieren alles, sie leben in einer Scheinwelt mit Illusionen, Wünschen und Tagträumen. Sie sind von ständigem Fernweh erfüllt, leiden quasi an einer Art Fata-Morgana-Syndrom. So kommen sie auch mit den biologischen Gegebenheiten in Konflikt, wie der Geschlechterrolle von Mann und Frau oder der Unausweichlichkeit von Altern und Tod, aber auch mit Konventionen, Spielregeln und Gesetzen, die die Menschheit für einen geregelten und gerechten Umgang miteinander geschaffen hat.

Zu erklären ist diese charakterliche Entwicklung wieder aus den beiden Anteilen der Anlage und Umwelteinflüsse, wobei eine besonders starke angeborene Affektivität und lebhafter Drang zur Selbstdarstellung auf ein Milieu trifft, in dem keine verläßliche Ordnung besteht, an der man sich orientieren kann. In der Altersstufe zwischen dem vierten und sechsten Lebensjahr geschieht aber gerade der Prozeß des *Sich-seiner-Bewußtwerdens,* auch des eigenen Geschlechtes. Erste differenzierende Realitätsprüfungen der Umwelt, besonders des engeren sozialen Umfeldes, treten an die Stelle der bis dahin noch vorherrschenden magischen Wunschwelt mit der Vorstellung unbegrenzter Möglichkeiten, auch der eigenen. Trifft diese Entwicklungsphase nicht auf Vorbilder, die sich durch Geduld, Verständnis und Einfühlungsvermögen auszeichnen, gleichzeitig aber auch Normen und Grenzen des Machbaren aufzeigen, auch für angestrebte expansive Tendenzen, verliert das Kind die Orientierung, und es entsteht eine »Gummiwelt« ohne gültige Maßstäbe. Lob und Tadel werden hier willkürlich und ohne Wertbezüge verteilt; es wird eine ambivalente oder verleugnende Haltung zur Geschlechtsrolle des Kindes eingenommen. Dazu tritt in dieser Altersstufe bei einer hysterischen Strukturierung die Möglichkeit einer ödipalen Fixierung an den gegengeschlechtlichen Elternteil, die sich bis ins Erwachsenenalter erhalten kann.

Aus solchen Vorgaben resultiert eine schwierige Bewältigung der Welt mit ihren vielen Forderungen, denen sich die hysterische Struktur durch die bunteste und vielseitigste Palette von Abwehrmaßnahmen zu entziehen versucht und damit zu der auffälligsten aller neurotischen Verhaltensweisen wird.

Der Hysteriker (er-)findet für jede unangepaßte Reaktion eine Ausrede, die er durch *Verdrängung, Abspaltung* aus dem Bewußtsein, *Verleugnung* oder gar *Projektion* auf andere in völlig unbefangener Weise vorzubringen versteht. Dabei zeichnet ihn häufig eine naive oder gar infantile Haltung aus, in der sich die hochgradige *Ich-Schwäche* kundtut. Extrem bedrohenden, seiner Struktur zuwiderlaufenden Forderungen begegnet er durch *Regression* in infantile Verhaltensweisen, mit denen er seine Hilflosigkeit zum Ausdruck bringt. Reichen diese Maßnahmen nicht aus, so kommt es zur *Konversion* in körperliche Symptomatik, die dann appellativen Charakter annimmt und zur Hilfeleistung bzw. Verständnis von seiten der Umgebung führt. Darin kommen auch eine hochgradige Anspruchshaltung, Geltungsbedürfnis und narzißtische Tendenzen zum Ausdruck. Nicht von ungefähr begegnet man nicht selten bei Schauspielern der hysterischen Charakterstruktur.
Liebe und Sexualität spielen beim Hysteriker eine dominierende Rolle, jedoch nicht so sehr in der Absicht, zu geben, sondern zu nehmen, Selbstbestätigung zu erfahren, die eigene Erlebniswelt zu steigern und zu erweitern oder Neugier zu befriedigen. Dafür ist ihm jedes Mittel recht, und er beherrscht die Klaviatur der Erotik, so lange sie nicht zum Vollzug zwingt. Phantasien kontrastrieren stark mit der Realität, Wünsche mit ihrem Erfüllungsgehalt, und am Ende steht die Enttäuschung, so daß die Suche nach Erfüllung und Befriedigung bleibt und zu ständigem Aufbruch zu neuen Ufern der Sexualität Anlaß gibt oder resignativ in Selbstbefriedigungspraktiken mündet. Daß Eifersucht ein weiteres Charakteristikum dieser Menschen ist, verwundert nicht. Auf der Bühne der Sexualität des Hysterikers findet ein labyrinthäres Verwirrspiel statt, bei dem alle möglichen Rollen übernommen werden können als Auswirkung unterschiedlichster Vorbilder, Identifikationen oder Enttäuschungen. Auch Homosexualität resultiert überwiegend aus der hysterischen Charakterstruktur.
Die Aggression gilt in diesem Zusammenhang vornehmlich der Konkurrenz im geschlechtsspezifischen Wettstreit, in der Geltungssucht. Sie ist im Gegensatz zur zwangsneurotischen nicht hart, eher unüberlegt, naiv und durchsichtig und stets personenorientiert. Angeberei, Imponiergehabe sind die auffälligsten Formen von Aggression, hinter denen die eigene Unsicherheit steht. Auch Intrigantentum wird gerne eingesetzt und wiederholt damit Situationen der Kindheit, in denen man Opfer von innerfamiliären Konflikten war.
Die hysterische Struktur kann - wie die zwangsneurotische - an einer Mitprägung der beiden schizoiden und depressiven Basisstrukturen beteiligt sein.

1.4 Konflikte und Neurosen

1.4.1 Grundlagen

Vor dem Hintergrund der geschilderten vier Grundstrukturen gestörter Verhaltensweisen werden die Begriffe »Konflikte« und »Neurosen« als Basis für die Entstehung psychosomatischer Erkrankungen erst plastisch.
Wissenschaftlich werden die Begriffe nicht überall voneinander unterschieden, weil sie häufig eine ähnliche Symptomatik und in ihrer Verursachung Parallelen aufwei-

sen. Dennoch werden sie in Deutschland gerne getrennt abgehandelt, weil Konfliktreaktionen doch deutliche Unterscheidungsmomente aufweisen.
Unter »Konfliktreaktionen« werden im pathogenetischen Zusammenhang quantitative Ausweitungen normaler psychischer Erlebnisreaktionen, also angesichts stärkerer Belastung bzw. verminderter Belastbarkeit, verstanden, wobei ein verständlicher Zusammenhang mit auslösenden Erlebnissen bestehen muß. Die Einbettung einer Belastung in eine bestimmte Motivation eines Menschen entscheidet darüber, ob eine abnorme Reaktion zustande kommt oder nicht, so daß stets nach einer widersprüchlichen Motivation zu forschen ist. So kann eine konkrete Situation ein besonders gesteigertes Bedürfnis nach Sicherheit und Geborgenheit gefährden. Früher wurde synonym zu den Konfliktreaktionen auch von »Fremd-«, »Rand-« oder »Situationsneurosen« gesprochen und damit ihr eher oberflächlicher Charakter zum Ausdruck gebracht.
Die Symptomatik der Konfliktreaktionen reicht von leichter Unruhe, affektiver Labilität, Reizbarkeit und Verstimmung über Konzentrationsstörungen, Leistungsunfähigkeit, Arbeitshemmung bis zu erheblichen vegetativen Funktionsstörungen (Herzklopfen, Atemenge, Schweißausbrüche, Durchfälle, Schwindel, Schlafstörungen usw.) oder echten psychosomatischen Erkrankungen.
Unter diesem Aspekt lassen sich Erschöpfungsreaktionen, die gemeinhin als vegetative Dystonie angesprochen werden, abnorme Trauerreaktionen, Konfliktreaktionen während Studium oder Prüfungen oder Reaktionen bei anderen Extrembelastungen unterscheiden. Sie alle gehen einher mit einer Störung der seelischen Balance über Gefühle der Bedrohung, der äußeren und inneren Sicherheit bis hin zu hochgradigen Angstzuständen mit dauerhaften seelischen Veränderungen und Verlust des Urvertrauens. Vieles davon findet sich auch bei den Neurosen, jedoch unter wesentlich erweiterter und komplizierterer Psychodynamik.

1.4.2 Neurotische Entwicklungen

Der schottische Arzt *Cullen* führte 1776 den Begriff »Neurose« ein, um nichtentzündliche Krankheiten des Nervensystems und Krankheiten der Psyche von einer Neuritis als entzündlichem Vorgang am Nervensystem zu unterscheiden.
Später erfuhr der Neurosebegriff eine immer stärkere Differenzierung, wobei nicht nur die Abgrenzung zu den Psychosen, d. h. zu hirnorganisch bedingten Krankheiten eine Rolle spielte, sondern ganz bestimmte Voraussetzungen für die Begriffsdefinition gefordert wurden:

- Der zeitliche Zusammenhang einer seelischen Störung zu einer inneren Konfliktsituation, die jedoch unbewußt ist;
- Eine gestörte Gefühlsbeziehung zur eigenen Person und zur Umwelt mit daraus folgender verstimmter, selbstunsicherer, ängstlicher und gehemmter Lebenseinstellung sowie ambivalenter Haltung zu anderen Menschen;
- Die Unterentwicklung elementarer Lebensbereiche leiblicher, besonders sexueller Natur sowie seelischer Reagibilität aufgrund einer Fixierung an infantile Komplexe, d. h. unverarbeitete, unbewußte Gefühlsinhalte;

- Eine bestimmte seelische Symptomatik wie Ängste, Phobien, Verstimmungen, Zwangsimpulse, krankhafte charakterliche Fehlhaltungen.

Als gesichert gilt heute für die Entwicklung einer Neurose die Beteiligung von Anlage und Umwelt, was besonders über die Zwillingsforschung erreicht wurde. Wenn auch die Gewichtung beider Anteile in jedem Falle unterschiedlich ist, so stellt die neurotische Symptombildung stets die Resultante (»Kompromiß«) zwischen elementaren Triebregungen bzw. Bedürfnissen und verdrängenden Instanzen der Abwehr dieser dar. Abwehrvorgänge verhindern also das Bewußtwerden inkompatibler Vorstellungen, d. h. solchen, die mit aus der Kindheit übernommenen Wert- und Verhaltensmaßstäben unvereinbar sind.
Die wichtigsten Abwehrmechanismen sind: Verleugnung, Verschiebung (Projektion auf andere oder Identifizierung [Introjektion]), Verkehrung ins Gegenteil, Isolierung und Ungeschehenmachen sowie spezielle Reaktionsbildungen des Ich.
Bei einer neurotischen Entwicklung sind die von *Freud* eingeführten hypothetischen Begriffe auch heute noch als Orientierungsmarken gebräuchlich:

- Das Es ist Repräsentant für die Gesamtheit der Triebe (Strebungen, Bedürfnisse, Impulse). Das Energiepotential der Triebe nannte *Freud* »Libido«. Vor allem ist das Es unbewußt und nur in den Äußerungen des Ich mittelbar zugänglich.
- Das Ich ist der Repräsentant für den Bezug zur Außenwelt unter Berücksichtigung und Abstimmung mit den eigenen Bedürfnissen. Es untersteht dabei sowohl den Regungen des Es als auch den Forderungen des »Über-Ich«.
- Das Über-Ich ist Instanz ethischer und sozialer Normen. Es entwickelt sich im Laufe der Erziehung durch Identifikation mit Eltern oder auch Bezugspersonen, woraus eine Art Ich-Ideal entsteht. Die Funktionen des Über-Ich sind Selbstkontrolle unter einer moralischen Zensur.

1.4.3 Konfliktreaktionen, Neurosen und Psychosomatik

Konfliktreaktionen und Neurosen sind also als Basis für das Verständnis psychosomatischer Erkrankungen unabdingbar. Heute spricht man angesichts somatischer und psychischer Korrelationen von sogenannten »Bereitstellungen« mit daraus folgenden physiologischen Reaktionen, die dann bewußt erlebt werden. So kann entstandenes Herzklopfen entweder beunruhigend wirken oder als Zeichen froher Erwartung gedeutet werden, was wiederum eine Veränderung der Bereitstellung mit daraus sich ergebender Reaktion zur Folge hat im Sinne eines Circulus vitiosus. Derartige Funktionsänderungen führen dann zu jeweils neuen Funktionsstörungen.
Hinter diesem Geschehen steht stets eine auf individuelle Erlebnisverarbeitung basierende Deutung des persönlichen Umfeldes, das auch als »Anmutungsgehalt« bezeichnet wird. Der Arzt muß in der Lage sein, das Geflecht dieser ineinandergreifenden Prozesse, in die bestimmte Symptome eingebettet sind, zu entwirren, um den Herd zu finden und therapeutisch wirksam werden zu können.
Psychosomatische Einheit unterliegt also einem ständigen Wandel, der bei jedem Individuum eine eigene Gesetzlichkeit entwickelt. Die verschiedenen Hinter-

gründe sind an eine subjektive Erlebniswelt geknüpft, in der die Psyche als »Merkorgan« agiert und der zugehörige Körper als »Wirkorgan«. Die Programme von Erlebnisverarbeitungen sind historisch von der individuellen Biographie jedes einzelnen Menschen geprägt und können deshalb niemals gleiche Muster besitzen, auch wenn in etwa gleiche anatomische, physiologische oder biochemische Voraussetzungen herrschen. Das gilt sogar bis zu einem gewissen Grad auch für die Tierwelt.

In den verschiedenen Situationen des Daseins erfolgen durch Bedeutungserteilungen bestimmte Bedeutungsverwertungen oder anders ausgedrückt: eine »Merkwelt« entwirft Problemsituationen, die in einer »Wirkwelt« zur Problemlösung geführt werden. Mit diesem sozusagen psycho-physisch neutralen Sachverhalt ist es möglich, verschiedenste psychische und somatische Phänomene zu interpretieren.

Die Deutungen der Umgebung und Vorgänge des eigenen Körpers werden im Laufe des Lebens erlernt und von der herrschenden Kultur, Sprache und engeren Beziehungspersonen spezifisch geprägt. Die Fähigkeit, derartige Eindrücke und Erfahrungen zu speichern, sie zu einer »Innenwelt der Phantasie« aufzubauen, daraus »Probehandlungen« – wie Freud es ausdrückte – zu unternehmen, ehe daraus ein dauerhaftes Verhalten entsteht, unterscheidet dann aber den Menschen grundsätzlich vom Tier. Der Mensch lebt eben nicht mehr in einer instinktgesteuerten artspezifischen Umwelt, sondern in einer individuellen kulturspezifischen Wirklichkeit.

Psychosomatik ist eine wissenschaftliche Disziplin und zu einem integralen Bestandteil der Medizin geworden mit einem tiefergreifenden diagnostischen und therapeutischen Zugang zum Patienten. Dessen biologische Gegebenheiten müssen stets im Kontext psychischen und psychosozialen Umfeldes betrachtet und verwertet werden. Psychosomatik ist deswegen mehr als ein medizinisches Fach mit neuro-psycho-physiologischen Schwerpunkten und nicht – wie viele noch heute meinen – durch Menschlichkeit oder gesunden Menschenverstand zu ersetzen. Der Arzt von heute darf sich also nicht mehr auf eine nur organische Betrachtung von Krankheiten beschränken, zumal die Zahl seiner Patienten, deren Krankheitsgeschichte ihm trotz, oder vielleicht gerade wegen seiner modernen Ausbildung nicht voll verständlich ist und deren Beschwerden er nicht beheben kann, ständig steigt.

Die wissenschaftliche Hypothek der Psychosomatik besteht in ihrer eigenen Begriffsdefinition, die ein dualistisches Geschehen ausweist, obwohl ein unitärer Anspruch erhoben wird. *Siebeck* sagt dazu: »Man muß Leib, Seele und Geist unterscheiden, darf sie aber weder vermischen, noch trennen.« Und *Minkowski* meint: »Meines Erachtens kommt es in der psychosomatischen Medizin weniger darauf an, einfach psychische und somatische Faktoren miteinander in Verbingung zu bringen, als sich anzustrengen, das menschliche Wesen in seinem lebendigen Nebeneinander von Geist und Körper so zu nehmen, wie man es vor sich hat.«

Alle solche Stellungnahmen wären nie notwendig gewesen, wenn die Wissenschaft nicht über Jahrhunderte einseitige Wege gegangen wäre.

1.5 Geist und Heilkunde

Die historische Zusammenfassung bis hin zur gegenwärtigen Auffassung der Psychosomatik erschöpfte sich bis hierher fast ausschließlich in der Betrachtung des Verhältnisses von Seele und Körper und berücksichtigte die Rolle des Geistes nur am Rande. So sollen ihm abschließend einige Worte gewidmet werden, die für das Gesamtverständnis dieses Buches von Bedeutung sind.

Der Geist als Privileg des Homo sapiens wird leider nur als Instanz des Intellekts aufgefaßt. *C. G. Jung* sagt dazu: »Der Intellekt ist dann ein Schädiger der Seele, wenn er sich vermißt, das Erbe des Geistes antreten zu wollen, wozu er in keiner Hinsicht befähigt ist, denn Geist ist etwas Höheres als Intellekt, indem er nicht nur diesen, sondern auch das Gemüt umfaßt.«

Hier bringt *Jung* klar »hierarchische« Aspekte zum Ausdruck, deren Verwirklichung im Bereiche der Psychologie und Psychotherapie ziemlich ausgeblieben ist. Der Geist wird hier überwiegend rationell als Instanz der Wissens- und Erlebnisspeicherung eingesetzt mit dem Blick eher in die Vergangenheit und kaum als gegenwartsbezogene Kraft mit der Fähigkeit zu aktueller Wandelbarkeit genutzt.

Frankl hat auf diese Erkenntnis seine Lehre der »Logotherapie« aufgebaut. Mit dem Einsatz des Geistes für die aktive Bearbeitung von Leid, auch der Erkenntnis seines Bedeutungsgehalts, verfolgt die Logotherapie einen eigenständigen Weg. Die Logotherapie und die Homöopathie haben hier Wesentliches gemein, nämlich die Nutzung positiven Reservoirs des Organismus und seinen sinngemäßen Einsatz. Mit der »paradoxen Intention«, also der absichtlichen Anrufung furchtbesetzter Inhalte zu ihrer »Entmachtung«, verfolgt die Logotherapie ebenso eine Form des Simileprinzips, wobei dieses hier aber auf mentalem Wege erfolgt *(s.S. 51)*.

Der Geist ist es also, der uns vornehmlich vom Tier unterscheidet.

Mit dem Sündenfall erkaufte sich der Mensch zwar die Fähigkeit der Erkenntnis, aber auch die Entlassung aus dem Paradies, den Verlust der direkten Obhut des Schöpfers. Diese Sünde im Sinne einer Sonderung veränderte augenblicklich jegliche menschliche Existenz, und die Frage steht im Raum, wie hätte sie wohl ohne dieses Versagen der ersten beiden Menschen ausgesehen. Oder war in der Genesis diese Unvollkommenheit schon einkalkuliert, ja sogar beabsichtigt?

Im Gegensatz zum Tier mußte der Mensch nun auch die Bürde der Verantwortung für sein Handeln übernehmen, die Selbstentscheidung für das Gute oder Böse und den Preis der Vergänglichkeit zahlen. Und damit begann seine Auseinandersetzung mit der eigenen Existenz, die Flut der Täuschungen über eigene Möglichkeiten existentieller Einflußnahme und vor allem das Kräftespiel mit der Daseinsangst, wobei ihm nur noch Verlaß auf die naturgegebenen Sicherungseinrichtungen vegetativer Automatismen geblieben war.

Was Schmerzen für den Körper sind, ist die Angst für die Seele. Das Ausmaß dieser Angst resultiert bis heute aus dem Mißverständnis einer Endgültigkeit, Ewigkeit oder Ausschließlichkeit des Erdendaseins und verführt deshalb immer wieder aufs neue zur Überschätzung des menschlichen Geistes, ja zur Hybris sowohl hinsichtlich eines Anspruches auf die Schaffung, zumindest Mitgestaltung, von Leben sowie die Bestimmung seiner Dauer.

Diesem Mißbrauch des Geistes steht sein Unvermögen in kranken Tagen bei der Bewältigung von Leid, auch die Hilflosigkeit beim Umgang mit dem Tode gegenüber, die in der westlichen Welt am auffälligsten ist. Hier eröffnet sich die Dimension schöpferischer Abhängigkeit und die der Grenzen geistiger Macht, aber auch der Weg zur Be-Sinnung auf den wahren Bedeutungsgehalt des Geistes. Die Angst steht also nicht nur als vorgegebener Schutz vor Gefahr, sondern auch als Hinweis für geistige Erfassung der Existenz einer höheren Macht. Aus der verlorenen »garantierten« Obhut des Paradieses erwuchsen jetzt Begriffe wie »Glauben« und »Liebe«: Glaube an eine weiterbestehende Obhut durch die Liebe des Schöpfers, aber auch das Angewiesensein auf irdisch erlebbare, stellvertretende Liebe des Schöpfers durch den Menschen. Ohne Glauben und Liebe können Sicherheit und Sinnhaftigkeit menschlicher Existenz nicht verwirklicht werden.

Spätestens hier tritt die innige Verbindung von Geist und Seele zutage: die Seele als Mahnerin des Geistes zum Begreifen seines Auftrages als Vollstrecker göttlicher Ordnung auf Erden und der Geist als Hüter seelischer Harmonie.

Deshalb muß dem Geist als höchster Instanz menschlichen Daseins mehr Bedeutung in der Heilkunde beigemessen werden, speziell im therapeutischen Vollzug. Neben der Berücksichtigung der Auswirkungen seelischer Fehlleistungen hat also das Augenmerk vornehmlich auch denen geistiger Art zu gelten, also echter geistiger Ohnmacht mit dem Versagen des Willens, der Vernunft oder des Bewußt-Seins schlechthin. Mit der Einbeziehung der beiden zentralen existentiellen Bezugsebenen *Sicherheit* und *Sinnhaftigkeit* schließt sich der Kreis geistig-seelischer Kohärenz, für deren Erfassung die Ge-Sinnung und das Ge-Wissen den Indikator darstellen und die De-Mut eine »Garantie« für ihre Harmonie. Mens sana in corpore sano!

2 Brevier der Homöopathie

Die Ansicht, der größte Feind der Homöopathie sei in der Fülle ihrer Literatur zu sehen, besteht zu Recht: Nicht zuletzt durch einen blühenden Eklektizismus existiert heute eine nicht mehr zu übersehende Vielfalt homöopathischen Schrifttums, die im Vergleich zu anderen medizinischen Fachdisziplinen wohl einzigartig ist. Mitverantwortlich dafür ist sicherlich auch das immer noch über der Homöopathie herrschende wissenschaftliche Dunkel, das die vielseitigsten Interpretationen erlaubt, gleichzeitig aber auch die Gefahr birgt, den wissenschaftlichen Boden und die Orientierung hinsichtlich traditioneller medizinischer Kriterien zu verlieren.
Im Rahmen dieses Buches soll vielmehr versucht werden, unter Aufrechterhaltung des traditionellen Bezuges das homöopathische Heilprinzip um eine Dimension zu erweitern, die es bisher nicht umfaßte.
Um dem Anfänger oder Nichteingeweihten die notwendigen Voraussetzungen für das Gesamtverständnis dieses Buches an die Hand zu geben, folgt hier zunächst ein homöopathisches Propädeutikum; daran anschließend wird der spezielle Bezug zur Thematik hergestellt. Schließlich erfolgt eine kritische Betrachtung mit Stellungnahme zum gegenwärtigen Stand der Homöopathie.

2.1 Historischer Abriß

Die Homöopathie wird zwar gerne der Naturheilkunde zugeordnet, ist aber eine eigenständige Disziplin und nur insoweit den sogenannten biologischen Heilverfahren zuzurechnen, wie man darunter die Erhaltung und Anregung eigener Regulationsfähigkeit biodynamischen Geschehens innerhalb lebendiger Organismen versteht.
Seit 1963 ist die Homöopathie Bestandteil der ärztlichen Weiterbildungsordnung. Erst 1991 wurde sie nach langährigen Bemühungen in den Prüfungskatalog für das zweite medizinische Staatsexamen aufgenommen; seit 1993 ist sie Prüfungsfach.
Die Homöopathie basiert auf dem Ähnlichkeitsprinzip: Die therapeutische Einflußnahme erfolgt mittels arzneilicher Substanzen aus dem pflanzlichen, tierischen und mineralischen Bereich, die zuvor an gesunden Probanden erprobt wurden und deren Wirkungsbild dem von ihnen zu behandelnden Krankheitsbildern in frappierender Weise ähnelt, besser: ähneln soll.
Dieses Heilprinzip ist keineswegs neu, sondern kann in seinen Grundzügen bis ins Altertum verfolgt werden. So postuliert *Hippokrates* in seiner Schrift »Von den Stellen im Menschen«: »Die Schmerzen (Beschwerden) werden durch das ihnen Entgegengesetzte behoben, jede Krankheit nach ihrer eigenen Art. So entspricht den der Konstitution nach Warmen, die durch Kälte erkrankt sind, das Warme, und so entsprechend das andere. Eine andere Art ist folgende: Durch das Ähnliche entsteht die Krankheit, und durch die Anwendung des Ähnlichen wird die Krankheit geheilt.« Auch das »Paragranum« von *Paracelsus,* der schon Heilwirkung und Toxizität von Stoffen in Abhängigkeit von ihrer Dosis erkannt hatte, enthält in nur gerin-

ger grammatikalischer Abwandlung den homöopathischen Lehrsatz »Similia similibus curantur«.
Von diesen ärztlichen Dokumenten sind der frühere magisch geprägte Ähnlichkeitszauber primitiver Völker oder spätere volksheilkundliche Praktiken zu unterscheiden, an denen sich auch die sogenannte Signaturenlehre orientierte.
Als Begründer der heutigen Homöopathie gilt der Arzt, Apotheker und Chemiker *Christian Friedrich Samuel Hahnemann* (1755–1843), der das Ähnlichkeitsprinzip in seinem ganzen Umfang durchschaute, naturwissenschaftlich-experimentell untermauerte und zur therapeutischen Reife brachte. Seinen Bemühungen lagen persönliche Erlebnisse zugrunde.
Während seiner Studentenzeit erkrankte *Hahnemann* in Siebenbürgen anläßlich einer Malaria-Epidemie selbst. Während seiner ärztlichen Tätigkeit übersetzte er dann viele Jahre später die Arzneimittellehre des schottischen Arztes *Cullen,* der im Zusammenhang mit der Historie der Psychosomatik erwähnt wurde, ins Deutsche. Dessen Begründung zur Wirkungsweise der damals schon bekannten Heilwirkung der Chinarinde auf die Malaria erregte *Hahnemanns* Widerspruch, und er entschloß sich zu einem Selbstversuch mit dieser Arznei. Zu seiner großen Überraschung erlebte er dabei an sich erneut alle Symptome seiner früheren Malariaerkrankung. Im Zusammenhang mit den späteren wissenschaftlichen Nachprüfungen und ihren negativen Ergebnissen handelte es sich wohl dabei um eine spezifisch allergische Reaktion. Im Zusammenhang mit dem ihm nicht unbekannten Ähnlichkeitsprinzip und den Arzneimittelprüfungen an Menschen durch seinen Zeitgenossen *Anton Störck,* an denen sich auch *Hahnemanns* Wiener Lehrer *Quarin* beteiligt hatte, durchschaute *Hahnemann* die ganze Breite der hier beteiligten Phänomene und baute sie im Verlaufe vieler Jahre unter enormen persönlichen Opfern und wissenschaftlichem Eifer zu einem heute noch fast unverändert gültigen Heilprinzip aus.
Hahnemann hat seine Lehre in drei großen Werken niedergelegt: im »Organon der Heilkunst«, das in sechs Auflagen erschien, in den »Chronischen Krankheiten« und der »Reinen Arzneimittellehre«.
Das »Organon« gilt als die homöopathische »Bibel«, beinhaltet es doch das Zentrum von *Hahnemanns* Lehre. Es ist mit Akribie und Pedanterie in schulmeisterlicher Form, zum großen Teil in Paragraphen – wie ein Gesetzbuch – abgefaßt. In der ersten Auflage gab *Hahnemann* denn auch diesem Werk den Titel »Organon der rationellen Heilkunde«. Erst danach entschloß er sich zu der Formulierung »Organon der Heilkunst«, da damit der Vielschichtigkeit seiner Lehre und der notwendigen Intuition des Arztes eher Rechnung getragen wurde.
In den »Chronischen Krankheiten« legte *Hahnemann* vornehmlich seine Theorie der Miasmen (griech. Verunreinigungen) nieder. Die Miasmen sah er als Grundübel fast allen Krankheitsgeschehens und als Hauptursache für das zunächst immer häufigere Versagen seiner Homöotherapie an. Dabei unterschied er drei Formen von Miasmen: Psora (Krätzekrankheit), Sykose (Feigwarzenkrankheit mit Beziehung zum Tripper) und Syphilis, wobei er der Psora eine übergeordnete Stellung zuwies. Die Entwicklung chronischer Krankheiten leitete er daher vom psorischen Einfluß ab, wobei sich dieser im Laufe der menschlichen Generationen immer mehr verwischte und zu einer verwirrenden Fülle von Varianten chronischen Krankseins führte.

Für diese eigensinnige, komplizierte wie interessante Auslegung von Krankheitsgenesen fehlte lange Zeit das Verständnis, was sich in der geringen Berücksichtigung im therapeutischen Bereich niederschlug. Erst auf dem Umweg über Lateinamerika erlebt die Miasmentheorie seit etwa zehn Jahren im Mutterland der Homöopathie eine Renaissance.
Die »Reine Arzneimittellehre« enthält die Ergebnisse der umfangreichen Arzneimittelprüfungen *Hahnemanns,* aber auch seine Erfahrungen am Kranken.

2.2 Die drei Säulen der Homöopathie

Wie schon erwähnt, beschreibt das »Organon« das wissenschaftliche Gesamtgebäude der Homöopathie. Wenn *Hahnemann* dort in der Einleitung sagt: »Wähle, um sanft, schnell, gewiß und dauerhaft zu heilen, in jedem Krankheitsfalle eine Arznei, welche ein ähnliches Leiden (homoion pathos) für sich erregen kann, als sie heilen soll«, so bringt das den ganzen Umfang seines Heilungsansatzes und seinen Protest gegen die herrschenden Therapiepraktiken seiner Zeit zum Ausdruck. Sein klassischer Kernsatz lautet dann: »Similia similibus curentur.« (»Ähnliches soll durch Ähnliches geheilt werden.«).
Im Unterschied zu *Paracelsus* wählt er den Konjunktiv.
Anhand des »Zwiebelbeispiels« sei diese Aussage kurz illustriert.
Beim Zerschneiden einer Zwiebel treten in individuell unterschiedlicher Stärke Schleimhautreaktionen an Augen, Nase und Rachen auf und schlimmstenfalles sogar Reizungen des Bronchialtrakts. Hier geschieht also in der Küche ein unfreiwilliger Arzneimittelversuch, dessen Ergebnis die Affinität der Zwiebel zu den gesamten Schleimhäuten zutage treten läßt.
Die Ähnlichkeit mit Symptomen des Heuschnupfens ist so groß, daß die Zwiebel sich im homöopathischen Sinne hier als Heilmittel förmlich aufdrängt. Tatsächlich wirkt sie in etwa 50% der Fälle, was als respektables Ergebnis zu betrachten ist.
Dieses übersichtliche Beispiel stellt freilich einen Idealfall dar, der sich angesichts der Fülle und Komplexität des Krankheitspanoramas selten so einfach aufbauen läßt. Fast jeder Krankheitsverlauf erfordert eine zeitaufwendige Begegnung zwischen Patient und homöopathischem Arzt, gilt es doch jedes Mal, das individuell am ehesten angepaßte Arzneimittel zu finden.
Die drei Säulen der Homöopathie sind

- der Arzneimittelversuch,
- die Simile-Regel, sowie
- die Potenzierung der arzneilichen Substanz.

Was heißt Potenzierung? *Hahnemann* hatte ursprünglich seine Arzneien nur gemäß des Simile-Bezuges verordnet. Dabei erlebte er so häufig eine Verschlimmerung der Symptomatik, daß eine Minimierung der Dosis auf der Hand lag. Die auf der anderen Seite trotz exakten Similebezuges nicht selten ausbleibende Wirkung veranlaßte *Hahnemann* schließlich zur Idee der mechanischen Bearbeitung bei der Aufbereitung des Minimierungsprozesses der Arznei. Flüssige Arzneien wurden mit dem Lösungsmittel (Alkohol) gegen einen Widerstand verschüttelt, feste Stoffe mit

festen Trägersubstanzen (Milchzucker oder Rohrzucker) verrieben. Die gleichzeitige Minimierung der stofflichen Ausgangssubstanz erfolgte in festgelegten Verdünnungsstufen:
1 : 10 = Dezimal-(D-)Potenzen;
1 : 100 = Centesimal-(C-)Potenzen;
1 : 50 000 = Quinquagintamillesimalpotenzen
= sogenannte LM-Potenzen (gemäß den römischen Zahlen).

Auf diese Weise entwickelten sich phantastische Wirkungssteigerungen, die daher zu der Benennung »Potenzierung« oder »Dynamisierung« führten. Hier zeigten sich *Hahnemanns* Kenntnisse als Chemiker. Der Bearbeitungsprozeß der Arzneisubstanzen führte nämlich auch zu chemischen Veränderungen. So verwandelten sich unlösliche Stoffe zu kolloidalen Lösungen. Substanzen wie Kochsalz oder Bärlapp (Lycopodium), die im Urzustand, abgesehen von toxischen Wirkungsmöglichkeiten oder physikalischen Eigenschaften, indifferent waren, entwickelten plötzlich arzneiliche Kräfte.
In Verruf geriet *Hahnemanns* Lehre schließlich besonders dadurch, daß der Minimierungs- bzw. Potenzierungsprozeß über die verschiedenen Verdünnungstufen in schwindelnde Höhen getrieben wurde bis weit über die Loschmidtsche Zahl (D 23) hinaus, wo kein Molekül der Ausgangssubstanz mehr nachweisbar ist. Die dennoch dabei tausendfach erfahrene Steigerung der Wirksamkeit ist bis heute nicht befriedigend aufgeklärt. So ist es nicht verwunderlich, daß sich der wissenschaftliche Eifer gerade auf dieses Phänomen konzentriert. Er berührt Grundfesten des naturwissenschaftlichen Gebäudes der Medizin, wobei heute weitere Erkenntnisse am ehesten aus dem Bereiche der Physik zu erwarten sind. Diese Problematik kann freilich nicht Gegenstand dieses Buches sein. Erwähnt werden muß jedoch, daß sich die Erfahrung der Wirkungssteigerung der Hochpotenzen (D 30 oder C 30 aufwärts) besonders in Form einer Erweiterung des Wirkungsspektrums unter Erfassung des psychischen Bereichs kundtut und deshalb bei der Behandlung psychosomatischer Krankheiten vornehmlich höhere Potenzen angezeigt sind.

2.3 Stufen der Ähnlichkeit

Der Ähnlichkeitsbezug zwischen Arznei und zu behandelnder Krankheit vollzieht sich in sehr unterschiedlichem Umfang. *Breyer* (1926) formulierte diese Erkenntnis; er sprach von »Stufen der Ähnlichkeit«. Danach unterscheidet die Homöopathie heute in einer sich aufbauenden Rangordnung eine organo-(histio-)trope, eine funktiotrope und als Gipfel eine personotrope Stufe.
Je besser der Arzt die homöopathische Materia medica, d.h. die Fülle der Arzneibilder, beherrscht, um so leichter wird er die Symptome seiner Patienten nach diesen Prämissen ordnen können. Dafür stehen ihm Arzneimittellehren (Lexika der Arzneiwirkungsbilder) und Repertorien (Lexika der Symptomenbilder), heute auch in Computern erfaßt, zur Verfügung, wobei letztere nur unter der Dominanz ersterer nutzbringend angewendet werden können. Leitsymptomen der Arzneibilder, deren Spektrum – neben den Arzneiversuchen am Gesunden – aus den Erkenntnissen der

Toxikologie und den Erfahrungen am Kranken komplettiert wurde, muß also ein präzis aufgeschlüsseltes Symptomenbild des zu behandelnden Leidens gegenübergestellt werden. Folgt man dabei der Auffassung *Hahnemanns,* aber auch der der psychosomatischen Medizin, so untersteht das organische Substrat in den meisten Fällen dem Diktat übergeordneter Zentren, aber auch vieler aus der Umwelt an den Kranken herangetragener Einflüsse.
So ergibt sich folgende hierarchische Stufenleiter:
- höchste Individualität (Organon § 153)
- Geist- und Gemütssymptome
- Veranlassungen (sogenannte kausale oder ätiologische Aspekte)
- allgemeine Symptome (vegetative Konstellationen)
- organisches Substrat (lokale Symptome)

Dieses Ordnungsprinzip darf jedoch nicht dogmatisch gehandhabt werden, denn die Praxis wird immer wieder an seine Begrenztheit heranführen. Der § 153-Fetischismus ist Schuld an vielen homöotherapeutischen Mißerfolgen, da er einzelne, sogenannte sonderliche Symptome, überbewertet, sie meist zusammenhanglos in den Raum stellt und damit den engeren Bezug zur Wurzel des Symptom-»Produzenten« und natürlich auch des davon abgeleiteten Arzneimittels verliert. Auch sonderliche Symptome müssen einen Sinnzusammenhang haben und können nur im Kontext mit der Gesamtpersönlichkeit begriffen und für die Arzneimittelwahl verwertet werden. So habe ich – um nur ein Beispiel aus diesem Raritätenkabinett anzuführen – noch niemals eine Wirkung von **Natrium muriaticum** bei jemandem erlebt, der nicht in Gegenwart anderer urinieren kann, da höchstwahrscheinlich niemals das **Natrium muriaticum**-Bild vorhanden war. Jede Stufe des obigen Ordnungsprinzips kann aber den Rang höchster Individualität einnehmen, wenn sie dabei im Rahmen des Gesamtgeschehens verbleibt.
Die Praxis lehrt weiter, daß beim einzelnen Kranken nur in den seltensten Fällen eine ideale Aufschlüsselung des Symptomenbildes möglich wird. »Leuchtfeuer« *(Köhler)* sind meist rar; weiter ist die Fähigkeit des Kranken zur Selbstschau und objektiven Wahrnehmung oft sehr mangelhaft. Schließlich passieren widrige Vorgänge oft gar nicht erst die Schwelle des Bewußtseins, können demnach auch nicht geäußert werden. Der Arzt ist dann auf andere gesicherte Phänomene mit gewissen verläßlichen bzw. objektiven Grundmustern angewiesen. Diese kann er in einem Bereich finden, den die Medizin seit langem schon, besonders in der Therapie, sträflich vernachlässigt hat: in der Berücksichtigung konstitutioneller Gegebenheiten des Kranken. Die Homöopathie ist dafür allerdings auch prädestinierter, genießt sie doch den Vorzug einer fast zwangsläufigen Verflechtung ihres pharmakologischen und pharmazeutischen Gerüstes mit vorgegebenen konstitutionellen Bedingtheiten. Was heißt demnach eigentlich Konstitution?

2.4 Homöopathie und Konstitution

2.4.1 Der Begriff Konstitution

»Konstitution« bedeutet wörtlich »Zusammensetzung«, »Anordnung«, »Einrichtung«. Laut *Meyers Konversationslexikon* ist sie ein »Begriff in der Medizin; die einem Individuum eigentümliche Körperbeschaffenheit.«
In medizinischen Wörterbüchern wird diese Körperbeschaffenheit in einen engen Zusammenhang mit daraus abzuleitenden bestimmten Leistungseigenschaften gegenüber der Umwelt gestellt. Körperliche Beschaffenheit und Leistungsgefüge sind danach nicht voneinander zu trennen. Ihre Vielgestaltigkeit gehört zu den Geheimnissen der Natur. Die Beobachtung, daß Menschen unter gleichen äußeren Bedingungen unterschiedlich erkranken, scheint auch in diesen Geheimnissen verborgen zu sein. Die Bemühungen um ihre Entschlüsselung zum Wohle jedes einzelnen Wesens reichen bis in die Antike. Entsprechend dem Wissenschaftsverständnis der jeweiligen Zeitepoche wurden dabei schon sehr früh konstitutionelle Unterschiedlichkeiten in Betracht gezogen.
Empedokles (450 v. Chr.) ordnete menschliche körperliche Eigenschaften den kosmischen Grundformen Luft, Erde, Wasser und Feuer zu, *Hippokrates* (400 v. Chr.) den vier Kardinalsäften Schleim, Blut, gelber und schwarzer Galle. *Aristoteles* (350 v. Chr.) ordnete sie nur dem Blut selber zu und bezog bei seiner Definition schon die Psyche mit ein, indem er aufgrund verschiedener Temperatur- und Schwereverhältnisse des Blutes unterschiedliche Temperamente annahm. *Galen* faßte diese Vorstellungen zusammen *(s. Tab. 1)*.

Tabelle 1 Temperamentenlehre

Temperament	***Empedokles***	***Hippokrates***	***Aristoteles***
cholerisch	Feuer	gelbe Galle	warmblütig
phlegmatisch	Wasser	Schleim	kaltblütig
melancholisch	Erde	schwarze Galle	schwerblütig
sanguinisch	Luft	Blut	leichtblütig

Hier dominiert der humoralpathologische Charakter, der sich bis in die Zeit *Hahnemanns* fortsetzte. Eine gesunde Mischung der Säfte, die sogenannte Eukrasie, wurde einer krankhaften Mischung, der Dyskrasie, gegenübergestellt.
Gegen die therapeutische Konsequenz, über Aderlässe, Klistiere und Brechmittel eine Eukrasie zu erreichen, zog *Hahnemann* energisch zu Felde. Er sah in ihnen nicht nur eine Schwächung der Kranken, sondern vermißte bei diesem uniformen Vorgehen vor allem eine Berücksichtigung individueller Konstellationen der kranken Person selbst. Damit zeichnete er den Weg vor, den die Homöopathie dann im Hinblick auf die Berücksichtigung der Konstitution nahm. Dieser Weg beginnt nun

aber nicht bei von uns vielleicht erwarteten psychophysischen Zusammenhängen sondern führt uns zunächst mitten in *Hahnemanns* Psoralehre.

2.4.2 Hahnemanns Konstitutionslehre

Hahnemanns schon erwähnte Erfahrung, mit seinem Heilprinzip bei einer Reihe von Krankheiten an Grenzen zu stoßen, veranlaßte ihn zu der Auffassung, daß der Arzt es fast immer bei den ihm vorliegenden Krankheiten nur mit einem abgesonderten Teil eines tieferliegenden Urübels zu tun hat. Er folgerte daraus, daß hier eine grundlegende Schädigung des Menschengeschlechtes gefunden werden müsse.
Auf den ersten Blick besteht zwischen *Hahnemanns* Theorie der chronischen Krankheiten und einer Konstitutionslehre kein Zusammenhang, da er nur die drei Miasmen Psora, Sykosis und Syphilis als Ur-Schädigungen betrachtete. Er betonte dabei aber, daß auch die robusteste Konstitution nicht die einmal zur Entwicklung gekommene Psora besiegen könne, sie werde vielmehr von der Konstitution jedes betroffenen Individuums modifiziert.
Hahnemann ahnte seinerzeit zwar schon den Übertragungsmodus von Seuchen, konnte aber dennoch keine klaren Vorstellungen entwickeln. Jedoch brachte er unmißverständlich zum Ausdruck, daß diese drei - ursprünglich erworbenen - Miasmen angesichts des Unvermögens ihrer einstigen vollständigen Ausheilung einen somatisch fixierten Prozeß induzieren. Dieser setzt sich von Generation zu Generation fort, wobei sich die Spuren zu den Induktoren immer mehr verlieren. Hinter einer Fülle von neuen, therapieresistenten Krankheitsbildern kann sie jeder Arzt aber wiederfinden, wenn er danach sucht.
Hahnemanns therapeutische Bemühungen, dieser miasmatischen Krankheiten Herr zu werden, imponieren auf den ersten Blick als ein Verlassen seines Simileprinzips. Die Verwendung der drei zunächst als wirksam angesehenen Substanzen Sulfur, Thuja und Mercurius solubilis kann uns als antidotisches, fast antibiotisches Vorgehen anmuten, fern von jeder individuellen Berücksichtigung. Auch die spätere Einführung der »Nosoden« durch *Constantin Hering* und damit die Behandlung mit von Kranken produzierten, homöopathisch aufbereiteten Krankheitsausscheidungen oder homöopathisch aufbereiteten Krankheitserregern selbst, im Sinne einer Isotherapie (griech. *ἴσος* = gleich), stellt zunächst ebenso die Individualität bei der Bekämpfung dieser miasmatischen Erkrankungen in den Hintergrund.
In weiteren umfangreichen Arzneiprüfungen stieß *Hahnemann* später jedoch auf Arzneien, die bei bis dahin therapieresistenten Krankheiten eine tiefgreifende Wirkung hinterließen. Deren Zahl wurde durch *Hahnemanns* Nachfolger beträchtlich erweitert. Das breitere therapeutische Spektrum dieser Arzneien, einschließlich der dann auch Arzneimittelprüfungen unterzogenen Nosoden, ermöglichte eine immer individuellere Berücksichtigung chronisch krankhafter Konstellationen und stellte damit die unumschränkte Gültigkeit des Simileprinzips auch für diese Leiden wieder her. Aufgrund ihrer antipsorischen Wirksamkeit wurden sie als »Antipsorika« und später in ätiologischer Berücksichtigung geninduzierten Geschehens auch als »Konstitutionsmittel« bezeichnet, wenn auch *Hahnemann* diesen therapeutischen Zusammenhang nie so formuliert hatte.

2.4.3 Konstitutionsmittel

Den entscheidenden und grundsätzlichen Beitrag zum Konstitutionsbegriff leistete die Homöopathie also auf dem Umweg über die Psoralehre durch das Aufzeigen spezifischer Reaktionsmuster des Menschen auf Arzneien. Die unterschiedliche Sensibilität von Menschen für bestimmte Stoffe stellt den eigentlichen Hintergrund dar: Je kleiner ein Reiz zu sein braucht, der eine körperliche Allgemeinreaktion auszulösen vermag, um so größer ist der endogene, also konstitutionelle Anteil zu veranschlagen. Am augenfälligsten wird dieses Phänomen an Stoffen, die sowieso fester Bestandteil sind und eine notwendige physiologische Funktion im Organismus erfüllen. Die besondere Empfindlichkeit gegenüber einem solchen körpereigenen Stoff signalisiert uns, daß diese eigenartige Reaktionsweise eines Organismus in einer schon vorhanden gewesenen, eben konstitutionsbedingten Gleichgewichts- bzw. Verwertungsstörung dieses Stoffes begründet sein muß. Hier ist in erster Linie an Schwefel, Phosphor, Kalzium- und Kalisalze und Kochsalz zu denken, im weiteren an Kieselsäure, Kohlenstoff, Eisen und Jod.
Neben diesen Konstitutionsmitteln sozusagen ersten Grades stehen eine Reihe Arzneien, die zwar nicht feste Bestandteile des Organismus sind, jedoch spezifische Wirkungen auf lebenswichtige Organe und das Endokrinium auszuüben vermögen, so daß auch ihnen ein Konstitutionsstatus sozusagen zweiten Grades zuzusprechen ist. Ihr niederer Rang als Konstitutionsmittel - nota bene: nicht als Arzneimittel überhaupt - ergibt sich einmal aus dem auf Organsysteme begrenzten Wirkungsradius, zum anderen aus der Ableitung ihres spezifischen Wirkungsbildes auf bestimmte physiologische Organveränderungen. So besitzen beispielsweise die Arzneien **Sepia officinalis** und **Pulsatilla pratensis** eine Affinität zu gewissen inkretorisch bedingten Phasen der weiblichen *Involution* bzw. *Evolution* und haben damit einen indirekten Einfluß auch auf die Konstitution. Wenn **Aurum** das arterielle System im Sinne des *roten Hochdrucks* beeinflußt, so kommt ihm der apoplektische Habitus nur in einem von einem klinischen Bild abgeleiteten Sinne zu, ebenso **Lycopodium** oder **Berberis** von *lithämisch-arthritischen* Veränderungen. Umfang und Grad des konstitutionellen Anteils bei diesen Arzneitypen, denen noch eine Reihe anderer an die Seite gestellt werden könnte, lassen sich gleichsam abstufen.

2.4.4 Konstitution und Disposition

Bei allem Respekt vor dem Bemühen um äußerste Berücksichtigung individueller Merkmale für eine erfolgreiche homöopathische Therapie hat uns die bisherige Beleuchtung konstitutioneller Gegebenheiten deutlich genug vor Augen geführt, daß eine Häufung gleicher oder ähnlicher Eigenschaften bei verschiedenen Wesen existiert, besonders anschaulich an Rassen zu beobachten. Vielleicht hat sich die Natur nicht unbeabsichtigt selbst Grenzen der Einmaligkeit gesetzt und der Schöpfer mit der Schaffung verwandter Typenprägungen einen Sinn verfolgt. Die uns täglich begegnenden Gegensatzpaare *groß/klein, dick/dünn, kräftig/schwach, rot/blaß, feucht/trocken* scheinen das zu bestätigen. Schon von diesen groben Prämis-

sen her lassen sich bis zu einem gewissen Grade auch verwandte Reaktionsweisen auf Umwelteinflüsse ableiten und tatsächlich beobachten. So bedienen sich die Homöopathen bei ihren Arzneiwahlen gerne konstitutioneller Gruppenmerkmale als letzte Entscheidungsinstanz mangels anderer individueller Symptome, was besonders bei der Behandlung von Kindern eine Rolle spielt.
Zeitgenossen und Nachfahren *Hahnemanns* haben deshalb immer wieder versucht, solche Systematisierungen weiter auszubauen. In diesem Sinne kann *v. Grauvogls* Konstitutionslehre und *Borlands* Zusammenstellung von Kindertypen aufgefaßt werden. Auch *Beuchelt* hat dazu wertvolle Beiträge geliefert (s. S. 169).
Der prominenteste Typenforscher des 20. Jahrhunderts war sicherlich *Kretschmer,* der die verschiedenen Körperformen den embryonalen Keimblättern zuordnete. Zusammen mit *Bauer* wies er auf die Reaktionseigentümlichkeiten hin, die sich aus einer bestimmten Anlage ergeben und als *Disposition* bezeichnet werden. *Konstitution* und *Disposition* bedingen sich und sind nicht trennbare Begriffe. Aus der Disposition ist jedoch ein weiterer wichtiger Begriff abzuleiten, die *Diathese.* Sie wird in der Medizin als Neigung zu bestimmten Krankheiten aufgrund angeborener, vor allem aber erworbener Organ- oder Systemschwächen verstanden. *Kretschmer* unterschied:

- ektodermale Diathese = vegetative Dystonie, Ekzem, Asthma
- mesenchymale Diathese = endokrine Störungen, Lymphatiker
- mesodermale Diathese = Rheumatismus, Steinerkrankungen
- entodermale Diathese = Hepatopathie, Diabetes mellitus

Nach ihm wurden noch zahlreiche andere Diathesen formuliert, die hier nicht alle erwähnt werden sollen. *Zilch* wollte sie unter einen sogenannten Diathesenblock stellen, wobei er jedoch den *Lymphatismus* besonders herausstellte. *Zimmermann* hat ebenfalls auf die vorrangige Bedeutung des Lymphatismus hingewiesen und ihn anhand anatomischer und embryologischer Beziehungen für eine gezieltere Homöotherapie zu differenzieren versucht (s. S. 171).
Führend hinsichtlich der Einbeziehung auch der Psyche in solche Klassifizierungen war wiederum *Kretschmer. Flury* hat sich dieser Bemühungen besonders angenommen und dafür den aristotelischen Temperamentbegriff wieder aufgegriffen, um die an ihn gebundenen psychischen Reaktionsmerkmale der Homöopathie nutzbar zu machen. Die Lateinamerikaner *Paschero* und *Ortega* haben sich dagegen besonders um eine Einordnung von *Hahnemanns* Klassifizierung der drei Miasmen in die gegenwärtige Medizin bemüht und dabei besonders auch die Psyche zu berücksichtigen versucht (s. S. 170).
Zusammenfassend können demnach die drei Miasmen wie folgt aufgefaßt werden:

- Psora ist die Hemmung aller körperlichen Funktionen, ein hypotrophes Geschehen mit daraus resultierender Krankheitsanfälligkeit, d.h. immunologischer Schwäche.
- Sykose entspricht der häufig daraus resultierenden Reaktion mit dann überschießenden Antworten in Form hypertropher Prozesse.
- Syphilis symbolisiert jeden daraus entstehenden Exzeß, der dann zur Destruktion und damit Zerstörung des harmonischen Gefüges führt.

Im psychischen Bereich entspricht dem psorischen Geschehen die Hemmung aller psychischen Funktionen, speziell die Depression in ihrer Vielschichtigkeit bis hin zur Urangst, also Vertrauensverlust zum Leben. Der sykotischen Variante entspricht die gezielte Angst, d.h. objektbezogene Furcht mit daraus resultierendem aggressivem Abwehrverhalten. Als syphilitisches Äquivalent schließlich gilt der psychische Exzeß in Form von Panikreaktionen bis hin zu den Psychosen.
Im Zusammenhang mit den auf *Seite 30 ff.* abgehandelten Neurosenstrukturen sind - cum grano salis - folgende Zuordnungen festzuhalten:

- Depressive Struktur und psorische Diathese
- Zwangsneurotische Struktur und sykotische Diathese
- Hysterische Struktur und syphilitische Diathese

Die schizoide Struktur entzieht sich einer Festlegung dieser Art; sie stellt sich vielmehr eher in wechselndem Verbund mit den drei anderen Strukturen dar.
Die Bemühungen um Klassifizierungen konstitutioneller und diathetischer Ausdrucksformen reichen somit bis in unsere Epoche. Ihre Absicht war und ist stets, der Vielfalt biologischen Geschehens nicht zu erliegen, sondern Ordnungsprinzipien zu ihrer Bewältigung zu schaffen.

Zusammenfassend kann gesagt werden:
Konstitution und Disposition sind genetische Begriffe. Sie bedingen eine bestimmte diathetische Konstellation, deren Ausprägung besonders durch erworbene Anteile mitbestimmt wird. *Hahnemann* hat gelehrt, daß dabei vor allem sogenannte miasmatische Einflüsse eine Rolle spielen und Konstitution wie auch Diathese durchwirken. Diese Zusammenhänge bilden den Hintergrund für Eigenart, Chronizität, Periodik, Stereotypie, vor allem aber Therapieresistenz einer immer größer werdenden Zahl - meist chronischer - somatischer und psychischer Krankheiten. Nach *Köhler* findet »Im Erkennen der Konstitution Vergangenheit, Gegenwart und Zukunft eines Menschen eine übergreifende Ordnung.« Diese Erkenntnis hat die moderne Medizin leider aus den Augen verloren. Ihre therapeutischen Unternehmungen, so faszinierend sie in vielen Bereichen immer wieder auf uns wirken, folgen leider zu oft einer falschen Spur. Die Homöopathie hat sich dagegen zeit ihres Bestehens mittels ihres Simileprinzips besonders um die therapeutische und damit auch prophylaktische Nutzung konstitutioneller und diathetischer Gegebenheiten bemüht. Sie hat damit sicherlich einen der wesentlichsten Beiträge zum Verständnis des Konstitutionsbegriffs in der Medizin geleistet. Ihr Weg einer vergleichbaren Einwirkung auf Organismen mittels potenzierter Arzneien, besonders hier der Elemente des periodischen Systems, die körpereigene Substanzen sind, erscheint als Sichtbarmachung schöpferischer Zusammenhänge dessen, was wir unter Konstitution zu verstehen haben.
Die Homöopathie hat damit ein wissenschaftlich ausgerichtetes Fundament. Durch die Reproduzierbarkeit ihres Vorgehens und damit durch die Möglichkeit der Registrierung konstitutioneller Eigentümlichkeiten hat sie Wege für weitergehende Forschungen gewiesen.

Festzuhalten ist, daß der Konstitutionsbegriff in der Homöopathie wohl nicht die dominierende Rolle, sondern gegenüber der Simile-Regel einen zweiten Rang einzunehmen hat. Dieser ist jedoch in den wenigsten Fällen nicht mit dem ersten Rang verknüpft und vermag häufig die entscheidende therapeutische Fährte zu weisen. Wenn er so verstanden und angewendet wird, kann er nicht nur zum therapeutischen Erfolg, sondern auch zu einem weiteren Standortbewußtsein der Homöopathie selbst beitragen.

2.5 *Hahnemann* und die Psychosomatik

Im »Organon« erfahren wir in mehreren Paragraphen Gedanken zur Psychosomatik. So faßt *Hahnemann* jegliches Kranksein als »geistartige Verstimmung der Lebenskraft« auf und räumt den Geistes- und Gemütssymptomen deshalb wohl auch bei jeder Krankheit Priorität ein. Damit knüpft er mit großer Wahrscheinlichkeit an *Georg-Ernst Stahl* (1660–1734), Professor in Halle, an, dessen Gedankengut er durch *Stahls* Anhänger *Ernst Platner* in Leipzig kennengelernt hatte. *Georg-Ernst Stahl* – nicht zu verwechseln mit dem in der Vorrede zur 6. Auflage des Organon im Zusammenhang mit Zitaten um die Simileregel erwähnten dänischen Regimentsarzt *Stahl* – galt als Erneuerer des Vitalismus und äußerte sich in diesem Zusammenhang besonders zur Beherrschung des materiellen Körpers durch die bewußte, vernünftige Seele. Gesundheit und Krankheit würden von der Seele geleitet. Der Zusammenhang mit *Hahnemanns* Krankheitsauffassung als durch eine Verstimmung der Lebenskraft ausgelöstes Geschehen ist offensichtlich. In den §§ 210 bis 230 spricht er dann aber ganz gezielt Geistes- und Gemütskrankheiten an.

Gleich zu Beginn betont *Hahnemann,* daß die Gemüts- und Geisteskrankheiten keine von den übrigen Krankheiten scharf getrennte Klasse darstellen, sondern bei jeder Körperkrankheit mitspielen und somit in jedem Krankheitsfall der Gemütszustand des Kranken als einer der vorzüglichsten mit in den Inbegriff der Symptome aufzunehmen sei, will man mit Erfolg homöopathisch heilen. Das Äquivalenzgeschehen von Psyche und Soma, auf das die psychosomatische Medizin immer wieder verweist, kommt hier deutlich zum Ausdruck.

Hahnemann begründet den hochrangigen Wert der Gemütssymptome mit der Beobachtung, daß bei jeder Arzneimittelprüfung auch psychische Symptome auftreten. Er weist besonders darauf hin, daß verschiedene Temperamente ebenso einen Hinweis für eine angemessene Arzneiwahl geben können. So könnten z.B. niemals **Aconit** Aussicht auf eine heilende Wirkung bei einem stillen, gleichförmig gelassenen Menschen, **Nux vomica** bei einem milden, phlegmatischen, **Pulsatilla pratensis** bei einem frohen, heiteren, hartnäckigen oder schließlich **Ignatia** bei einem unwandelbaren, Schreck und Ärger gegenüber unempfindlichen Menschen haben. So greift also auch *Hahnemann* zu Typisierungen und damit Gruppenmerkmalen.

Auch einen somatopsychischen Weg beschreibt er, bei dem sich körperliche Symptome schließlich zu einer überwiegenden Gemütsverstimmung entwickeln. Üblicherweise beherrschen also Körper-, Geistes- und Gemütssymptome jedes Krankheitsbild.

Hahnemann unterscheidet bereits zwischen organisch bedingten Geisteskrankheiten und seelischen Störungen, die umweltbedingt erworben wurden und bei längerem Bestehen auch zu körperlichen Schäden führen. In jedem Falle ordnet er beide Gruppen der Psora zu, so daß neben der verbalen Intervention und nach Verabreichung sogenannter Akutmittel schließlich Antipsorika zu verordnen seien. Damit berührt *Hahnemann* schon die Problematik der jahrzehntelang ausgetragenen Diskussion dieses Jahrhunderts um die bipolare Genese der Neurosen, bei der es um das Abwägen ihrer angeborenen und erworbenen Anteile geht. Die Antipsorika müssen aber nach § 230 im Falle seelischer Störungen dem treulich entworfenen Bilde des Krankheitszustandes ganz homöopathisch angemessen sein. Aufgrund der Erkenntnisse dieses Jahrhunderts auf dem Gebiete der Neurosenlehre werden sie aber nicht ausschließlich mehr zur engeren Gruppe der Antipsorika gehören. So gilt es heute, *Hahnemanns* vorgezeichneten Weg inhaltlich zu ergänzen, und dabei vor allem Geistes- und Gemütssymptome besser zu differenzieren als er und seine Weggenossen es zu ihrer Zeit, aber auch seine Nachfahren es bis in die Gegenwart vermochten.

Schon *Hahnemann* sah sehr klar, daß das therapeutische Ziel des Arztes niemals in einer nur unterdrückenden Beseitigung von Symptomen gesehen werden darf, sondern in der Harmonisierung von Körper, Seele und Geist besteht. Dabei sollte nicht vergessen werden, daß diese menschliche Dreieinigkeit schon von jeher einer hierarchischen Ordnung unterlag, wie wir bereits hörten: Körper und Seele müssen vom Geist geleitet werden. Im Bereiche der Psychotherapie wird dieses nur von der Logotherapie *Frankls* in strenger Konsequenz berücksichtigt *(s. S. 40)*. Wie schon erwähnt, darf der Geist gerade im therapeutischen Akt nicht ausschließlich als Instanz des Intellekts gelten, sondern muß mehr über die Verhaltenseigenheiten des Menschen und als Zentrum des Bemühens um ein Begreifen der **Sinnhaftigkeit** menschlicher Existenz gesehen werden. Diesem Zentrum hat die Aufmerksamkeit des Therapeuten bei der Behandlung psychosomatischer Erkrankungen vornehmlich zu gelten.

Wenn wir unter diesem Blickwinkel die Simileregel *Hahnemanns* betrachten, so erhält die Homöopathie auch eine teleologische Dimension. Die Fähigkeit, mittels homöopathisch aufbereiteter Substanzen aus dem Pflanzen-, Tier- und Mineralreich regulativ bis in die Sphäre der Seele und des Geistes zu dringen, dokumentiert die Einbettung des Menschen in eine höhere Ordnung. Hier werden Ebenen erreicht, zu denen naturwissenschaftliches Denken im Sinne klassischer Physik keinen Zugang hat. Wenn man sich auch heute eifrig bemüht, Angst, Trauer oder Freude und daraus sich ergebende Verhaltenweisen im Elektroenzephalogramm, im Nachweis einer gesteigerten elektrischen Negativität der Hirnrinde, in bestimmten Stoffwechselveränderungen der biogenen Amine und im weiteren psychoimmunologischer Vorgänge sichtbar zu machen, so werden wir den Phänomenen geistig-seelischen Geschehens letztlich sicher niemals auf die Spur kommen.

Die Homöopathie hat gerade bei den psychosomatischen Krankheiten im engeren Sinne die Möglichkeit, nicht nur ihre therapeutische Reichweite, sondern vor allem die Logik ihres Prinzips unter Beweis zu stellen. Subjektivität bei der Interpretation psychischer Daten des Kranken gilt es hier als größte Fehlerquelle für die Arzneiwahl zu vermeiden. Der erprobten Gewißheit homöopathischer Arzneiwirkungen stehen inzwischen gesicherte psychosomatische Gesetzmäßigkeiten mit überwiegend objektiven Symptomendaten gegenüber. Der homöopathische Arzt läuft dabei nicht Gefahr, sich im selbstgeschaffenen Dschungel aufgrund einer mit naiver Akribie betriebenen Symptomenselektion zu verirren und die Homöopathie damit zu einem additiven, katalog-bürokratischen Akt entarten zu lassen. Auch sollte er sich bei der Erhebung der Krankengeschichte nicht allein auf die Summe der defekthaften Äußerungen, sondern ebenso stark auf das vorhandene positive Potential des Kranken stützen, das für eine regulativ zu wirkende Arznei eine nicht minder große Bedeutung hat. Schließlich beinhalten homöopathische Arzneimittelbilder nicht alleine Defizitäres. Die schon erwähnte Tatsache, daß dem neurotisch Kranken vieles seines Selbst nicht bewußt ist, schafft für eine gezielte Arzneifindung eine Lücke. Um so größer wird die Bedeutung gesicherter psychosomatischer Erkenntnisse, deren Panorama in die homöopathische Materia medica zu übersetzen ist. Vornehmlich werden Polychreste (griech. = viel verwendete Arzneien) das zu fordernde Wirkungsspektrum besitzen. Die unter höherem Potenzierungsgrad erfolgende Steigerung der Differenziertheit der Arzneiwirkung kommt der Vielschichtigkeit psychosomatischer Erkrankungen entgegen.

2.6 Homöopathische Komplexmittel

Es gibt wohl kaum einen Homöopathen, der nicht schon einmal ein homöopathisches Komplexmittel angewendet hat, auch wenn die meisten dieses »Sakrileg« bestreiten.
Eine meiner Patientinnen schwor auf ein homöopathisches Grippe-Komplexmittel mit fünf verschiedenen Einzelmitteln, das ihr anläßlich einer Grippe stets binnen kürzester Frist Wohlbefinden verschaffte. Warum sollte ich es ihr verweigern? Die Inhaltsstoffe entsprachen in der Tat ihren spezifischen Beschwerden. Das wiederum kann nur der beurteilen, der in der homöopathischen Arzneilehre schon zu Hause ist. Paradoxerweise verordnen aber gerade die völlig Unerfahrenen die meisten Komplexmittel.
Die Anwendung mehrerer Substanzen in einem Komplex ist keine Erfindung der Homöopathie. Sie wird schon lange im allopathischen Bereich praktiziert, da sich u.a. additive Wirkungen damit erzielen lassen. In der Phytotherapie wird der Organismus stets mit einer Fülle verschiedenster Inhaltsstoffe beschickt. Inzwischen weiß man, daß auch nachteilige Effekte durch solche arzneilichen Summationen eintreten können, z.B. Behinderungen oder gar Aufhebungen der Wirkung. Deshalb verwundert nicht, daß das Bundesgesundheitsamt zunehmend beabsichtigt, Komplexmittel zu eliminieren.
Ausschlaggebend für die Schaffung von Komplexmitteln in der Homöopathie war sicherlich nicht zuletzt die Bequemlichkeit, was vor allem auch von der pharmazeutischen Industrie gefördert wurde. Dem Unerfahrenen sollten die Mühen einer zeitaufwendigen homöopathischen Arzneiwahl erspart werden, und der Vergleich mit der Schrotflinte des Jägers lag nicht fern: Eine Kugel [Kügelchen] würde doch wohl treffen.

Hahnemann nannte die Komplex-Verordner »Bastard-Homöopathen« und brachte damit unmißverständlich seine Meinung darüber zum Ausdruck. In der Tat gelten für die Homöopathie ähnliche Bedenken wie für die Allopathie, auch wenn eine homöopathische Komplexverordnung sicherlich nicht die Dramatik allopathischen Wirkungsausmaßes erreicht. Einige homöopathische Arzneien enthalten sowieso mehrere Einzelstoffe, z.B. die Arznei **Causticum Hahnemanni** oder **Hepar sulfuris**, allerdings wurden sie - wie auch die vielen verwendeten Salze - einzeln geprüft.
Die Dramatik liegt eher in der Spezifität und der verschiedenen Reichweite potenzierter Arzneien, die in einem Komplex zu möglichen »Interferenzphänomenen« führen können, was bis heute jedoch nicht genau erforscht wurde. Der Anfänger, den die Pharmaindustrie gerne als Ansprechpartner für solche Komplexe auswählt, wird auf diese Weise jedoch die Homöopathie niemals erlernen können.
Bis heute ist das Bestreben zur Erhaltung der homöopathischen Komplexmittel jedoch nicht erloschen, auch wenn ihr Platz für das angestrebte neue Arzneimittelrecht noch nicht klar umschrieben und gesichert ist.

2.7. (Epi-)kritische Betrachtungen

2.7.1 Die Vielseitigkeit der Homöopathie

Hahnemanns Werk, die Wiederentdeckung der Simileregel und der Ausbau ihres Wirkungsprinzips sind bis heute weder in der Forschung noch in der praktischen Anwendung bewältigt. Die Fülle homöopathischer Literatur deutet auf die Suche nach einer unanfechtbaren wissenschaftlichen Basis hin. Erkenntnistheoretisch gesehen ist die Simileregel ein heuristisches Prinzip geblieben, deren Effizienz jedoch über mehr als zweihundert Jahre tausendfach beobachtet werden konnte. Der Wissenschaftsanspruch der Homöopathie resultiert - wie erwähnt - aus der Erfahrung, während die akademische Medizin Selbstverständnis und Erfolge über materiegebundene, physikalisch-chemisch erfaßbare Parameter leitet.
In dieser Dualität hat sich der schon in der Antike ausgebrochene Streit zwischen den Schulen *Kos* und *Knidos* bis heute erhalten. Im weiteren hat die Komplexität von *Hahnemanns* Schöpfung dazu geführt, daß sich im Laufe der Zeiten auch nichtmedizinische Disziplinen am wissenschaftlichen Gebäude der Homöopathie zu beteiligen suchten oder dafür bemüht wurden. Neben Physik, Chemie, Botanik, Zoologie, Pharmakologie, Toxikologie, Pharmazeutik, Kybernetik, Philologie, Psychologie, Anthropologie, Anthroposophie und nicht zuletzt Philosophie wollen heute auch Akupunktur, Astrologie, Esoterik und Kinesiologie mitreden. Es verwundert deshalb nicht, daß in diesem vielstimmigen Chor das Thema oft nicht mehr herauszuhören ist.
Somit hat diese Vielseitigkeit der Homöopathie keinen großen Gewinn gebracht, sondern offenbart vielmehr die Dichotomie ihres Wesens, ihre Polarität aus naturwissenschaftlichen und geisteswissenschaftlichen Anteilen. Die Geschichte der Homöopathie weist aus, daß diese Polarität stets deren größtes Problem war und auch heute den wissenschaftlichen Durchbruch innerhalb der Medizin weiter behindert. Sowohl naturwissenschaftliche als auch geisteswissenschaftliche Inter-

pretationen alleine sind zum Scheitern verurteilt. Dennoch hat es bis in die Gegenwart nicht an Versuchen gefehlt, die Wirkungsweise der Homöopathie von verschiedenen Seiten her wissenschaftlich zu interpretieren. Die *Arndt-Schulz*-Regel, das Wirkungsfeld der Kybernetik, die Analyse molukularer Wechselwirkungen oder struktureller Veränderungen fester und flüssiger Lösungsmittel bei der homöopathischen Arzneiaufbereitung, Photonenemissionsmessungen an Zellen und vieles andere sollen hier nur genannt werden. Vielleicht sollte man sich einfach auf die Naturgesetzlichkeit der reizabhängigen Polarität in allen Bereichen des Lebens besinnen, die natürlich nur für eine mitsinnige Therapie Gültigkeit haben kann.

2.7.2 Homöopathie und Schulmedizin

Der Schulmedizin fehlen ebenso die Werkzeuge, eine Vormundschaft für die Homöopathie zu übernehmen. Sie hat deshalb nicht das Recht, gültige Aussagen über therapeutische Wirkungsweisen für die Homöopathie zu treffen. Wenn sie es dennoch immer wieder mit untauglichen Mitteln versucht, verweist das auf ihr schon lange revisionsbedürftiges Wissenschaftsparadigma. Die Unterscheidung von Wirkung und Wirksamkeit darf vor allem dabei nicht fehlen.
Die Situation hat auf beiden Seiten im Wechsel der Zeiten zu fortgesetzter Unsicherheit im gegenseitigen Umgang, aber auch dabei zu Unsicherheit für das eigene Selbstverständnis geführt. Ein Ende dieser unseligen Situation ist noch nicht abzusehen. Vorläufig bemüht man sich eher um weitere Distanzierung. Dabei wird auf beiden Seiten übersehen, daß besonders von der Homöopathie zeit ihres Bestehens die Mahnung zur Notwendigkeit einer Revision des medizinischen Weltbildes bewahrt wurde. Und schließlich kann nicht bestritten werden, daß die Homöopathie ein Teil der Medizin sein muß.

2.7.3 Homöopathie in der Identitätskrise

Die gegenwärtige Entwicklung in der Homöopathie läßt jedoch nicht erkennen, daß sie diesem Ziel zuzustreben bemüht ist. Es kann nicht geleugnet werden, daß sich die Homöopathie in einer neuen Identitätskrise befindet, in einer inneren Zerrissenheit um das Verständnis von *Hahnemanns* Lehre. Standen sich schon Jahrhunderte lang die sogenannte *naturwissenschaftlich kritische* Richtung und die sogenannte *klassische Homöopathie* gegenüber, wo es überwiegend um die Hochpotenzfrage ging, streitet man heute um die Auslegung der »heiligen Schrift« des Organon, der therapeutischen Regeln, um Unterrichtsformen und nicht zuletzt um die finanzielle Bewertung der Tätigkeit homöopathischer Ärzte. Dieser Streit erinnert an die ständige Misere in unserem Schulsystem, wo seit Jahrzehnten auf Kosten unserer Kinder mit neuen Ausbildungskonzepten herumexperimentiert wird, die schließlich eine Ausbildung, aber keine Bildung vermittelt. Der Einbruch der Technik mittels akustischer und visueller Medien hat zu einer Verflachung oder gar zunehmenden Verkümmerung geistiger Kapazität geführt.
Jahr für Jahr werden neue »Meister« aus fernen Ländern in das Mutterland der

Homöopathie eingeflogen, um den Jüngern *Hahnemanns* die Augen neu zu öffnen und die »Irrtümer« von gestern zurechtzurücken, als besäße die Homöopathie einen Geheimkodex, zu dessen Entschlüsselung nur eine Schar Auserwählter befähigt ist. Auch hier sieht man das Heil in den neuen Medien, und der Subjektivität der Interpretation werden kaum noch Grenzen gesetzt, wobei sich jeder stets auf den Meister selbst beruft. Vermutlich wäre *Hahnemann* selbst aus dem Staunen über die Entwicklung und Interpretation seines Werkes nicht herausgekommen. Dem Außenstehenden bietet sich jedenfalls inzwischen ein verwirrendes Bild unterschiedlicher Aussagen, worin sich Orientierungslosigkeit widerspiegelt und die Gegner der Homöopathie sich nur bestätigt finden können. Damit besteht die Gefahr, die Homöopathie immer weiter den Händen der nichtakademischen Medizin zuzuspielen.

Streng genommen hat *Hahnemann* den Grundstein dazu selbst gelegt. Seine hohe Intelligenz und sein Wissen hatten es nicht vermocht, seine Lehre mit Souveränität und Würde zu vertreten. Durch Intoleranz, Eigensinn und Aggressivität - wieweit dazu auch seine kleine Körperstatur beigetragen hat, mag dahingestellt bleiben - brachte er sich um die Wertschätzung und Anerkennung im akademischen Bereich, wozu ihm in Leipzig die Chance geboten worden war. Eine dabei nicht zu übersehende eigene Unsicherheit kann auch an der von starkem Ehrgeiz, Pedanterie und einer gewissen Zwanghaftigkeit geprägten Form bei der Abfassung und Verbreitung seiner Lehre beteiligt gewesen sein. Viele Widersprüchlichkeiten bei seinen Anweisungen zu Symptombewertungen, der Anwendung von Nieder- oder Hochpotenzen in bestimmten Krankheitsstadien, und nicht zuletzt seine Ansprüche für die Interpretation fast aller Krankheitsgeschehen über seine Psoralehre könnten diese Auffassung nähren. Nicht nur finanzielle Gründe trieben ihn zu einem ständigen Ortswechsel, sondern auch die Dichotomie seines Wesens zwischen Liebe zur wissenschaftlich-theoretischen Forschung und auf der anderen Seite zur Praxis am Kranken. So kann es nicht verwundern, wenn dem Anfänger von den heutigen homöopathischen Lehrkanzeln keine verläßlichen Aussagen geboten werden (können). Neben so mancher Verkennung der Grenzen des homöopathischen Heilprinzips selbst fällt vielfach der hypothetische und unkritische Charakter der Lehrinhalte auf. Die Anweisungen für die Handhabung einer Reihe von Paragraphen des »Organon« muten häufig naiv an. Die Gleich-Setzung einer rein organotrop ausgerichteten oder einer homöopathischen Komplexmittel-Behandlung mit einer Unterdrückung des Krankheitsgeschehens ähnlich einer Cortison-Behandlung ist eine rein hypothetische, anmaßende und entmutigende Aussage, die jedes wissenschaftlichen Beweises entbehrt, und man fragt sich, wie sich dann die nebenwirkungsfreien Erfolge der Phytotherapie wohl erklären lassen. Auch die »Verherrlichung« der Repertorisation, die nicht selten den Charakter eines Selbstzwecks trägt, kann nicht dem Ansehen der Homöopathie dienen. Nach *Jores* darf »die Medizin ... nicht zu einer Lehre der seltenen Krankheiten werden.« Ebenso wenig darf die Homöopathie zu einer Lehre der »Konstruktion« seltener Symptome verkümmern.

Über allem Streit werden Einfachheit und Überschaubarkeit des Simileprinzips selbst, sein wissenschaftliches Fundament, seine Stabilität und Strapazierfähigkeit im Kontext biodynamischer Abläufe sowie die ganz nüchterne Tatsache der Notwendigkeit eines intensiven persönlichen geistigen Einsatzes hinsichtlich des Studiums der Arzneimittellehre leider völlig außer acht gelassen, wenn nicht gar verkannt. Nach den jüngsten Argumentationen der Adepten müßten die therapeutischen Erfolge hunderter Ärztegenerationen der Vergangenheit sogar als Plazebowirkungen umgedeutet werden. Diese Haltung unterscheidet sich kaum mehr von der akademischer Beurteilung, und man kann sich des Eindruckes nicht erwehren, daß vielen gegenwärtigen Nachfahren *Hahnemanns* wissenschaftliche Stagnation zur Erhaltung ihrer »Freiheiten« für subjektive Auslegungen beim homöotherapeutischen Akt willkommen wäre und sie sich eher vor der Entwicklung neuer reiner Wahrheiten fürchten. Auch darin unterscheiden sie sich nicht von ihren Kollegen der akademischen Medizin.

Wenn auch *Hahnemann* die Homöopathie für ein in sich abgeschlossenes Lehrgebäude hielt, so kann damit nicht wissenschaftliche Stagnation gemeint gewesen sein. Ihr Prinzip muß vielmehr von jeder Ärztegeneration neu erarbeitet, aber auch der jeweiligen Epoche gemäß weiterentwickelt werden. Gegenwärtig wird jedoch in krassem Gegensatz zu *Hahnemanns* Zeitgenossen eine Unantastbarkeit seines geistigen Erbes bis hin zu einer Art Personenkult betrieben, der in bedrohliche Nähe des Charakters einer Glaubensgemeinschaft gerät. In einer Zeit, in der Respektierung von Persönlichkeiten und Autoritätsbewußtsein sowie Traditionspflege fast verlorengegangen sind, ist das besonders bemerkenswert. Es darf jedoch der Homöopathie nicht die Notwendigkeit und der Anspruch auf eine Fortentwicklung, wie bei jeder anderen wissenschaftlichen Disziplin, versagt werden. Nicht Konfrontation, sondern Kooperation und wissenschaftliche Seriosität innerhalb des homöopathischen Lagers sind mehr denn je gefragt, und homöopathische Forschung sollte endlich zentralisiert werden.

Die bisherige Beschränkung auf Arzneimittelprüfungen nach eingefahrenen Mustern und prospektive Fallstudien werden der Homöopathie sicherlich kein Neuland eröffnen, auch wenn sie ihre Berechtigung haben mögen. Ihre Einbettung in chronobiologische, biochemische und immunologische Forschungen, die schon lange auf den Bereich der Psychosomatik ausgedehnt wurden, könnte ein adäquater und vielversprechender Ansatz zu wissenschaftlicher Weiterentwicklung der Homöopathie sein.

Hahnemanns Demutshaltung hinsichtlich der Grenzen menschlicher Erkenntnisfähigkeit sollte freilich bei aller zukünftigen Arbeit unangetastet und Vorbild bleiben. Die Grenzen der Homöopathie sind dort zu sehen, wo der Organismus über keine regulative Kapazität, keine immunologischen Kräfte mehr verfügt oder organische bzw. genetische Defekte bestehen. So mögen alle irreversiblen oder geweblichen Entartungen und angeborene Leiden weiter »diagnostisch« über die Psoralehre erfaßt werden; therapeutisch sind sie jedoch höchstens palliativ zu modifizieren. Das gilt ebenso für die Psychosen. Eine Beeinflussung charakterlicher Eigenheiten muß in den Bereich der Illusionen verwiesen werden. Wenn sie aber an der Bahnung seelischer Störungen, bestimmter Verhaltensweisen oder gar körperlicher Leiden beteiligt sind, wird eine Homöotherapie Wirkungsvolles zu leisten vermögen.

3 Voraussetzungen für die praktische Anwendung der Homöopathie

3.1 Fachliche Voraussetzungen

Es bedarf zweifellos besonderer Kenntnisse in beiden Disziplinen, Homöopathie *und* Psychosomatik, um erfolgreich Homöotherapie ausüben zu können. Der holotrope Ansatz beider ist ihr entscheidendes Bindeglied. Die Geistes- und Gemütssymptome in der homöotherapeutischen Arbeit erfahren erst durch die Psychosomatik ihren wahren Stellenwert, und der Psychosomatik werden durch die Homöopathie völlig neue Perspektiven für eine mitsinnige adjuvantielle Pharmakotherapie eröffnet.

Beiden Disziplinen stehen die entsprechenden vorgeschriebenen ärztlichen Weiterbildungsgänge offen. Für die Homöopathie wurden gerade neue Richtlinien geschaffen mit einer Anhebung der Weiterbildungszeit auf drei Jahre, was auf den Umfang der Lerninhalte hindeutet. Ähnlich den Verhältnissen in der Psychotherapie ist jedoch vieles auch in der Homöopathie nicht lehrbar, sondern muß als »Charisma« mitgebracht werden. Die zentrale Voraussetzung für jegliche therapeutische Handlungsfähigkeit ist jedoch die Beherrschung der Arzneimittelbilder, deren intensives Eigenstudium - ähnlich dem »Pauken« von Vokabeln für das Erlernen einer Sprache - niemandem erspart bleibt.

3.2 Wissenschaft, Praxis und Gesundheitswesen

Die Praktikabilität einer Wissenschaft ist Maßstab für ihre Effektivität. Die Homöopathie leidet, wie schon mehrfach betont, unter Überfrachtung mit hypothetischen Theoremen, was sich nachteilig auf den therapeutischen Akt auswirken kann. Eine solche Situation tritt immer dann ein, wenn wissenschaftliche Hintergründe in vielen Bereichen noch der Aufklärung harren. Zum Glück haben sich die Homöopathen über die Jahrhunderte hinweg nie davon ernstlich beeindrucken lassen, sondern sind in einer gewissen Unbekümmertheit unter Zugrundelegung des Simileprinzips immer wieder den Spuren ihrer Erfahrungen am Kranken gefolgt und damit erfolgreich gewesen. Es ist tragisch, wie wenig sie damit ihre allopathischen Kollegen oder auch die akademischen Institutionen beeindrucken konnten.

Wenn unser Gesundheitssystem heute unter dem ständig steigenden finanziellen Aderlaß zu kollabieren droht und zum Verlassen demokratischer Spielregeln in unserer Gesellschaftsordnung Veranlassung gibt, verwundert es, wie wenig Attraktivität die so kostengünstige Homöopathie genießt und welch geringes Maß an Aufmerksamkeit sie erregt hat, zumal die galoppierenden Arzneikosten die zentrale Rolle bei der Suche nach den Ursachen der Kostenexplosion spielen sollen.

Homöopathie könnte bei ca. 80% aller Erkrankungen angewendet werden, und das - mit nur wenigen Ausnahmen - von allen Arztgruppen. Neben dem Einsatz bei akuten Krankheiten gelten bestimmte chronische Leiden als eine besondere Domäne

der Homöopathie, die in diesen Fällen im Gegensatz zur allopathischen Vorgehensweise zu Heilungen oder regulativen Korrekturen in der Lage ist.
Somit ist zu beklagen, wie wenig die Ärzte zu allen Zeiten vom Organismus ihrer Patienten etwas gefordert, d.h. vom Prinzip der Reizsetzung im therapeutischen Vollzug Gebrauch gemacht haben, weder im somatischen noch im psychischen Bereich. Prothetisches Reparaturdenken als Akt der Ratio genoß zu allen Zeiten Priorität und verdrängte schöpfungsorientiertes »dynamisches« Vorgehen aus dem Bewußtsein. Die In-Beziehung-Setzung der Symptome zu inzwischen gesicherten übergeordneten psychosomatischen Leitlinien und damit auch zur individuellen Biographie des Kranken gehört noch immer nicht zu den Selbstverständlichkeiten ärztlicher Tätigkeit. Therapeutische Schematisierungen aufgrund von Diagnoseetiketten mit allopathischer, also bevormundender, am häufigsten symptomenunterdrückender Einflußnahme herrschen leider noch vor. Damit bringen sich die Ärzte um den dramatischsten, vor allem aber erfüllendsten Akt ihrer Berufsausübung: Ihnen entgeht das echte **Mit-Leiden,** die Prüfung der Lebenskraft ihrer Patienten und ihrer eigenen Kunst.
Verantwortlich hierfür sind sicher auch die Schwierigkeiten, die homöopathische Heilkunst zu erlernen, und die Länge des Weiterbildungsganges. Auch hierin ähneln sich Psychotherapie und Homöopathie. Leider muß hier aber auch die »Unvollkommenheit« des homöopathischen Heilprinzips selbst angeführt werden, die sich sehr deutlich an den Arzneimittelbildern zeigt: Wir sind hier auf Prüfungsergebnisse angewiesen, denen beispielsweise die wissenschaftliche Bezugsebene zu den Charakterstrukturen noch völlig fehlt, so daß die Symptome und ihre Modalitäten, d.h. ihre Veränderungen in Abhängigkeit von Umwelteinflüssen, in vieler Hinsicht noch im »luftleeren« Raum schweben, was somit auch für ihre therapeutiche Verwertbarkeit gilt. Eine Verschlimmerung vieler Beschwerden zum Beispiel am Morgen kann häufig einen ganz gezielten Bezug zur Leistungsebene des Menschen für den vor ihm liegenden Tag haben; ein ausgeprägtes Verlangen nach Süßem kann im Zusammenhang mit einem Krankheitsgeschehen nicht einfach für sich als geschmackliche Laune genommen, sondern muß in Beziehung zur Persönlichkeitsstruktur des Patienten und damit dem stets präsenten Äquivalenzgeschehen von Psyche und Soma gebracht werden. Dementsprechend unvollkommen sind auch die Inhalte der Repertorien, deren völlige Reformierung eine der dringendsten Aufgaben der Zukunft darstellt. Die hier bestehende große Lücke in der Homöopathie entspricht der Unvollkommenheit, die die akademische Medizin durch das Fehlen der Homöopathie kennzeichnet, und es ist dringend angezeigt, durch Berücksichtigung dieser Erkenntnisse die Zielsicherheit der Arzneifindung künftig wesentlich effizienter zu gestalten.
Die dennoch zahlreichen Erfolge der Homöopathen beruhen ähnlich den Verhältnissen in der Physik, auf dem »Gesetz« der großen Zahl der Prüfungsergebnisse, dem breiten Wirkungsspektrum vieler Arzneien und der Tatsache, daß für den einzelnen Kranken doch mehrere Similia einen therapeutischen Effekt bewirken können. Das einzige dastehende Simillimum, eine makellose Übereinstimmung von Arznei- und Krankheitsbild, ist eine Fiktion.
Die Erfahrung lehrt: Je mehr sich ein Krankheitsgeschehen auf allen drei Seinsebenen, d.h. geistig, seelisch und körperlich äußert, um so höher liegt die Chance für

eine erfolgreiche homöotherapeutische Intervention. Deshalb eignen sich gerade die psychosomatischen Krankheiten im engeren Sinne zur Demonstration homöotherapeutischer Wirksamkeit.

3.3 Die Simile-Regel in der Praxis

Die Anwendung der Simile-Regel erfordert gemäß den Regeln der Homöopathie die Herstellung einer möglichst weitgehenden Kongruenz zwischen einem Arzneimittelbild und einem Krankheitsbild. Anders ausgedrückt: Die »Idee« einer Arznei muß der »Idee« einer Krankheit gegenübergestellt werden. Arznei und Krankheit müssen dafür in ihrem Gesamtbild erfaßt und begriffen werden. Das ist ein klar umrissenes Ziel, das heute leider allzu oft pseudowissenschaftlich kompliziert wird, worin auch **ein** Grund für den erschwerten Zugang zur Homöopathie zu sehen ist. Die homöopathische Materia medica unterscheidet sich grundsätzlich von der Pharmakologie, indem sie uns die »Persönlichkeit« einer Arznei, eine am Menschen erfahrene Wirkungsresultante liefert und kein additives Resümee aufgrund substantieller Analysen abgibt. Nur so kann eine »Erkennungsmelodie« der Arznei entstehen. Das Spektrum organismischer Erfassung ist dabei sehr unterschiedlich und macht die Spezifität der Arznei aus. Den schon geschilderten Schichten der Ähnlichkeit gemäß begegnet uns hier ein ebenso gestaffelter Organbezug, wobei die Arzneien entsprechend unterschiedliche, d.h. organotrope, funktiotrope und personotrope Wirkungsradien haben. Wie erwähnt, bezeichnet man Arzneien mit einem Bezug zu allen Ebenen als » Polychreste«. Beim Studium der homöopathischen Materia medica fällt auf, daß nur sehr wenige Arzneien einen isolierten organotropen Bezug, d.h. einen begrenzten Wirkungsradius haben, vielmehr können die meisten fast alle Ebenen der Organismen beeinflussen, was die Erkennung ihres jeweiligen »Markenzeichens« ungemein erschwert. Dies erklärt aber auch die vielseitige Reagibilität menschlicher Organismen und obendrein die so selten berichteten therapeutischen Fehlschlüsse. Dennoch wird erst das endgültige therapeutische Ergebnis ausweisen, wie weit die Krankheit wirklich heilgemäß arzneilich erfaßt wurde. *Hahnemann* fordert eine stufenweise arzneiliche Abtragung, besonders chronischer Krankheiten, und nimmt damit wohl einen begrenzten Wirkungsradius der einzelnen Arznei, eine begrenzte Reagibilität des Kranken, vielleicht aber auch die begrenzte Kapazität eines jeden Therapeuten an. Wenn er fordert: »Macht's nach, aber macht's genau nach«, so liefert er mit dieser Aussage nur scheinbar das Rezept zur Vermeidung von Irrtümern, denen er selbst doch immer wieder unterlegen war. Jedem Arzt bleibt der dornenreiche Weg eigener Erfahrungen nicht erspart, bei denen er vor allem ein hohes Maß an Selbstkritik zur Vermeidung fehlerhafter subjektiver Perspektiven üben muß.

3.4 Das Individuum im Simile-Bezug

Die Beschränkung der meisten Therapeuten auf etwa siebzig Arzneimittel, die Häufung der Verordnungen aus diesem Pool bestimmter Arzneien sowie die wieder-

holte Verwendung immer wieder der gleichen Polychreste bei gleichen oder verschiedenen Kranken und Krankheitsbildern weisen allzu deutlich auf diese Notwendigkeit, die herrschende Realität und die Grenzen der so viel gerühmten und so streng geforderten individualisierten Ausrichtung einer Arzneiwahl. Die Begrenztheit der Individualität drückt sich also nicht nur in den bekannten konstitutionellen Gruppenmerkmalen, sondern auch in den Ergebnissen der Arzneimittelprüfungen aus, die den eindeutigen Hinweis auf zahlreiche vorausgegangene, gleiche Abläufe und Reaktionsweisen verschiedener Individuen liefern, auf die dann Bezug genommen wird. Anschaulichstes Beispiel hierfür ist die »Omnipotenz« und häufige Anwendung des Schwefels. Auch die sogenannten *bewährten Indikationen* oder Epidemiemittel angesichts des Ausbruchs bekannter Infektionskrankheiten, nach *Hahnemann* sogenannter *festständiger Krankheiten,* legen Zeugnis über Parallelitäten in der Ansprechbarkeit verschiedener Individuen ab.
Es bleibt also eine Selbsttäuschung und Verkennung der Realitäten, im jeweiligen homöotherapeutischen Akt ein einmaliges Geschehen zu sehen, vielmehr handelt es sich stets um einen relativ-individualisierten, reproduktiven Prozeß, um eine »Renaissance« eines schon hundert- oder gar tausendfach dagewesenen Vorganges. Der Erfolg eines homöotherapeutischen Aktes hängt also von der Verläßlichkeit der Arzneimittelprüfungsergebnisse und somit von den Inhalten der Arzneimittellehren und Repertorien ab, auf deren Unvollkommenheit ausführlich hingewiesen wurde.

3.5 Die homöopathische Diagnose

3.5.1 Schulgemäße Diagnostik

Jeder homöopathischen Behandlung hat eine schulgemäße Diagnostik vorauszugehen. Nach ihr richtet sich die Beurteilung hinsichtlich des Für und Wider einer Homöotherapie. In den meisten Fällen wird diese Entscheidung zu Gunsten der Homöopathie ausfallen können. Je länger eine allopathische Behandlung vorausgegangen ist desto ungünstiger sind die Voraussetzungen für eine erfolgreiche, vor allem bald wirksame Homöotherapie.

3.5.2 Homöopathische Anamnese und Arzneidiagnose

Der Diagnostik folgen die spezifischen homöopathischen Arbeitsgänge: homöopathische Anamnese und homöopathische Arzneidiagnose. Die homöopathische Anamnese unterscheidet sich von der üblichen Grundbefragung durch eine viel diffizilere Aufschlüsselung individueller Eigentümlichkeiten bis hin zu Paradoxien. Mit dem **Wo, Wann, Wie, Was** und **Wer** wird eine möglichst hohe Erfassung der Sonderlichkeiten des Einzelfalles angestrebt. Nicht nur auf die Quantitäten, sondern auch auf die Qualitäten der Krankheitserscheinungen wird dabei Wert gelegt. Auch zeitliche Aspekte werden enger berücksichtigt. Schließlich spielen im »Wer« die schon dargelegten konstitutionellen Hintergründe eine wesentliche Rolle *(vgl. Abb. 3, S. 61).*

Abb. 3

TOTALITÄT DER SYMPTOME

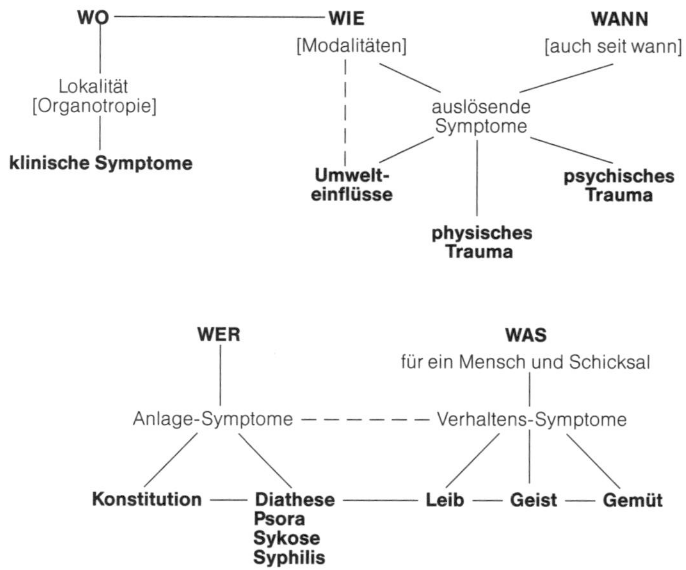

Arznei-Symptome: **Leit-Schlüssel-As-If-Paradox-Seitensymptome-Begleitsymptome**

	Symptome		Legende
Wo	Lokale – (Klinische)		grün
Wie Wann	**Ätiologie**	physisch	rot
		psychisch	blau
		Modalitäten	orange
Wer	Konstitution Diathese		braun
Was	Verhalten		gelb

Charakteristische Symptome	
1.	
2.	
3.	
4.	
5.	
6.	
7.	
8.	
9.	
10.	

Datum	Verordnung

Nur so können die Voraussetzungen geschaffen werden für die Suche nach dem ähnlichsten arzneilichen Ebenbild. Auf diesem Wege sorgt der Prozeß der Hierarchisierung, d.h. der Wertigkeitseinstufung des gesamten Symptomenbündels, für eine klare Unterscheidung der einzelnen Bereiche eines Krankheitsgeschehens:

- Auswirkung (somatisch, psychisch)
- Veranlassung (»Kausalität«, Umwelteinflüsse)
- Wahre Ursache (Konstitution, Person, Individuum)

Eine therapeutische Verfolgung nur des Auswirkungs-Bereiches ist vornehmlich bedrohlichen akuten Krankheitszuständen vorbehalten, sowohl auf organischem wie auch psychischem Sektor. In erster Linie ist hier an schwere körperliche Schmerzzustände zu denken, die sekundär somatopsychische Auswirkungen im Sinne eines Circulus vitiosus mit sich bringen können. Hier sind dann häufig homöotherapeutische Möglichkeiten beschränkt. Im psychischen Bereich entsprächen dieser Situation hochgradige panikartige Angstzustände.
Im übrigen ist die Einbeziehung veranlassender und personenspezifischer Hintergründe eine unabdingbare Voraussetzung für eine optimale Arzneidiagnose. Die Verkennung dieses fast ausnahmslosen Synergismus jeglichen Krankseins muß zu therapeutischen Mißerfolgen führen. Mit der Verordnung beispielsweise von Psychopharmaka bei psychosomatischen Erkrankungen erfolgt lediglich eine Blockierung der Psychodynamik, weshalb dieses Vorgehen immer nur eine Notfallmaßnahme bleiben darf. Mit einer chronischen Anwendung wird das Krankheitsgeschehen konserviert, wenn nicht gar dauerhaft verändert.
Eine rein organotrop ausgerichtete Homöotherapie psychosomatischer Krankheiten wird selten das Ziel einer dauerhaften Heilung erreichen, wenn sie auch zunächst, auch zur frühzeitigen Verhinderung sekundärer somatopsychischer Rückwirkungen, ihre Berechtigung haben kann.
Constantin Hering prägte eine später nach ihm benannte Regel, mit der er zum Ausdruck bringen wollte, daß Krankheiten stets nach außen abzuleiten seien. Ein während homöopathischer Behandlung auftretender Hautausschlag wäre in diesem Zusammenhang also ein günstiges Omen für den Heilungsverlauf. Im weiteren sollen nach *Hering* Krankheiten in der umgekehrten Reihenfolge ihres Auftretens therapeutisch angegangen werden. Seine letzte Forderung für eine nachhaltige Heilung krankhaften Geschehens gilt der Richtung von oben nach unten. Die **Heringsche Regel** kann als empirisches Muster aufgefaßt werden, ist aber noch einer gesicherteren wissenschaftlichen Durchdringung zuzuführen.

3.5.3 Erkennen der psychischen Struktur

Neben der homöopathischen Anamnese und der hierarchischen Zuordnung der Krankheitsdaten gilt es für eine gezielte Erfassung der Psychodynamik, die jeweilige Charakter- und Neurosenstruktur möglichst frühzeitig zu erkennen, und dies stets unter Bezug zu den Leitlinien *Sicherheit* und *Sinnhaftigkeit*. Nur so kann das psychosomatische Krankheitsgeschehen in seinem ganzen Ausmaß, besonders auch seiner Organwahl begriffen und gezielter Behandlung zugeführt werden,

wobei die Organwahl ein sehr individuelles, nicht immer erklärbares Geschehen bleiben wird.
Tabelle 2 dient diesem Ziel. Sie nimmt Bezug zu den auf *Seite 30* geschilderten vier neurotischen Strukturen sowie zum Repertorium von *Kent.* Dem Leser bleibt es überlassen, diese Tabellen zu modifizieren bzw. zu ergänzen. Die Symptomenanordnung in den einzelnen Strukturen entspricht den Seitenzahlen des Repertoriums. Die Zahl der Symptome wurde bewußt auf eine charakteristische, aber auch überschaubare Auswahl beschränkt, um einen repräsentativen Arzneibezug nicht zu gefährden.
Aus den in *Tabelle 2* aufgeführten Symptomen, den Formulierungen der verschiedenen Charaktereigenschaften, die in Selektion und Wortlaut auch einen Tribut an das Repertorium darstellen, ergeben sich zwangsläufig die Fragen zur Bestimmung der einzelnen Strukturen. Dabei sollte besonders der Bereich der Sexualität nie fehlen, da in ihr in besonders anschaulicher Weise *Geben* und *Nehmen* zum Ausdruck kommen und gezielte Rückschlüsse auf die dahinter stehende Struktur erlauben. Auch Trauminhalte sollten stets verwertet werden. Weiter sind Fragen nach der Stellung in Familie, Bekanntenkreis oder Betrieb zu stellen, etwa: »Was kritisieren oder schätzen andere an Ihnen immer wieder?« »Womit haben Sie immer wieder Erfolg, womit scheitern Sie häufig?« Wobei fühlen Sie sich am wohlsten, was fällt Ihnen leicht zu tun, womit haben Sie Schwierigkeiten?« »Was fehlt Ihnen am meisten zum Wohlbefinden, haben Sie Sehnsüchte?«

Tabelle 2 Neurotische Strukturen

Schizoide Struktur	**Depressive Struktur**
Abneigung gegen Annäherung	Angst, Gewissensangst
Abweisende Stimmung	Anklammern, an Personen oder Möbel
Angesprochenwerden, will nicht	Auffahren, zusammenfahren, ängstlich
Argwöhnisch	Demütigung, Beschwerden nach
Eigensinnig	Empfindlich, überempfindlich
Gesellschaft, Agneigung gegen	Furcht vor dem Alleinsein
Gesellschaft, Abneigung gegen Gesellschaft, besser durch Alleinsein	Gesellschaft, Verlangen nach Gesellschaft
Menschenfeindlichkeit	Gesellschaft, Verlangen nach Gesellschaft, verschlechtert durch Alleinsein
Reden, Abneigung gegen Reden, wünscht still zu sein, wortkarg	Liebe, Beschwerden durch unglückliche
Selbstvertrauen, Mangel an	Liebe, mit Eifersucht, stillem Kummer
Trösten, verschlechtert	Milde
Verdrießlich, schmollend	Mitfühlend
Verschwiegen, verschlossen	Reue
Zaghaft, zurückhaltend, reserviert	Selbstvertrauen, Mangel an
	Tadel, tadelt sich selber
	Trösten, bessert
	Unentschlossen
	Unzufrieden, mißvergnügt, unbefriedigt usw., mit sich selbst
	Verlassenes Gefühl
	Zaghaft, schüchtern

Tabelle 2 Fortsetzung

Zwangsneurotische Struktur	Hysterische Struktur
Argwöhnisch	Affektiert, geziert
Diktatorisch	Albernes Benehmen
Eigensinnig	Beklagt sich
Fremder, schlechter in Gegenwart Fremder	Beklagt sich, über vermeintliches Unrecht
Furcht, die Selbstbeherrschung zu verlieren	Eifersucht
Furcht, etwas zu unternehmen	Geschwätzigkeit
Gedanken, hartnäckig	Hysterie
Geiz	Kindisches Benehmen
Peinlich genau, in Kleinigkeiten	Launenhaft, kapriziös
Rechthaberisch	Moralisches Empfinden, Mangel an
Vorsichtig, ängstlich	Selbstsucht, Egoismus
Zaghaft	Selbstüberhebung, spricht immer von sich selbst
Zurückhaltend, reserviert	Simulation
	Stimmung beeinflußbar, veränderlich, unbeständig usw.
	Übertreibung, Extravaganz
	Unbeständig
	Unentschlossen
	Unentschlossen in Handlungen
	Verlangen nach der guten Meinung anderer
	Wahnideen, bildet sich ein, ausgelacht zu werden
	Wahnideen, daß sie beobachtet wird
	Wahnideen, glaubt, krank zu sein
	Widerspruch, verträgt keinen
	Zorn, Ärger, durch Widerspruch
	Allgemein: Widerspruchsvolle und einander abwechselnde Zustände

Hieraus können sich wertvolle Hinweise oder Ergänzungen zur Erkennung der Strukturen ergeben, wobei Mischbilder der Strukturen zu beachten sind. Am häufigsten kann man einem Mischbild aus depressiven und zwangsneurotischen Anteilen begegnen, jedoch sind alle Paarungen möglich. Es gilt, bei jedem Patienten herauszufinden, ob *Wollen* und *Vermögen* vorhanden oder gestört sind und in welchem Organbereich sich das möglicherweise niederschlägt.

Zusammenfassend können die Möglichkeiten einer Homöotherapie bei psychosomatischen Erkrankungen nur als Beglückung empfunden werden. In diesem Bereich drückt sich die Spezifität des homöopathischen Heilprinzips am sichtbarsten aus.

3.5.4 Arzneiliche Auswertung

Zur arzneilichen Auswertung *vgl. Tabelle 3a–d.* Zugrunde gelegt wurden Wertigkeitsgrad und Präsenz innerhalb der einzelnen Symptomengruppen, wobei nur die ersten fünfzehn Ränge berücksichtigt wurden.
Theoretisch könnten in den vier Gruppen 60 Arzneimittel vertreten sein. Durch die häufigere Präsenz einzelner Arzneien in den verschiedenen Gruppen ergaben sich jedoch nur 37 Mittel.

Tabelle 3a–d Arzneiliche Auswertung für neurotische Strukturen:

Arzneimittel innerhalb der 4 Symptomengruppen *(a)* und in alphabetischer Reihenfolge *(b)*. Ein Sechstel der Mittel ist in allen 4, ein weiteres Sechstel in 3 Symptomengruppen vertreten *(c und d)*. Mittel, die in zwei Gruppen vertreten sind, bilden ein drittes knappes Sechstel.

3a)

Schizoid	**Depressiv**	**Zwangsneurotisch**	**Hysterisch**
Sulf.	Puls.	Ars.	Ign.
Aur.	Ign.	Lyc.	Stram.
Lyc.	Lyc.	Caust.	Ars.
Nux-v.	Aur.	Puls.	Op.
Ign.	Nat-m.	Sep.	Lach., Lyc.
Nat-m.	Phos.	Cham.	Bar-c.
Ars.	Nux-v.	Mur-ac.	Hyos., Puls.
Hyos.	Merc.	Sulf.	Nux-v.
Bell., Phos.	Ars.	Arg-n., Nux-v.	Calc.
Con.	Hyos.	Stram.	Croc.
Calc.	Sulf.	Merc.	Anac., Tarant.
Plat.	Kali-c.	Bry., Chin., Graph.	Cocc., Sulf.
Hell., Sil.	Stram.	Aur., Hyos., Nit-ac.	Sil., Bell.
Carb-an.	Caust.	Ip.	Merc.
Nit-ac.	Calc., Nit-ac.	Ign.	Petr.

3b)

Ac.mur. (Mur-ac.)	Chin.	Nat-m.
Ac.nit. (Nit-ac.)	Cocc.	Nux-v.
Anac.	Con.	Op.
Arg.n.	Croc.	Petr.
Ars.	Graph.	Phos.
Aur.	Hell.	Puls.
Bar-c.	Hyos.	Sep.
Bell.	Ign.	Sil.
Bry.	Ip.	Stram.
Calc.	Kali-c.	Sulf.
Carb-an.	Lach.	Tarant.
Caust.	Lyc.	
Cham.	Merc.	

3c)	Ars. Hyos. Ign. Lyc. Nux-v. Sulf.
3d	Nit-ac. Aur. Calc. Merc. Sil. Stram.

Insgesamt ist die Hälfte aller Arzneien mehrfach vertreten. Dabei handelt es sich durchweg um Polychreste, also Arzneien mit einem breiten Wirkungsspektrum. Lediglich ihre Rangordnung differiert bei den einzelnen Strukturen. Ihren wahren Stellenwert werden sie jedoch erst im Rahmen der gesamten Symptomatik des einzelnen Kranken erhalten.

In diesem Ergebnis tritt neben dem relativ großen Aktionsradius der Polychreste die Unflexibilität bzw. Beschränktheit einer Arzneiwahl über das Repertorium für die in der Homöopathie angestrebte Individualisierung zutage. So resultiert wieder einmal die Erkenntnis, daß die Beherrschung der homöopathischen Materia medica eine Conditio sine qua non ist.

Dennoch sollten wir diesen vorläufigen Entwurf nicht zu negativ beurteilen. Für die homöotherapeutische Bearbeitung der folgenden psychosomatischen Krankheitsbilder ist er sicherlich nicht wertlos. Die sich in den einzelnen Strukturgruppen ergebenden Arzneien beinhalten sowohl Gemüts- als auch Geist-Symptome. Eine genauere Unterscheidung beider ist immer notwendig, zumal sie häufig in der Homöopathie in einen Topf geworfen werden. Gemütssymptome als Repräsentanten der Seele zeigen sich eher als Eigenschaften, Geistsymptome eher in Handlungsvollzügen, wobei eine strenge Unterscheidung nicht immer möglich ist. Bei aller Differenzierung sollte stets ihr Bezug zu den beiden zentralen Leitebenen menschlicher Existenz, der Sicherheit und der Sinnhaftigkeit, berücksichtigt werden.

Die direkten Kontrahenten der schizoiden zur depressiven und der zwangsneurotischen zur hysterischen Struktur **müssen** im Zuge möglicher psychodynamischer Ambivalenzen bzw. häufiger Bipolarität homöopathischer Arzneiwirkungen so manche gleiche Arznei hervorbringen, deren genauere Differenzierung erst im Kontext **aller** Symptome erfolgen kann. Nicht zuletzt die Organwahl selbst wird bei der homöotherapeutischen Bearbeitung der psychosomatischen Krankheiten dazu verhelfen, symbolisiert sie doch stellvertretend die nicht verarbeitete Psychodynamik bzw. die nicht erreichte Souveränität.

3.5.5 Fragebogen

Vor der differenzierten Betrachtung der psychosomatischen Krankheiten soll zur Vervollständigung des bisher Gesagten das Muster des Fragebogens dargestellt werden, wie wir es zur Vorbereitung der Begegnung zwischen Arzt und Patient verwenden. Somatische und psychische Fragestellungen sind hier in einer überschaubaren Form zusammengefaßt. Darüber hinaus sollte jeder Therapeut von seinen Patienten stets einen ausführlichen Lebenslauf fordern, in dem die biographischen Daten der »Höhen« und »Tiefen« seines Lebens niederzulegen sind. In dieser Totalität der Datenerhebungen kann dann ohne Schwierigkeiten die Zuordnung zu den einzelnen charakterlichen Eigenschaften bzw. Neurosenstrukturen und damit eine gute Unterscheidung zwischen Geistes- und Gemütssymptomen unternommen werden.

Termin: ____________________

Vor- u. Zuname: : ____________________

Geburtsdatum: : ____________________

Alter: : ____________________

Geschlecht: : ☐ männlich
: ☐ weiblich

Adresse: ____________________ Tel.: ____________________

Ärztliche Fragen vor der Untersuchung

Alle Angaben unterliegen der ärztlichen Schweigepflicht!
Bitte schreiben Sie alle Textangaben in DRUCKSCHRIFT!

Mit welchen Beschwerden kommen Sie zu uns? ____________________

Seit wann bestehen diese Beschwerden? ____________________

Welche Gründe oder Ursachen vermuten Sie dafür? ____________________

Welche Ärzte haben Sie wegen Ihrer oben genannten Beschwerden schon aufgesucht?

Allgemeinarzt	☐	Wann?	____________
Internist	☐	Wann?	____________
Hautarzt	☐	Wann?	____________
sonstiger Arzt	☐	Wann?	____________

Welche Medikamente haben Sie gegen Ihre Beschwerden schon eingenommen? WIE LANGE? ____________________

Welche Salben haben Sie schon gegen Ihre Beschwerden angewendet? WIE LANGE? ____________________

Gibt es eine Jahreszeit zu der sich Ihre Beschwerden verschlechtern? WELCHE? ____________________

Gibt es eine Jahreszeit zu der sich ihre Beschwerden bessern? WELCHE? ____________________

Hatten Sie schon einen Kuraufenthalt aufgrund Ihrer Beschwerden? Wenn ja, WO, WANN und WIE LANGE? ____________________

Halten Sie eine bestimmte Diät ein? Wenn ja, WELCHE und SEIT WANN? ____________________

Was unternehmen/unternahmen Sie sonst noch gegen Ihre Beschwerden? ____________________

Beantworten Sie bitte die folgenden Fragen durch Ankreuzen der mit »Nein« oder »Ja« bezeichneten Kästchen. Bei »Ja«-Antwort vermerken Sie bitte in der entsprechenden Zeile, seit wann die Beschwerden bestehen.

HABEN SIE ZUR ZEIT:		Nein	Ja	
Kopf- oder Gesichtsschmerzen	1	☐	☐	
Nackenschmerzen	2	☐	☐	
Sehstörungen/Doppelbilder	3	☐	☐	
Hörstörungen, Ohrensausen	4	☐	☐	
Riech- oder Geschmacksstörungen	5	☐	☐	
Schwindelgefühl	6	☐	☐	
starken Haarausfall	7	☐	☐	
Zungenbrennen	8	☐	☐	
Nasenbluten	9	☐	☐	
Heuschnupfen	10	☐	☐	
eine Erkältung	11	☐	☐	
Schluckstörungen	12	☐	☐	
Halsschmerzen	13	☐	☐	
Husten	14	☐	☐	
Auswurf	15	☐	☐	Welche Farbe?
Atemnot	16	☐	☐	
Atemnot bei körperlicher Anstrengung	17	☐	☐	
Atemnot in Ruhe	18	☐	☐	
Atemnot anfallsweise	19	☐	☐	
allergisches Asthma	20	☐	☐	
Brustschmerzen	21	☐	☐	
Brustschmerzen bei körperlicher Anstrengung	22	☐	☐	
Brustschmerzen bei Aufregung	23	☐	☐	
Brustschmerzen in Ruhe	24	☐	☐	
Brustschmerzen bei tiefem Einatmen	25	☐	☐	
plötzliches Herzrasen	26	☐	☐	
Herzstolpern	27	☐	☐	
Appetitlosigkeit	28	☐	☐	
Gewichtsabnahme	29	☐	☐	
Gewichtszunahme	30	☐	☐	
Unverträglichkeit von Speisen	31	☐	☐	
Völlegefühl	32	☐	☐	
Übelkeit	33	☐	☐	
Erbrechen	34	☐	☐	
Leibschmerzen	35	☐	☐	
Durchfall	36	☐	☐	
Verstopfung	37	☐	☐	
auffallende Farbänderung des Stuhls	38	☐	☐	Welche?
auffallende Stuhlbeimengungen	39	☐	☐	Welche?
Schmerzen beim Wasserlassen	40	☐	☐	
häufiger Drang zum Wasserlassen	41	☐	☐	
Entleerungsschwierigkeiten der Blase	42	☐	☐	
nächtliches Wasserlassen	43	☐	☐	
ungewolltes Wasserlassen	44	☐	☐	

HABEN SIE ZUR ZEIT:		Nein	Ja	
Rückenschmerzen	45	☐	☐	
Ischiasschmerzen	46	☐	☐	
Schmerzen in den Gelenken	47	☐	☐	
Wadenschmerzen beim Gehen	48	☐	☐	
kalte Füße, kalte Hände	49	☐	☐	
Schwellungen (Gesicht, Arme, Beine)	50	☐	☐	
Kribbeln, Ameisenlaufen, Taubheitsgefühl (in Armen, Beinen oder im Gesicht)	51	☐	☐	
Venenentzündungen	52	☐	☐	
häufig blaue Flecke	53	☐	☐	
langes Bluten nach Verletzungen	54	☐	☐	
Blässe	55	☐	☐	
Gelbsucht	56	☐	☐	
Hautausschlag	57	☐	☐	
Überempfindlichkeit der Haut gebenüber bestimmten Stoffen (z.B. Wolle, Seife u.s.w.)	58	☐	☐	
Allergie (z.B. Pollen, Medikamente u.s.w.)	88	☐	☐	
Wogegen?				
Drüsenschwellung	59	☐	☐	
Knoten oder Geschwülste	60	☐	☐	
Einschlafstörungen	61	☐	☐	
Erwachen in der Nacht	62	☐	☐	wann?
leichte Erschöpfbarkeit	63	☐	☐	
Konzentrations- u. Gedächtnisstörungen	64	☐	☐	
häufige Traurigkeit	65	☐	☐	
vermehrte Reizbarkeit	66	☐	☐	
Sprechstörungen	67	☐	☐	
Anfälle von Bewußtseinsverlust	68	☐	☐	
Lähmungserscheinungen	69	☐	☐	
vermehrtes Schwitzen	70	☐	☐	
Abneigung gegen Wärme	71	☐	☐	
Verlangen nach Wärme	72	☐	☐	
verschlechtert Wärme Ihre Beschwerden?	73	☐	☐	
verbessert Wärme Ihre Beschwerden?	74	☐	☐	
vertragen Sie Sonnenlicht?	75	☐	☐	
Frieren Sie oft oder viel?	76	☐	☐	
Abneigung gegen Kälte	77	☐	☐	
Verlangen nach Kälte	78	☐	☐	
verschlechtert Kälte Ihre Beschwerden?	79	☐	☐	
verbessert Kälte Ihre Beschwerden?	80	☐	☐	
haben Sie Fieber?	81	☐	☐	
Schüttelfrost	82	☐	☐	
vermehrter Durst	83	☐	☐	

Genußmittel (bitte genau angeben) Nein Ja

1. Alkoholische Getränke (z.B. Bier, Wein) ______ 84 ☐ ☐ ______
   Was und wieviel trinken Sie pro Tag? ______
   ______
2. Rauchen (z.B. Zigaretten, Pfeife) ______ 85 ☐ ☐ ______
   Was und wieviel rauchen Sie pro Tag? ______
   ______
3. Andere Genußmittel (z.B. Kaffee, Tee) ______ 86 ☐ ☐ ______
   Was und wieviel pro Tag? ______
   ______

Nahrungsmittel und Getränke

Bitte kreuzen Sie im entsprechenden Kästchen an, ob Sie ein ausgeprägtes Verlangen oder erhebliche Abneigung dem Genannten gegenüber verspüren, oder ob sogar eine Unverträglichkeit vorliegt.

	VERLANGEN	ABNEIGUNG	UNVERTRÄGLICHKEIT		VERLANGEN	ABNEIGUNG	UNVER.
Bier ______	☐	☐	☐	Fisch ______	☐	☐	☐
Wein ______	☐	☐	☐	Karotten ______	☐	☐	☐
Branntwein ______	☐	☐	☐	Kartoffeln ______	☐	☐	☐
Milch ______	☐	☐	☐	Kohl ______	☐	☐	☐
Kaffee ______	☐	☐	☐	Hülsenfrüchte ______	☐	☐	☐
Tee ______	☐	☐	☐	Salat ______	☐	☐	☐
Brot ______	☐	☐	☐	Gemüse ______	☐	☐	☐
Butter ______	☐	☐	☐	Zwiebeln ______	☐	☐	☐
Süßigkeiten ______	☐	☐	☐	Obst ______	☐	☐	☐
Kuchen ______	☐	☐	☐	rohe Speisen ______	☐	☐	☐
Eis ______	☐	☐	☐	Salziges ______	☐	☐	☐
Eier ______	☐	☐	☐	Saures ______	☐	☐	☐
Käse ______	☐	☐	☐	Scharfes ______	☐	☐	☐
Fette Speisen ______	☐	☐	☐	Kalte Getränke ______	☐	☐	☐
Fleisch ______	☐	☐	☐	Warme Getränke ______	☐	☐	☐
Sonstiges ______	☐	☐	☐	Was? ______			

______

Medikamente
(bitte genau in DRUCKSCHRIFT angeben) Nein Ja

Nehmen Sie regelmäßig Medikamente ein? ______ 87 ☐ ☐ ______

Welche?
1. ______ Wieviel pro Tag? ______ Seit wann? ______
2. ______ Wieviel pro Tag? ______ Seit wann? ______
3. ______ Wieviel pro Tag? ______ Seit wann? ______
4. ______ Wieviel pro Tag? ______ Seit wann? ______

ÄRZTLICHE FRAGEN FÜR FRAUEN (Zutreffendes bitte ankreuzen)

Erste Monatsblutung mit ______ Jahren ______
Letzte Monatsblutung am ______ (Datum) ______

	Nr.	Nein	Ja	
Regelstörungen ______	89	☐	☐	______
Hatten Sie Geburten? ______	90	☐	☐	______
Wieviele und in welchem Jahr? ______				______
Hatten Sie Fehlgeburten, Totgeburten? ______	91	☐	☐	______
Wann? ______				______
Nehmen Sie z.Zt. die Antibabypille? ______	92	☐	☐	______
Haben Sie Ausfluß? ______	93	☐	☐	______
Farbe des Ausflusses ______				______

FRÜHERE ERKRANKUNGEN

Haben Sie früher einmal eine der folgenden Krankheiten gehabt?

	Nr.	Nein	Ja	Wann?
Komplikationen bei der eigenen Geburt ______	94	☐	☐	______
Masern ______	95	☐	☐	______
Scharlach ______	96	☐	☐	______
Diphtherie ______	97	☐	☐	______
Mumps ______	98	☐	☐	______
Keuchhusten ______	99	☐	☐	______
Röteln ______	100	☐	☐	______
Windpocken ______	101	☐	☐	______
Milchschorf ______	102	☐	☐	______
Mandelentzündung ______	103	☐	☐	______
Mandeloperation ______	104	☐	☐	______
Gelbsucht (Hepatitis) ______	105	☐	☐	______
Hirnhautentzündung ______	106	☐	☐	______
Kinderlähmung ______	107	☐	☐	______
Geschlechtskrankheit ______	108	☐	☐	______
Tuberkulose ______	109	☐	☐	______
andere ansteckende Krankheiten ______	110	☐	☐	______
Gelenkkrankheiten ______	111	☐	☐	______
Nieren- und Blasenkrankheiten ______	112	☐	☐	______
Herzerkrankungen ______	113	☐	☐	______
Bluthochdruck festgestellt ______	114	☐	☐	______
Lungenerkrankungen ______	115	☐	☐	______
Magenerkrankungen ______	116	☐	☐	______
Lebererkrankungen ______	117	☐	☐	______
Gallenblasenerkrankungen ______	118	☐	☐	______
Bauchspeicheldrüsenerkrankungen ______	119	☐	☐	______
Darmerkrankungen ______	120	☐	☐	______
Zuckerkrankheit (Diabetes) ______	121	☐	☐	______
Schilddrüsenerkrankungen ______	122	☐	☐	______
Hormonstörungen ______	123	☐	☐	______
Augenleiden ______	124	☐	☐	______
Ohrenleiden ______	125	☐	☐	______
Lähmungserscheinungen ______	126	☐	☐	______

Anfälle von Bewußtlosigkeit	127	☐	☐	______
Nervenentzündungen	128	☐	☐	______
Gemütsleiden, Nervenzusammenbruch	129	☐	☐	______
Frauenleiden	130	☐	☐	______
Hauterkrankungen	131	☐	☐	______
allergisches Asthma	132	☐	☐	______
Allergien (z.B. gegen Pollen, Staub)	133	☐	☐	______
Bestrahlungen	134	☐	☐	______
Unfallverletzungen	135	☐	☐	______
Gehirnerschütterung, Schädelbruch	136	☐	☐	______
Operationen	137	☐	☐	1. ______
				2. ______
				3. ______

Beruf/Schule

Befinden Sie sich noch in der Ausbildung? (Welche?) ______

Welche(n) Beruf(e) haben Sie erlernt? ______

Welche Tätigkeit üben Sie zur Zeit aus? ______

Familienvorgeschichte

(Eltern, Großeltern, Geschwister der Eltern, eigene Geschwister, eigene Kinder, NICHT SIE SELBST)

Hat oder hatte jemand in Ihrer Familie eine der folgenen Krankheiten:

		Nein	Ja	WER?
Zuckerkrankheit (Diabetes)	138	☐	☐	______
hoher Blutdruck	139	☐	☐	______
Herzinfarkt	140	☐	☐	______
Schlaganfall	141	☐	☐	______
Gicht	142	☐	☐	______
Magen- oder Zwölffingerdarmgeschwür	143	☐	☐	______
Gallensteine	144	☐	☐	______
Asthma	145	☐	☐	______
Krebs	146	☐	☐	______
Nerven- und Muskelerkrankungen	147	☐	☐	______
Geistes- und Gemütserkrankungen	148	☐	☐	______
Fettleibigkeit	149	☐	☐	______
Mißbildungen	150	☐	☐	______
Krampfanfälle	151	☐	☐	______
Migräne	152	☐	☐	______
Allergien (z.B. gegen Medikamente)	153	☐	☐	______
Milchschorf	154	☐	☐	______
Neurodermitis	155	☐	☐	______
andere Hauterkrankungen	156	☐	☐	______

Ist Ihr Sexualleben (einschließlich Homo-, Bisexualität oder Masturbation) harmonisch oder durch irgendwelche Umstände gestört? (Bitte ausführlich).

Ergänzende Angaben

Wie empfinden Sie Ihre Beschwerden?
(z.B. brennend, drückend, pulsierend, schneidend, stechend?) ______

Was ist das Schlimmste?
Schildern Sie bitte plastisch: »Etwa wie wenn ...« ______

An welchem Ort? ______
Wohin ausstrahlend? ______
Um welche Tages- oder Nachtzeit beginnend, besonders stark oder aufhörend? ______

Wodurch werden die Beschwerden schlimmer?
(Bewegung – Ruhe – Druck – Entlastung – Hitze – Kälte – im Bett – im Freien – im Liegen – im Schlaf – Wetter – Licht – Dunkelheit – vor, während, nach dem Essen oder Entleerung?)
Wodurch werden die Beschwerden gelindert? ______

Können Sie gut allein sein – oder sind Sie mehr angewiesen auf Geselligkeit?

Um welche Tageszeit fühlen Sie sich am besten? ______

Durch was wird die Qualität Ihres Tages bestimmt? ______

Können Sie noch erleichternd weinen? ______

Wenn ja – und es nimmt Sie jemand in die Arme – mögen Sie das – oder ist Ihnen das unangenehm?

Haben Sie Angst oder Furcht (z.B. nachts bei Gewitter – an hochgelegenen Orten – »Lampenfieber« – oder anders?)

Haben Sie eine geheime Angst, die Sie aber lieber nur vertraulich sagen würden?

Haben Sie gelegentlich wiederkehrende Träume? ______

Was kritisieren andere an Ihnen immer wieder? ______

Was schätzen andere an Ihnen immer wieder? ______

Womit haben Sie immer wieder Erfolg? ______

Welches sind Ihre Hobbys? ______

Was lieben Sie, wohin fühlen Sie sich hingezogen? ______

Was ist das Ziel Ihres Lebens? ______________________________

Was sind Sie für ein Mensch? Stellen Sie sich selbst zusammen:

Mehr: Passiv – zögernd – weichherzig – nachgiebig – still – zurückhaltend – nachdenklich – gründlich – sensibel – melancholisch – instabil – abergläubisch

Mehr: Aktiv – unternehmend – wagemutig – mißtrauisch – erregbar – unbeständig – phantasievoll – launisch – neugierig – ehrgeizig

Mehr: Überschießend – ungeordnet – nachtragend – haßfähig – verzweifelnd – leidenschaftlich – aggressiv – geizig – eifersüchtig

Welcher Tag war der schönste bzw. welche Zeit und welche die schrecklichste?

Haben Sie Sehnsüchte oder ein Gefühl von Heimweh in sich?

Was fehlt Ihnen am meisten zum Wohlbefinden?

Halten Sie sich für einen zufriedenen und glücklichen Menschen?

Wobei fühlen Sie sich am wohlsten? ______________________________

Was fällt Ihnen leicht zu tun? ______________________________

Womit haben Sie Schwierigkeiten? ______________________________

4 Psychosomatische Krankheitsdefinition und ihr homöopathisches Echo

4.1 Begriffsdefinition in der Medizin

Streng genommen ist jede Krankheit ein psychosomatisches Geschehen, auch wenn uns diese Sicht völlig verlorengegangen ist. Krankheiten haben immer einen Sinn, vornehmlich den der Abwehr von Gefahr. Daran beteiligen sich Geist, Seele und Körper. Bei den meisten körperlichen Krankheiten wird uns diese »Dreifaltigkeit« jedoch gar nicht bewußt, da unser Augenmerk meist nur dem somatischen Geschehen gilt, wo physiologische und biochemische Prozesse sowie vegetative Automatismen ohne unser »direktes Zutun« diese Abwehr übernehmen.

Der somatische Anteil ist eine Äußerung, eine Verlagerung der Störung der Lebenskraft – *Hahnemann* sprach von »Verstimmung« – in einen den Sinnen zugänglichen Bereich mit dem Ziel der Entledigung krankhaften Potentials. Der Körper dient also als entlastendes Medium, und das Leiden erhält damit auch einen »Offenbarungscharakter«, eine appellative bzw. »soziale« Note durch die Einbeziehung der Umwelt, die darauf mit Hilfe oder auch mit Ablehnung reagieren kann.

Sobald tatsächliche Gefahr oder nur empfundene Bedrohung für Leib und Leben das Bewußtsein erreicht, tritt Angst mit eigener Dynamik hinzu und beeinflußt das Leiden in neuer Dimension.

Krankheit kann »Produkt« menschlichen Versagens oder schicksalhaft vorgegebene Form einer Gesundheitserhaltung sein; schließlich kann sie auch den Abgang von der irdischen Bühne einleiten. Man stirbt immer über die materielle Hülle, freilich hier und da auch ohne nachweisbare Krankheit.

Diese Gewißheit verdrängt der Mensch wohl aus seinem Bewußtsein: Sein Handeln in allen Lebensbereichen ist immer wieder geprägt vom Charakter existentieller Endlosigkeit, die es abzusichern gilt. Dabei scheint nur der Erhalt der materiellen Ebene im Blickfeld zu stehen. Auch die Medizin hat sich demgemäß fortschreitend »somatisiert«. So verwundert es nicht, daß auch ihr Krankheitsverständnis sich vornehmlich in dieser Dimension verfangen hat. Der Bereich der Auswirkung genießt Priorität und wird zum Maßstab jeglichen therapeutischen Handelns. Aber nur die Einbeziehung der seelischen, vor allem aber der geistigen Ebene und damit auch einer schöpfungsgemäßeren Ausrichtung menschlichen Existenzverständnisses vermag dem Sinn und der Aufarbeitung jeglichen Krank-Seins gerecht zu werden und damit auch eine immer fortschreitendere Somatisierung zu verhindern.

Zu fordern ist eine **mit-sinnige** Therapie, mit der die Erhaltung und Unterstützung der schöpferischen Vorgaben garantiert wird. Sobald die »Materialisierung« in Form degenerativer oder gar destruktiver Vorgänge die Oberhand gewonnen hat, wird biodynamisches Geschehen an Boden verlieren und damit auch mitsinnige Einflußnahme. Die Ratio wird dann substituierend das Erbe der Heilkunst antreten müssen. Für alle angeborenen Defekte, die *Hahnemann* »miasmatisch« nannte, gilt diese Situation schon als primäre Vorgabe, und der hohe Stand der Gentechnik sowie der prothetischen Medizin verdienen hier Anerkennung und Dankbarkeit.

Aus den Erfolgen ihres gegensinnigen Prinzips darf jedoch keine Omnipotenz abgeleitet und die Differenzierung zwischen zwei Heilprinzipien mit ihren eigenen Indikationsbereichen aufgegeben werden.
Unter »psychosomatischen Krankheiten« versteht die Medizin leider nicht die allumfassende Gültigkeit der Präsenz aller drei Seinsebenen bei jedem Krankheitsgeschehen, sondern sie hat diesen Begriff immer noch reserviert für Krankheiten mit gesicherten psychoanalytischen Zusammenhängen, deren Genese angeborene und erworbene Anteile umfaßt. Erstere beziehen sich auf genetisch übertragene psychische bzw. charakterliche Eigenheiten. Die moderne Forschung beschäftigt sich unter anderem mit chromosomal-geprägten Aberrationen und immunologischen, z.B. autoaggressiven Entgleisungen und versucht, so Licht in übertragenes Erbgut zu bringen. Meist handelt es sich dabei um chronische Leiden, für die heute von Laien ins Leben gerufene Selbsthilfegruppen existieren, die somit eine Art Indikator für eine gewisse therapeutische Hilflosigkeit der Medizin abgeben. Insofern erstaunen die homöopathischen Heilerfolge bei so mancher dieser Krankheiten, setzen sie doch die Fähigkeit voraus, mittels des Simileprinzips auch genetische Fixierungen modifizieren zu können. Die Inanspruchnahme einer Homöotherapie geschieht in vielen Fällen jedoch erst nach einer langen Periode allopathischer, hier vornehmlich immunsuppressiver Einflußnahme, so daß die Voraussetzungen für eine reizdynamische Regulationsbehandlung häufig stark eingeschränkt sind. Die beschriebenen Heilerfolge bedürfen dann einer kritischen und längeren katamnestischen Überwachung.
Die erworbenen Anteile sind jedoch an der Entwicklung psychosomatischer Erkrankungen zumindest ebenbürtig, eher aber vorherrschend beteiligt und werden dann von den psychischen bzw. neurotischen Strukturen geprägt.

4.2 Psychosomatische Disposition und ihre Äußerungen

Für die unterschiedliche Organwahl bei den psychosomatischen Erkrankungen gibt es nicht immer eine befriedigende Erklärung. Möglicherweise sind jedoch verschiedenartige Nuancierungen der pathogenen Einflüsse, ihr Intensitätsgrad und Dauer, die seelische Ausgangslage und schließlich der Toleranzgrad der Betroffenen dafür ausschlaggebend. Es fällt auf, daß die depressive und die zwangsneurotische Struktur am häufigsten repräsentiert sind, obwohl selbstverständlich alle Strukturen beteiligt sein können. Die nicht seltenen Mischbilder zwingen zu einer Herausarbeitung des vorherrschenden Bildes.
Die allgemeine Zuordnung affektstarker seelischer Erlebnisse zu Organfunktionen als Ausdruck »biologischer Naturkonstanten« existiert in Form einer Zuordnung spezieller Impulse zu bestimmten Organsystemen. Solche Zusammenhänge in Verbindung mit individuellen Vorerlebnissen lerntheoretischen, reflexhaften Charakters können den häufigen Bezug eines Gefühls der Beklemmung zu den Organen Herz und Lunge, von Ärger zur Galle, von Geiz zum Darm, von Habsucht zum Magen und schließlich von Sexualität zu den Geschlechtsorganen erklären. Eine chronische funktionelle Organsymptomatik signalisiert jedenfalls, daß hier eine somatische Form der »Verteidigung« gegen die Macht der Impulse anstelle einer an

sich geforderten psychischen Erledigung gewählt wurde. Die Organsymptomatik stellt so häufig ein Konversionsgeschehen dar.
Aufgabe des Arztes ist es, mittels einer an psychoanalytischen Erkenntnissen orientierten Technik, die allerdings beherrscht werden muß, die Fährte aufzunehmen, denn nur dann werden seine diagnostischen Ergebnisse, vor allem aber seine therapeutischen Bemühungen erfolgreich sein. Nur der homöopathische Arzt hat die Chance, mittels einer adäquaten Pharmakodynamik der Störung begegnen zu können. Er muß sich jedoch dabei stets bewußt sein, daß die angebotene Symptomatik des Patienten oft die Kehrseite der wirklichen Problematik darstellen kann, so daß ihre direkte Verwertung für eine Arzneiwahl nicht zum Ziele führen würde. Erst die psychoanalytische Aufschlüsselung vermag zur Aufdeckung der wahren, die Symptomatik steuernden Hintergründe und damit zur richtigen Arzneiwahl zu führen.
Vor Entwicklung eines psychosomatischen Leidens sind nicht selten schon neurotoid gesteuerte Fehlleistungen zu beobachten. so vermehrtes Nägelkauen, häufiges Erröten, »Gänsehaut«, Sträuben der Haare, periodisches Weinen und schließlich sogar die Entwicklung von »Tics«. In diesen Zeichen können Signale als »Mahnung« an die Umwelt zur »Vor-Sicht« erblickt werden. Erst der Fortbestand einer psychischen Dynamik führt dann zu tiefergehenden internen Leiden.
Akute Stadien psychosomatischer Erkrankungen können als aktuelle Entgleisungen aufgrund überwiegend von außen hereinbrechender Einflüsse aufgefaßt werden, chronische Entwicklungen beruhen auf dauerhaften inneren Fehlleistungen des Organismus mit Adäquanz geistiger, seelischer und körperlicher Vorgänge.

4.3 Psychosomatik als Spezifität für »immaterielle« Einflußnahme

Wie schon betont, beziehen sich die folgenden therapeutischen Ausführungen ausschließlich auf die Homöotherapie. Übliches allopathisches Vorgehen, psychotherapeutische Techniken oder Hinweise für eine allgemeine Lebensführung, Pflegemaßnahmen, Diätetik, physikalische Anwendungen werden nicht erwähnt. Vieles davon hat seinen gesicherten und notwendigen Platz in der Therapie. Der Leser soll allein den hohen Grad der Spezifität homöotherapeutischer Möglichkeiten als Reiz- und Regulationstherapie für alle drei Ebenen menschlichen Krank-Seins erfahren. Die Grundregeln dafür birgt das »Organon«, hier jedoch erweitert um eine Dimension, die *Hahnemann* noch nicht zur Verfügung stand. Sie führt in logischer Konsequenz zu einer höheren Zielsicherheit des Similebezuges und vermag das schon von *Hahnemann* so verurteilte Spekulative zu eliminieren, das heute auf dem Gebiet der Geistes- und Gemütssymptome starke Blüten treibt.
Wenn wir uns vergegenwärtigen, zu welch hohem Grad rein mentaler Einflußnahme auf körperliches Geschehen der Mensch fähig ist, ersichtlich an Trance, Meditation oder auch autogenem Training, so verwundert es nicht, daß »a-substantielle« homöopathische Hochpotenzen dieser Wirkungsebene zugeordnet werden. Mit dieser Hypothek muß die Homöopathie solange leben, wie die Medizin längst bekannte unterschiedliche Äußerungen gleicher Kräfte ignoriert. Die Einflußnahme homöopathischer Hochpotenzen im Arzneiversuch am gesunden Menschen führt in eine noch nicht erforschte, erweiterte Dimension auch therapeuti-

scher Möglichkeiten, die sich gerade in der Erfassung seelischer, vor allem aber auch geistiger Vorgänge zeigt. Der homöopathische Arzneireiz wird hier zum Vermittler einer »Erkenntnis«, ja einer »Einsicht« in den »Sinn« oder die »Idee« der Krankheit, und führt so zur Harmonisierung aller drei Seinsebenen, zu einem veränderten »In-der-Welt-Sein« und daraus entstehenden neuen Verhaltensweisen, wozu im Krankheitsprozeß der Geist als »Garant« der Lebenskraft alleine nicht fähig war. Hier ist die Berührungsebene mentaler und homöotherapeutischer Kräfte zu suchen und die Homöopathie vom Joch des Vorwurfs rein psychogenen Geschehens zu befreien. Die Simile-Regel gehorcht also sowohl »Gesetzen« der Materie als auch solchen »immateriellen« Geschehens.

4.4 Homöotherapeutische Prinzipien

Für das therapeutische Vorgehen im einzelnen kann zunächst die *Auswirkung,* das organische Geschehen, stehen. Oft ist dieses Vorgehen sogar notwendig, um somatopsychische Komplizierungen oder Verstärkungen des Leidens zu verhindern. Es ist durchaus möglich, daß eine Arznei mit einer reinen Organaffinität Beschwerdefreiheit zu bringen vermag (organotrope Behandlung). Dann sollte man abwarten, ob diese Wirkung von Dauer oder nur eine Episode ist. Hier sei der Vergleich einer »zudeckenden« Therapie bei der Psychotherapie erlaubt.
Sicherlich wird die Einbeziehung von Organbezug **und** Persönlichkeitsstruktur dem Krankheitsgeschehen gerechter und ist therapeutisch effektiver. Ideal wäre es, wenn dieses Ziel mit der ersten Arzneiwahl erreicht werden könnte, was nicht ausgeschlossen ist. Je länger ein Krankheitsgeschehen jedoch bestanden hat oder allopathischer Einflußnahme ausgesetzt war und je mehr genetische Fixierungen daran beteiligt sind desto unwahrscheinlicher ist ein derartiger Erfolg. Meist werden weitere Arzneien folgen müssen, deren Wahl sich nach dem jeweils neu entstandenen Bild des Krankheitsgeschehens zu richten hat. Diese neuen Bilder gilt es bei weiteren Konsultationen zu erkennen. Hier werden die meisten Fehler begangen. Durch starre Orientierung z.B. an der »Heringschen Regel« kann es zu subjektiven Fehleinschätzungen kommen, und das Bild wird dann labyrinthär. Eine systematische Aufarbeitung anhand der dahinter stehenden neurotischen Struktur kann jedoch davor bewahren.
Wie schon festgestellt wurde, stellt jede Somatisierung eine Äußerung, also eine Verlagerung des Krankheitsgeschehens nach außen dar. Diese Äußerung darf jedoch nicht zu mechanistisch aufgefaßt werden. Im Sinne der Psychosomatik kann die Umwandlung eines Hautausschlages in ein Asthma bronchiale nicht unbedingt als ein Unterdrückungsprozeß nach innen gesehen werden, da das Bronchialsystem auch eine Kommunikation mit der Außenwelt aufweist. Haut **und** Schleimhaut stellen eine Oberfläche dar. Sie können beide Ausdruck gleichen psychodynamischen Geschehens sein, das im weitesten Sinne mit Kontakt zur Umwelt zu tun hat, und unterscheiden sich lediglich hinsichtlich der Dramatik beträchtlich. Der Hautausschlag ist deshalb nur unter diesem Aspekt wesentlich günstiger zu beurteilen.
Hahnemanns Anweisungen für die zweite Konsultation drücken leider die schon beklagte labyrinthische Fülle, zwanghafte Pedanterie und letztlich das aus, was er

selbst als Vermutungskunst so verabscheute. Bis in die Gegenwart hat er damit für viel Zündstoff in den Hörsälen des homöopathischen Nachwuchses gesorgt, wo man sich in Spitzfindigkeiten bei der Interpretation der Arzneiwirkung und dem daraus zu ziehenden weiteren Vorgehen zu überbieten sucht. An die Stelle solcher subjektiven Spekulationen hat aber gerade bei der Behandlung psychosomatischer Erkrankungen die Sicherung objektiver Tatbestände anhand stets vorhandener psychosomatischer Korrelationen zu treten, um die Orientierung nicht zu verlieren. *Sicherheit* und *Sinnhaftigkeit* im Lebensbezug haben hier als Leitlinien zu dienen, denen - wie gesagt - die *Heringsche* Regel zu unterwerfen ist.

Natürlich benötigt eine Arznei bei psychosomatischen Erkrankungen, ähnlich wie bei chronischen Krankheiten, Zeit zu ihrer Wirkungsausbreitung, besonders wenn zuvor *nur* allopathisch behandelt worden war. Willkürliche, nur an Potenzwahlen orientierte *Fristenregelungen,* d.h. Wartezeiten von 35 Tagen für eine C 30-Potenz, von 8 Wochen für eine C 200-Potenz, von mehreren Monaten für eine C 1000-Potenz und darüber, können die Belastbarkeit des Patienten erschöpfen, zumindest seine *Compliance* auf unerträgliche Weise auf die Probe stellen. Deshalb werden sie auch kaum eingehalten. Für unklare Situationen empfiehlt der Autor eines heute unter den Adepten als richtungweisend geltendes Buch sogar allopathische Zwischenmedikation, was Orientierungslosigkeit und eine merkwürdige Form von Bekenntnis zu den Grenzen des Simileprinzips darstellt.

Ein besonderes Ärgernis sind die selbstgeschaffenen »Nebenwirkungen« der Homöopathen, auf deren Umgehung gegenüber der Allopathie sie sonst so stolz verweisen. In wieder zwanghafter Manier werden eine Reihe von Umständen für eine mögliche Störung der Arznei bzw. ihrer ausgebliebenen Wirkung (als »Entschuldigung«?) herangezogen. Kaffee, Genuß ätherischer Öle, Verwendung falscher Zahnpasten, geopathische Zonen, chronische Körperherde und vieles mehr sorgen für Verunsicherung bei Arzt und Patient. Dieses geringe Vertrauen zur Stabilität einer dynamisierten Arznei entbehrt bis heute exakter wissenschaftlicher Belege. Ein Organismus, bei dem z.B. Kaffee von jeher Bestandteil zur Herstellung von Wohlbefinden auf Grund eines dauerhaft niedrigen Blutdrucks war, wird auf diesen kaum verzichten wollen oder können. Die Arznei wird bei solchen Organismen ganz sicher nicht einer Blockierung ihrer Wirkung anheim fallen. In diesem Zusammenhang sollte auch *Hahnemanns* unkritische Einstellung dem Alkohol gegenüber nicht unerwähnt bleiben.

Nicht viel anders wird es mit den anderen Befürchtungen stehen. Für die Inaktivierung einer homöopathischen Arznei durch ätherische Öle fehlen ebenfalls wissenschaftliche Untersuchungen. Angesichts der Fülle chemischer Einflüsse auf den Menschen und seine Nahrung in der heutigen Hochzivilisation sehen wir uns einem Labyrinth möglicher Einflüsse gegenüber, vor deren Sichtung wir kapitulieren müssen. Es bleibt also gar nichts anderes übrig, als unserer Arznei mit ihrem andersartigen Wirkungs-»mechanismus« weiter zu vertrauen und unsere Wirkungskontrolle vornehmlich auf den psychosomatischen Gesamtstatus zu lenken. Manchmal erfahren wir sogar erst nach einer erfolgreichen homöopathischen Behandlung, daß unser Patient abends immer seinen Pfefferminztee getrunken hatte. Chronische Körperherde sollten allerdings möglichst saniert und geopathische Zonen verifiziert und eliminiert werden.

Vornehmlich muß bei jeder zweiten Konsultation geprüft werden, wie weit die vom Patienten geschilderte Situation in eine Beziehung zu der verordneten Arznei zu bringen ist, sowohl im positiven wie negativen Sinne. Für den Fall einer neuen Arzneiwahl kann eine solche nur als zweite, dritte oder vierte gelten, wenn sie sich aus einer vorausgegangenen wirkungsvollen, die Symptomatik beeinflußthabenden Form ergibt.

4.5 Der Arzneityp und seine Potenz

Der therapeutische Vollzug, sozusagen das Erreichen des Gipfels unserer Exkursion durch das Revier psychodynamischer und homöopathischer Zusammenhänge, soll in diesem Buch nicht ein fertiges lexikalisches Konzept oder akribische Aufzählungen nach dem Muster eines Repertoriums liefern. Dem Leser soll vielmehr ein anderer Zugang zur Arznei gewiesen werden, der den Sinnzusammenhang zur Krankheit und Arznei tiefer zu erfassen sucht. Er soll die Symbolschwerpunkte der »großen« Arzneien kennenlernen. Ferner soll er weggeführt werden von der Naivität, aus pedantischer, lückenloser Berücksichtigung von Details mittels eines Repertoriums sich seine Arznei zusammen-»stückeln« zu können.
Deshalb wird nur eine repräsentative Selektion von Arzneien angeboten, die als Empfehlungs-»Muster« und Arbeitsgrundlage für weitere Arzneistudien nach den in diesem Buche erfahrenen Inhalten aber auch zur gezielten Bearbeitung eigener Krankheitsfälle dienen soll. Sie wird am Ende jedes einzelnen Organbereichs in Form differentialtherapeutisch angelegter Betrachtungen erfolgen. Die wiederholte Begegnung gleicher Arzneien bei verschiedenen Krankheitsbildern wird aus der Symbolik und dem Bezug zur psychischen Struktur verständlich, und weist damit auf das breite Wirkungsspektrum der Polychreste.
Pflanzliche Arzneien sollten möglichst am Anfang jeder Behandlung stehen, ihr Potential »ausgereizt« werden. Die mineralischen Konstitutionsmittel sollten erst zum Einsatz kommen, wenn sich für sie ein klares, auch konstitutionell geprägtes Symptomenbild entwickelt hat.
Wie werden nun die schon beschriebenen, gängigsten homöopathischen Potenzen therapeutisch angewendet? Zunächst sei angemerkt, daß die auch in dieser Hinsicht bestehende Fülle unterschiedlicher Meinungen im folgenden nicht abgehandelt werden soll.
Der grundsätzlichen Ansicht, ja fast Regel, daß die Potenz stets als sekundäres Geschehen gegenüber der Simile-Regel zu gelten hat, kann hier nur zugestimmt werden.
Gemeinhin wird folgendermaßen behandelt:

- Akute Leiden: niedrige (D4 bis D12) und häufigere Gaben, manchmal anfangs sogar stündlich.
- Funktionelle Störungen: mittlere (D12 bis D30) und seltenere Tages- oder Wochengaben.
- Personotrop-konstitutionell bedingte Leiden: Hoch-Potenzen in Wochen- bis Monatsabständen.

Für die psychosomatischen Krankheiten hieße das, daß akute Organschübe eher niedrig-, das hinter ihnen stehende psychodynamische und personengebundene Geschehen hoch-potenziert anzugehen wäre.
Um keine überschießenden Reaktionen, sogenannte »Erstverschlimmerungen«, zu riskieren, haben sich etwa im letzten Jahrzehnt im Mutterland der Homöopathie immer mehr die LM-Potenzen bei der Behandlung chronischer Krankheiten durchgesetzt, die auch in der Anwendung flexibler gehandhabt werden können, z.B. häufigere Gaben ermöglichen, obwohl sie den Hochpotenzen zuzurechnen sind. Im übrigen sollte jeder Therapeut seine eigenen Erfahrungen mit den Potenzen machen.

II Spezieller Teil

Die folgenden psychosomatischen Krankheitsbilder werden in einer zusammenfassenden, dem Anliegen dieses Buches gemäßen Form abgehandelt und können nach Bedarf ausführlicher den einschlägigen Lehrbüchern entnommen werden.

5 Krankheiten der Verdauungsorgane

Im folgenden werden zunächst die Krankheiten des Verdauungstraktes dargestellt, da sie in besonders anschaulicher Weise psychosomatisches Geschehen verkörpern. Hier wird *Geben* und *Nehmen, Haben* und *Verlieren* sowie *Anspruch* und *Verzicht* als dynamisches Geschehen zwischen Individuum und Umwelt direkt sichtbar.

»Bauchdecken weich und eindrückbar, Leber und Milz nicht palpabel, keine tastbaren Resistenzen«, so etwa lautet bis heute die obligatorische Eintragung in das Krankenblatt eines Patienten, wenn in diesem Organbereich keine nennenswerten Befunde erhoben werden konnten. Sicherlich ist dieses Urteil korrekt in den meisten dieser Fälle und dennoch sehr oberflächlich. Persönlichkeiten wie *Franz Xaver Mayr* beeindruckten dadurch, daß sie dem Leib sehr viel mehr abgewinnen konnten und ihn in erstaunlicher Weise in Beziehung zum Gesamtorganismus, zur Körperhaltung und vielem mehr zu setzen vermochten. Noch mehr erstaunten die erkannten psychosomatischen Verflechtungen, die bis heute so wenig Eingang in Klinik und Praxis gefunden haben.

Es ist kein Zufall, daß der Volksmund, dessen Sprache wir vieles entnehmen können, von »leiblichem Wohlbefinden« spricht. Schon *Martin Luther* maß mit deftigen Worten dem Sich-Luft-Verschaffen durch Mund und After große Bedeutung bei. Bei unserem Grundnahrungsmittel sprechen wir von einem »Brotlaib«, bis ins 17. Jh. als »Brotleib« geschrieben, und geben ihm die Form eines Leibes. Die Ayurveda-Medizin in Indien und Nepal räumt den Leibesfunktionen eine zentrale Bedeutung ein; die chinesische Medizin sieht in geordneten Leibesfunktionen das Zentrum oder die Mitte gesunder Verhältnisse überhaupt, und ein Mensch, der hier gestört ist, hat sozusagen »seine Mitte« verloren.

Es ist sicherlich kein Zufall, daß der embryonale Entwicklungsprozeß durch Speisung von dieser zentralen Region, der Leibesmitte, aus geschieht und auch hier seinen Abschluß findet. Die Nabelschnuraufhängung bildet die Achse, um die das werdende Wesen seine ersten Bewegungen vollzieht. Mit der Abnabelung wird der Mensch als eigenständiges Wesen in die Welt geschickt. Die Speisung, d.h. auch die Kontaktaufnahme zur Außenwelt, wird nun in einen Bereich verlegt, der in enger Nachbarschaft zu **den** Zentren steht, die den Begriff des Homo sapiens geprägt haben.

Ein arabisches Sprichwort sagt: »Der Mund ist die Pforte des Todes.« Diese tiefgreifende Erkenntnis verweist auf dessen ungeheuer große Verantwortung durch die Funktion der Einverleibung von Stoffen, die über Gedeih oder Verderb entscheiden

können. Darüber hinaus findet der Mund in seinen Möglichkeiten zur sprachlichen Kommunikation Ausdruck und Form: Wieviel Begehrlichkeit oder Abneigung vermag er widerzuspiegeln!
Wollen wir die Fülle psychosomatischer Zusammenhänge des gesamten Verdauungstraktes für die Homöopathie nutzbar machen, so ist auch die Symbolik seiner einzelnen Organbereiche in anatomischer Stufenfolge zu berücksichtigen. Sie kann das Verständnis vieler funktioneller Störungen bis hin zu schweren Organerkrankungen erleichtern.

5.1 Der obere Verdauungstrakt

Der Weg stofflicher Verarbeitung oder nichtstofflicher Kommunikation mit der Außenwelt beginnt im bzw. mit dem Munde, mit dem sich die Psychologie deshalb schon frühzeitig beschäftigt hat. Die häufig zitierte Oralität findet ihre Bedeutung nicht allein im nutritiven, sondern besonders im libidinösen Bereich. Oralität birgt ein Impulsgeschehen für den Erwerb von Besitz sowohl stofflicher als auch ideeller Art. Die Psychoanalyse spricht von »oral-kaptativem« Geschehen (lat. os = Mund, captare = greifen, nehmen). Ein Mensch mit einer gestörten Oralität hat sicherlich Schwierigkeiten in der Verarbeitung der aufgenommenen Nahrung sowie in seinem sozialen Bezug. Wir brauchen lediglich die verschiedenen Ebenen seines oralen Geschehens zu beachten, so beispielsweise das Appetenzverhalten, um Näheres darüber zu erfahren: »Appetit« leitet sich aus dem Lateinischen ab und bedeutet »zugreifen«, aber auch »verlangen«, »begehren«, also etwas Triebhaftes. Aus der Stärke oder Schwäche eines Appetenzverhaltens können wir Rückschlüsse auf körperliche und seelische Verhältnisse eines Menschen ziehen. Die Art bevorzugter oder verabscheuter Speisen so wie des sozialen Umganges kann viel über ihn aussagen. Hunger beinhaltet schon endgültig ein Haben-Wollen, eine gewisse Gier und drängt nach Befriedigung durch essen; Hunger kann aber auch auf Liebe gerichtet sein, auf Anerkennung im sozialen Kontext.
So stellen Nahrung und Liebe eng verwandte Grundpfeiler menschlicher Existenz dar. Gerade sie werden im Umgang mit sich selbst oder im menschlichen Miteinander - vielleicht gerade deshalb - in vielfältigster Weise vertauscht oder mißbraucht, obwohl in Wahrheit existentielle *Sicherheit* und Geborgenheit davon abhängen.
Polarität in ihrer Grundgesetzlichkeit für Natur und Lebewesen durchwirkt jede menschliche Befindlichkeit, aber auch Verhaltensweisen, und wird deshalb auch bei der Verfolgung von Störungen der Verdauungsorgane immer wieder als Leitlinie sichtbar. Aktivität wechselt mit Passivität, Angriff mit Flucht, Begehrlichkeit mit Verzicht. In kaum einem anderen Bereich versucht und vermag der Mensch so stark in den Prozeß eines Organgeschehens einzugreifen wie gerade beim Verdauungstrakt.

Krankheitsbilder

5.1.1 Übelkeit

Übelkeit ist ein Zustand, der im weitesten Sinne anzeigt, daß bei den davon Betroffenen ein bestimmtes Maß an Tragfähigkeit überschritten wurde. Das kann sich auf die Menge einverleibter Nahrung, aber auch auf die Größe einer geistigen oder seelischen Belastung beziehen. In beiden Fällen kommt es neben Kreislaufstörungen und anderen vegetativen Symptomen zu einem hochgradigen Unruhezustand, depressiv-melancholischer Stimmungslage, schließlich sogar zur Lebensangst, die also einmal somatopsychisch, zum anderen psychosomatisch verursacht wurden.
Übelkeit drängt auf Entlastung, was durch Erbrechen, aber auch durch Entledigung von Verpflichtungen oder Forderungen geschehen kann.

5.1.2 Eßstörungen

Eßstörungen stellen sich fast bei jeder organischen Erkrankung ein, besonders wenn Fieber besteht, während das Durstverhalten davon nicht in gleichem Maße betroffen ist. Diese instinktartigen, zweckgerichteten Maßnahmen des Organismus innerhalb eines allgemeinen Krankheitsgeschehens sollen uns hier nicht näher beschäftigen.
Im folgenden geht es um Eßstörungen, die ein seelisches Äquivalent darstellen. So kann eine Nahrungsverweigerung als Protest eingesetzt werden und begegnet uns bei Hungerstreiks zur Durchsetzung politischer oder anderer Willensbildungen. Auch Kinder nutzen diese Form der Auflehnung gegen Bevor-mundungen aller Art, und die Reaktionen der Mütter darauf führen dann häufig zur Eskalation dieses Kräftespiels.
Hinter der Verweigerung von Nahrungsaufnahme steht am häufigsten eine depressive Struktur mit einer Verstimmung. Der Aufforderungscharakter des Lebens hat hier einen Nullpunkt erreicht. Nahrungsverweigerung kann auch appellativen Charakter haben und damit auf ein empfundenes Defizit an Liebe und Geborgenheit hinweisen.
Hier drückt sich also eine Verhaltensstörung mit »psorischen« oder auch »sykotischen« Zügen aus ohne bisher nachweisbares somatisches Äquivalent. Im Sinne unseres Krankheitsverständnisses handelt es sich um eine Auswirkung im psychischen Bereich aufgrund einer bestimmten Umweltkonstellation.

5.1.2.1 Anorexia nervosa

Die erwähnte eher »passive« Form der Eßstörung wandelt sich jedoch zu einer »aktiven« und dann mehr »sykotischen«, oder gar »luetischen« Form, wenn sie in das Krankheitsbild der Anorexia nervosa mündet (aus griech. ἀυορεξία = Mangel an Eßlust). Hier wird die Eßstörung zu einer **Eßverweigerung,** an der eher eine schizoide Charakterstruktur beteiligt ist. Dabei hat sich ein spezifischer Konflikt hin-

sichtlich der eigenen Identität und eine Rücksichtslosigkeit gegenüber dem eigenen Leben entwickelt.
Hinter diesem Krankheitsbild steht fast ausnahmslos eine gestörte Mutter-Tochter-Beziehung, und so findet sich eine Anorexia nervosa überwiegend bei jungen Mädchen, die mit allen Mitteln die Rolle des Weiblichen ablehnen und dafür alle Formen asketischer Maßnahmen bis an die Grenze des Tragbaren einsetzen. Die begleitende Amenorrhöe wird hier zur »Notwendigkeit« für die Erreichung »ideologisch« gesetzter Ziele. Dennoch bestehen graduelle Unterschiede in der Konsequenz des Verhaltens unter den Grundbedürfnissen von Sicherheit und Sinnhaftigkeit der Existenz, angefangen bei der Aggression gegen die Umwelt über eine solche gegen die eigene Person in Form eines Verzweiflungsaktes, gepaart mit einer hohen Anspruchshaltung bis hin zur Resignation mit völliger Passivität.
Die sich nun zeigenden körperlichen Veränderungen in Form hochgradiger Kachexie können nicht allein im Sinne einer Äquivalenz, sondern müssen auch als sekundäres somatisches Geschehen aufgefaßt werden.

5.1.2.2 Bulimia nervosa

Der Nahrungskarenz diametral entgegen steht die Bulimia nervosa oder Bulimie (von griech. βουλιμία = Heißhunger), auch »Freßsucht« genannt, eine Form von Selbstbelohnung oder -verwöhnung, die ebenso als Entschädigung für nicht empfangene bzw. gespendete Liebe oder Anerkennung anzusehen ist. Dabei werden alle Arten von Genußsucht triebhaft ausgelebt und können gar im Drogenkonsum enden. Der Verzehr von Alkohol, Süßigkeiten oder bevorzugten Nahrungsmitteln herrscht vor und kann zu Übergewicht mit allen sozialen Folgen für die Betroffenen führen.
In der Bulimie, die ebenfalls überwiegend beim weiblichen Geschlecht auftritt - erst in jüngster Zeit wird sie häufiger auch bei jüngeren Männern beobachtet - wird der ständige Konflikt zwischen Bedürfnissen nach oraler Lustbefriedigung und Verzichtanspruch wegen der sozialen Folgen kompromißhaft durch willkürliches Erbrechen besonders illustrativ demonstriert. Das sich immer wiederholende Nachgeben gegenüber oraler Lustverschaffung wird als Versagen empfunden, jedoch ohne so tiefgreifende Einbuße des Selbstwertgefühls wie bei der Anorexia nervosa. Erbrechen stellt also, abgesehen von der physiologischen Reaktion auf giftige oder unverdauliche Substanzen, einen willkürlichen Akt protesthafter und aggressiver Art gegen Bevor-mundung dar oder eine Abwehr eigener Triebwünsche und kann Suchtcharakter annehmen. Sucht stellt Zwang zur Beharrung und damit Angst vor Veränderung jeglicher Art dar. Gewöhnung an Vertrautes ist hier Voraussetzung zur Weltbewältigung. Dazu tritt die Spezifität des Suchtmittels selbst mit sekundärer Eigendynamik und deren Folgen schließlich im somatischen Bereich.
Entziehung bedeutet danach Verlust der Mittel zur Weltbewältigung, aber auch Entgleisung eingefahrener vegetativer Automatismen. Und dagegen wehrt sich die betroffene Person energisch, was den therapeutischen Zugang so erschwert.
Bei der Bulimie vollzieht sich das Suchtgeschehen über das Erbrechen als lustbetonter Akt zur Erhaltung eigenen Wohlbefindens und gesteckter Ziele.

5.1.3 Globusgefühl

Auch im sich anschließenden Rachenbereich klagen mehr Frauen als Männer nicht selten über ein Fremdkörpergefühl in Form einer Kugel (lat. globus). Schilddrüsenveränderungen sowie andere mechanische oder neurologische Ursachen müssen selbstverständlich ausgeschlossen werden. Meist stellt dieses Symptom jedoch ein Konversionsgeschehen dar, das von hypochondrischer Krebsangst bis zu oral-genitalen, viel seltener oral-nutritiven Phantasien als Schlucken-*Mögen,* aber nicht -*Dürfen* oder aggressiver bzw. submissiver Haltung gegenüber Schlucken-*Müssen,* aber nicht -*Wollen* geprägt ist.
Ein Globusgefühl ist sozusagen eine Vorstufe des Erbrechens und beinhaltet noch Verzicht darauf, begleitet dafür den Betroffenen jedoch fast ständig und wird häufig als sehr unangenehm empfunden. Die pauschale Aburteilung als »hysterisches« Phänomen wird dem Geschehen nicht gerecht und kann die Trägerin zutiefst kränken. Die intraindividuelle Konfliktmobilisierung anläßlich bestimmter Versuchungs- und Versagungssituationen läßt die Symptomatik automatistisch und meist unter Abkopplung vom eigentlichen Konfliktgeschehen auftreten.

5.1.4 Speiseröhrenspasmen

Die gar nicht seltenen Spasmen der Speiseröhre, meist im Bereiche der Kardia, treten anfallsweise als retrosternal beschriebene Schmerzen oft sehr dramatisch auf und müssen stets differentialdiagnostisch von solchen koronarer Herkunft abgegrenzt werden. Wenn auch der Schluckakt davon nicht nennenswert beeinträchtigt wird, so muß das Schmerzgeschehen dennoch beachtet werden.
Der psychische Hintergrund dieser Störung dürfte dem des Globusgefühls entsprechen. Die jedoch viel stärker ausgeprägte Symptomatik von eher *sykotischem* Charakter unterscheidet sich von den bisher beschriebenen Störungen schon durch ein somatisches Äquivalent im Bereiche der glatten Muskulatur.
Eine Homöotherapie wird sich hier, trotz des psychogenen Hintergrunds, der Dramatik des Schmerzgeschehens widmen müssen. Dabei sollten gleichzeitig der psychische Hintergrund und die *sykotische* Komponente berücksichtigt werden.

5.1.5 Funktionelle Oberbauchbeschwerden (FOB)

Unter FOB wird eine Fülle subjektiver Mißempfindungen und Äußerungen subsumiert. Aerophagie, ständiger Schluckzwang, Rülpsen, Völlegefühl im Epigastrium oder unter dem rechten Rippenbogen bis hin zum Roemheld-Syndrom sind hier anzuführen. Oft steht ihnen der Arzt recht hilflos gegenüber und verordnet dann eine ebensolche Fülle von Arzneien, die meist wenig Aussicht auf Erfolg versprechen.
Als psychisches Äquivalent können sie eine – zum Teil sicht- oder hörbare – Form von Anklage darstellen für eigenes Unvermögen, Nahrung bzw. Schicksale auf- oder anzunehmen und zu verdauen. Neben sensorischen, konversionsnahen Antei-

len tritt hier aber auch viel Willkürliches zutage. Hinter der meist depressiven Grundstimmung verbirgt sich eine aggressive Gehemmtheit, und die beabsichtigte belästigende, meist unbewußte Einbeziehung der Umwelt wird in der Symptomatik deutlich.
Eine Homöotherapie hat sich nach vorherrschenden Stigmata zu richten, also der Präsenz eher passiver, *psorischer* oder aktiver, aggressiver, *sykotischer* Momente.

5.1.6 Magenerkrankungen

Alle bisherigen Betrachtungen konzentrierten sich auf Stationen zur Schaffung der Vorbedingungen oder Vorbereitungen für die Aufnahme substantieller oder ideeller Inhalte. Schon der Volksmund wußte, daß »Liebe durch den Magen geht«; dem hat die moderne Psychologie nicht viel hinzuzufügen. Nahrung, die mit Liebe zubereitet wurde, wird nicht nur bekömmlicher sein, sondern auch Freude bereiten. Kulthandlungen und Rituale verschiedenster Art prägten die Eßkultur früherer Epochen. In unserer streßbeladenen Zeit ist davon kaum etwas bewahrt. In keinem anderen Organbereich besteht ein derart enges Abhängigkeitsverhältnis zwischen einem Geber und einem Empfänger. Vorenthaltungen oder verwöhnende Verschwendung bringen zum Ausdruck, daß es hier nicht allein um die Verabreichung des lebenserhaltenden Elements Nahrung, sondern gleichzeitig um einen Akt seelischer Kommunikation geht. Diese Erkenntnis gilt auch dann, wenn Geber und Empfänger derselbe sind.
Struktur und Funktion des Magens haben physiologische Bedeutung, seine Beutelform verweist außerdem auf die Aufgabe zur Bewahrung von Erworbenem.
Der Magen hat aber nicht nur für die Verdauung zu sorgen, sondern er wird auch zum Austragungsort für die Art und Weise abgelaufener Einverleibungen. Freud und Leid, Anspruch und Verzicht, Lust und Lethargie stellen die wesentlichen seelischen Anteile dabei dar.
Der Magen ist in hohem Grade affektanfällig. Bewußte und unbewußte seelische Anteile sind für seine Funktion in hohem Grade mitbestimmende Faktoren. Dazu treten konstitutionelle und erbliche Determinanten, die heute mit physiologischen und biochemischen Daten belegt werden können. Peristaltik, Sekretion und Durchblutung sind dafür die zentralen somatischen Korrelate.
Üblicherweise tritt uns ein chronisch Magenkranker als eher asthenische, blasse und depressiv strukturierte Erscheinung mit der tpyischen *Facies gastrica* gegenüber. Dieser Phänotyp stellt damit die Resultante der Prägungen innerhalb seiner Existenz zur Schau. Aktive und passive Vorgänge bei ihm haben dazu ihren Beitrag geleistet, wie bei allen psychosomatischen Erkrankungen.

5.1.6.1 Gastritis

Wenn auch inzwischen die klinische Diagnose einer Gastritis wegen mangelnder Objektivierbarkeit des Befundes immer umstrittener geworden ist, ist dieses Krankheitsbild für jeden praktizierenden Arzt eine Realität. Es wäre auch nicht verständ-

lich, aus welchen Gründen die Schleimhaut des Magens hinsichtlich der Entwicklung einer Entzündung eine Ausnahme machen sollte. Der wenig fündigen Apparatediagnostik steht jedenfalls meist ein recht erhebliches Beschwerdebild des Patienten gegenüber: Übelkeit, Appetitlosigkeit und ein brennendes Gefühl im Oberbauch werden am häufigsten geäußert. Sie weisen auf die Schleimhautirritation hin, deren Ursache neben Nahrungsmittelunverträglichkeiten oder dem Einfluß von Genußmitteln am häufigsten jedoch im emotionalen Bereich zu suchen ist.
Die Gastritis wird in der psychosomatischen Medizin auch als **inneres Weinen** aufgefaßt und stellt somit eine somatische Exzitation für unbewältigtes psychisches Geschehen dar, auch wenn selten eine Hypersekretion bzw. Hyperazidität besteht. Sie führt jedoch nicht unbedingt zu einem Ulkus, auch wenn die Problematik beider Erkrankungen verwandte Züge aufweist.

5.1.6.2 Ulcus ventriculi et duodeni

Im Magengeschwür tritt das unbewältigte psychische Geschehen in seinem ganzen Ausmaß zutage, getragen wieder von angeborenen und erworbenen Voraussetzungen. Der ständige Konflikt der hier vorherrschenden depressiven Charakterstruktur zwischen oralen bzw. Besitzansprüchen, Geltungsstreben bei gleichzeitigen Geborgenheitswünschen und deren Beherrschung im Verzicht, oder Abwehr dieser, er-löst sich schließlich in der somatischen Läsion des Ulkus und führt so kompromißhaft und verschlüsselt zur Durchsetzung eigener Ziele: zu Erregung von Aufmerksamkeit und Annahme im sozialen Bezug.
Die beschriebenen Verhaltensweisen vermitteln Einsicht in das tiefere Wesen ihres Trägers, das bestimmt ist durch aktive, triebhafte und damit *sykotische* Merkmale: Kampf und aggressiver Protest gegen orale Abhängigkeit oder Leistungsehrgeiz und Unabhängigkeitsstreben als Ersatz für versagte Zuwendung und Anerkennung, schließlich egoistische, rücksichtslose Besitznahme mit Lustverschaffung. Dem gegenüber stehen *psorische* Eigenschaften: passive, verzichtende Zurückhaltung, Minderwertigkeitsgefühl und Beschränkung auf Phantasien nicht erfüllter Ansprüche.
So bietet sich ein buntes Bild, an dem verschiedene Grade neurotischer Verhaltensformen beteiligt sind, die es im therapeutischen Akt zu berücksichtigen gilt. Obwohl alle Neurosenstrukturen das Bild des Magenkranken prägen und damit zu unterschiedlichen Erscheinungsbildern führen können, dominieren sicherlich das depressive und das schizoide Bild.

Therapie

Das Homöostaseprinzip *Freuds,* d.h. die Sättigung bzw. Erfüllung aller Triebansprüche, besonders auch des sexuellen, als Voraussetzung für körperliches und seelisches Wohlbefinden, erlaubt, wie schon festgestellt, sicher kein volles Verständnis psychosomatischer Zusammenhänge. Vielmehr steht hinter ihnen das Ringen um existentielle Sicherung und im weiteren um ein sinnerfülltes Dasein. Nur mit diesem Ansatz unter Erfassung aller drei menschlichen Seinsebenen, der geistigen,

seelischen und körperlichen, wird eine erfolgreiche Therapie betrieben werden können. Die idealen Voraussetzungen der Homöopathie dafür werden wir in allen Kapiteln dieses Buches kennenlernen.
Die Behandlung des oberen Verdauungssystems sollte primär zwischen akutem und chronisch rezidivierendem Geschehen unterscheiden. Die akuten Krankheitserscheinungen werden meist entzündlicher oder gar infektiöser Natur sein, z.B. bei Helicobacter-Befall, oder ganz einfach eine vorübergehende Regulationsstörung darstellen. Der psychische Zusammenhang, der bei jeder Krankheit besteht, kann sich hier auch als reaktives, zumindest sekundäres Geschehen zeigen.
Diese akuten Bilder werden im folgenden jedoch nicht abgehandelt, zumal die Wahl zwischen rein diätetischen, phythotherapeutischen, physikalischen oder homöotherapeutischen Maßnahmen jedem Therapeuten anheimzustellen ist. Im Mittelpunkt soll hier vielmehr das sich ständig wiederholende und schließlich chronische Leiden stehen, für dessen Genese vornehmlich Geist und Gemüt verantwortlich zeichnen.
Bei der Umsetzung in die homöopathische Materia medica sind somit Arzneien gefragt, bei denen die engere symbolische Korrelation zwischen Psyche und (Erfolgs-)Organ besteht, wie wir sie kennengelernt haben. Dabei dürfen wir uns nicht in einem Symptomennetz aus einzelnen geschilderten Verhaltensanomalien verfangen, sondern die Aufmerksamkeit auf übergeordnete geistig-seelische Hintergründe lenken. Nur dann werden wir der Sinnhaftigkeit dieser Krankheitsgeschehen gerecht und mit unserer Arznei ins Zentrum ihrer Zusammenhänge stoßen.
Die Störungen des oberen Verdauungstrakts weisen passive und aktive, *depressive,* aber auch *schizoide* und *psorische* sowie *sykotische* Merkmale auf, die in den einzelnen Krankheitsbildern unterschiedlich repräsentiert sind. Jeder Krankheitsfall muß also im Hinblick auf die vorherrschende Strukturierung exakt untersucht werden. Da sich in den einzelnen Arzneibildern ähnlich vielseitige Verhältnisse finden, sind für die Arzneiwahl auch hier die dominierenden Anteile sehr genau zu berücksichtigen.
Beim Studium jedes Arzneibildes sind im Hinblick auf ihre Anwendung im psychosomatischen Krankheitsbereich folgende Aspekte wichtig:

- die Charakter- bzw. Neurosenstruktur,
- das Verhältnis zu den Bereichen Sicherheit und Sinnhaftigkeit,
- der Bereich der Sexualität,
- Versuchungs- und Versagenssituationen,
- das Vorherrschen von Geben (Verzicht) oder Nehmen (Trieb, Aggression),
- die Organbeziehungen.

Unter Berücksichtigung der Unvollkommenheit der uns vorliegenden homöopathischen Arzneimittellehren soll hier versucht werden, die bisher bekannten Daten der einzelnen Arzneien diesen Forderungen zu unterziehen. Erst damit erhalten die Arzneibilder **die** Vollkommenheit, die für ihre therapeutische Nutzung notwendig ist, und das Simileprinzip wird erst auf diese Weise die entscheidende Bestätigung für seine Effektivität erfahren.
Die folgenden Arzneischilderungen werden sich deshalb auf das Herausstellen dieser Bezugsebenen konzentrieren, weil sie auch die Basis der Arznei darstellen. Für

das Studium der Gesamtheit jedes Arzneibildes stehen die zahlreich auf dem Markt angebotenen Arzneimittellehren zur Verfügung. Die Fülle der dort niedergelegten verschiedenen Akzente eines einzelnen Arzneibildes werden den Leser durch die hier vermittelten Inhalte nicht mehr irritieren (können). Auch vermag unser Konzept als Anleitung für weitere eigene Arzneistudien zu dienen.
Einzelne Analogien zum Wesen von Pflanzen oder Tieren sollen nicht weltanschaulich verstanden werden. Eine Interpretation möglicher Wesenszusammenhänge soll dem Leser mit der Empfehlung überlassen werden, sie als Gedächtnisstütze bei Arzneimittelstudien anzuwenden.

Arzneibilder

Ignatia

Das Bild dieser Arznei widerspiegelt die hinter Störungen des oberen Verdauungstrakts stehende Problematik besonders anschaulich. Es fällt auf, daß ihre Indikation seit gut einem Jahrzehnt stark zugenommen hat.
Über dem Leben eines Menschen, der Ignatia braucht, könnte die Formulierung **protesthafter Verzicht** stehen. Gemeinhin gilt die Ignazbohne als eine Arznei für Frauen, vielleicht deshalb, weil die Bereitschaft zum Verzicht häufiger bei Frauen anzutreffen ist als beim Mann. Opferbereitschaft und Zurückstellung eigener Ansprüche im Dienste anderer ist ihr eigen. Alle Belastungen des Lebens nimmt sie meist ohne Protest auf sich. Sie ist duldsam, pflichtbewußt und asketisch. Das alles drückt sich auch in ihrem Äußeren aus. Die Ignatia-Frau hat eher verhärmte und melancholische Züge; sie ist meist schlank, zäh, aber irgendwann erschöpfbar, vor allem, wenn das Leben sie zu vielen Prüfungen aussetzt oder die Umwelt ihre Eigenschaften zu sehr ausnutzt. Erst dann kann sich ihre Duldsamkeit in Protest wandeln, der sich in verschiedenen Variationen abspielt: Entweder zieht sie sich zurück, besonders nach schweren Enttäuschungen oder Objektverlusten dinglicher oder personaler Art, wo sie ihren Kummer vor der Umwelt zu verbergen sucht und Zuspruch oder Beistand gegenüber sehr unzugänglich ist. Oder sie trägt ihren Protest demonstrativ in die Umwelt. Sie wird dann unberechenbar, gereizt, erregt, ja sogar aggressiv.
Passivität wechselt also reaktiv zu aktiver Initiative im Dienste eigener Wertigkeit, wofür die jeweilige Umweltkonstellation verantwortlich zu machen ist. So zeichnet die **Ignatia**-Frau auch Ehrgeiz, Eifersucht und Empfindlichkeit gegen Widerspruch aus. Sie ärgert sich leicht über Mißerfolge und läßt das am Verhalten gegenüber ihrer Umgebung oder gegenüber sich selbst erkennen.
Anhand der vorherrschenden Strukturen werden diese Unterschiede verständlich:
Die **Ignatia**-Symptomatik kann einer **schizoiden** oder einer eher **depressiven** Grundstruktur entstammen. Hinter beiden steht der starke Wunsch nach Zuwendung und Anerkennung. Die Palette der Mittel zum Erreichen dieses Ziels ist vielgestaltig. Das Sich-Zurückziehen soll ebenso Aufmerksamkeit erheischen wie das opferbereite Dienen. Wird all dieses aber nicht verstanden, werden hysterisch geprägte Handlungen mit demonstrativer Note

eingesetzt bis hin zu Ohnmachtszuständen.
Ignatia besitzt also ein besonders fein abgestimmtes Reizsystem zur Umwelt, und seine Reaktionsweisen sind dementsprechend vielseitig. Bleibt die Anerkennung oder Belohnung für alles Bemühen aus, so kommt es zu reaktiver depressiver Verstimmung, und der Sinn des Lebens ist in Frage gestellt. Die Furcht vor dem völligen Verlassensein dominiert.
Fast immer ist die Sexualität ein Problembereich, da überwiegend das **Nehmen(können)** dem **Geben(wollen)** geopfert wird.
Unter diesem psychischen Diktat verwundert es nicht, daß **Ignatia** sich auch des oberen Verdauungstrakts zur Ableitung nicht bestandener Prüfungen des Lebens oder aber zur Durchsetzung eigener Ansprüche bedient. Das Globusgefühl gilt in der Homöopathie fast als **Ignatia**-Spezifität. Es fügt sich zweifellos nahtlos in die Schwierigkeit bei der Bewältigung der Forderungen der Umwelt ein. Gestörtes Appetenzverhalten als Zeichen verminderten Aufforderungscharakters der Welt oder Verzichts schlechthin, Erbrechen als Zeichen des Überdrusses oder Protestes, Krampfzustände der Muskulatur im Speiseröhren- oder Magenausgangsbereich, sowie des Gefäßsystems mit folgender organischer Läsion verweisen auf die Hilflosigkeit, aber auch die erzwungene Hilfsbedürftigkeit.
Leicht lassen sich aus dieser Konstellation die übrigen überlieferten Modalitäten ableiten:
In der Besserung durch Essen drückt sich befreiende Entschädigung für das Zuviel an Verzicht aus, in der Unverträglichkeit von Kaffee eine Überforderung des schon genug gereizten Terrains. Die Abneigung gegen Alkohol kann der Erfahrung einer Schleimhautüberforderung zugeschrieben werden, vielleicht aber auch der Furcht vor Verlust der Beherrschung eigener Triebansprüche.
Ignatia ist kein Reservat des weiblichen Geschlechts, sondern gilt auch für jeden Mann mit ähnlicher Symptomatik und natürlich ebenso für ein Kind.

Nux vomica (Nux-v.)

Diese Arznei ist eine botanische Schwester von **Ignatia** und sozusagen deren männliche Variante.
Während **Ignatia protesthaften Verzicht** verkörpert, vertritt **Nux vomica** eher den **protesthaften Protest,** will also niemals verzichten, sondern versucht seine Ansprüche auf verschiedenste Weise durchzusetzen. Während **Ignatia** lange **»leise«** bleibt, ist **Nux vomica** von Anfang an **»laut«.** Überall meldet **»er«** sich zu Wort, kämpft ehrgeizig um seine Rechte, Geltung und Macht. Er ist ein Choleriker. Dabei kann er nicht nur gegen seine Umgebung rücksichtlos vorgehen, sondern auch gegen sich selbst. Er schont sich nicht, opfert alles für die Karriere. Zeichen der Ermüdung werden ignoriert oder mit Stimulanzien bekämpft.
Sorgsam wird auf alles geachtet, was sich in den Weg stellt, den eigenen Interessen zuwiderläuft oder Gefahr für Leib und Leben bringen könnte. Jede Veränderung an sich und im sozialen Umfeld wird deshalb unangenehm empfunden, sorgsam geprüft und bald zu beherrschen versucht.
Läuft nicht alles nach Wunsch, folgt hochgradiger Ärger oder Widerstand, schließlich »Betäubung« durch Genußmittel aller Art, nicht zuletzt durch Alkohol. Aber auch mit schnellem Griff zu starken Medikamenten soll die ausgeprägte Hypochondrie bekämpft wer-

den. Die Folgen all dieses Mißbrauches schaffen neue Probleme, und die Stunde der Wahrheit naht: Mit einem Male sieht sich der Streitbare verlassen von jeder Sympathie und den Sinn all seines Strebens in Frage gestellt. Er resigniert, schreit nach Hilfe und verliert sein »Heldentum«.
Ein Blick in ihre Struktur hilft uns, diese Arznei zu begreifen:
Die robuste Fassade täuscht; hinter ihr verbirgt sich eine **depressive** Szenerie, also ein hochgradig auf Bestätigung angewiesenes Wesen. Die sorgsame Absicherung aller Gefährdungen weist auf **zwanghafte** Züge.
Hier wird versucht, sich mittels Leistung Gehör zu verschaffen, Geltung zu erreichen und damit Zuwendung zu erzwingen. So sind auch die »Eroberungszüge« im Bereiche der Sexualität zu erklären, die mehr vom Nehmen als vom Geben gekennzeichnet sind.
Überall dort, wo sich Gelegenheiten bieten, sich ins Licht zu setzen, kann der **Nux-vomica**-Typ nicht widerstehen und überfordert sich schließlich rettungslos.
Das **Oral-Kaptative** ist also ausgeprägt, und es verwundert nicht, daß gerade der obere Verdauungstrakt zu einem besonders betroffenen Bereich zählt. Die Genußsucht als Anspruchshaltung an die Umgebung oder als Ersatzbefriedigung nach Frustrationen kann nicht ohne Folgen bleiben. Ebenso steht hinter ständiger Labilität des Magens die Symbolik der Besitzansprüche und der Leistungssphäre mit allen ihren psychodynamischen Auswirkungen.
Auch die Modalitäten fügen sich leicht ein:
die Verschlimmerung allen Geschehens am Morgen, einmal als Folge des exzessiven Verhaltens, aber auch als »Vorahnung« neuer an die Substanz gehender Belastungen. Kälte als physikalische Größe, mehr noch als atmosphärische Komponente im sozialen Bezug, kann hier nur Böses bedeuten.

Bryonia alba (Bry.)

Diese Arznei hat manches mit Nux vomica gemein, und doch sind die Schwerpunkte beider Arzneien unterschiedlich.
Über dem Wesen von **Bryonia** steht die Trockenheit, der fehlende Fluß, die Scheu vor Umgang im sozialen Bezug, also vor »Bewegung« auch des Gemüts. Auch im körperlichen Bereich sticht dieses Symptom hervor.
Der **Bryonia**-Typ ist deshalb kontaktarm, will nicht berührt, schon gar nicht gerührt werden. So kann er schnell gereizt und aggressiv auf eine gewisse Zudringlichkeit reagieren, ja sogar zornig werden, wenn nicht alles nach seinem Willen läuft. Er sucht die Isoliertheit, die Ruhe, und sichert sich durch alle möglichen Maßnahmen bewußt gegen jeglichen Kontakt ab.
Hinter allem steht eine hochgradige Unsicherheit und Schwäche, die sich über den sozialen Bezug hinaus auf alles Existentielle ausdehnt. So hat der **Bryonia**-Mensch große Zukunftsängste, speziell auf wirtschaftlichem und finanziellem Gebiet und widmet ökonomischen Überlegungen, die ihn bis in den Traum verfolgen, viel Zeit. Er verwaltet seine Habe deshalb mit Pedanterie und dreht jede Mark dreimal um, bevor er sie ausgibt. Auch ist er in höchstem Grade mißtrauisch.
Ähnlich der Pflanze, die zu ihrem Wachstum nicht nur feuchten Boden, sondern auch Halt an Zäunen und Hekken sucht, benötigt der **Bryonia**-Mensch überall Halt und Sicherheit. Dabei verläßt er sich jedoch nur auf sich selbst. Er ist ein echter Einzelkämpfer, der nichts preisgeben will.

Damit gehört er der **schizoiden Struktur** an, weist aber auch viele **zwangsneurotische** Anteile auf.
Es verwundert nicht, daß der **Bryonia**-Mensch Schwierigkeiten mit der Sexualität hat, da seine Zuwendung zu einem **»Du«** von sehr vielen Bedingungen abhängig gemacht wird, die alle letztlich eine »Preisgabe« des eigenen Selbst verhindern sollen.
Diese Trockenheit des Wesens schlägt sich im Organischen, besonders im Bereiche aller Schleim- und seriösen Häute nieder, was u.a. den extremen Durst erklärt. Auch die Stagnation des Nahrungstransports mit Völlegefühl oder das Brennen im gesamten Verdauungstrakt rühren davon und verstärken sich nach jeder strukturspezifischen emotionalen Belastung. Die Verschlimmerung aller Beschwerden am Morgen weist auf die Unsicherheiten, die jeder neue Tag bringen kann, und die Besserung durch Druck anläßlich jeglichen Schmerzgeschehens zeugt vom Halt, den der **Bryonia**-Mensch braucht.

Pulsatilla pratensis

Diese Anemone gilt als anspruchslose Pflanze. Sie wächst auf sandigem Boden, benötigt wenig Wasser, gedeiht in kühler Luft am besten, ist aber empfindlich gegen Frost und hat sich deshalb auch ein Haarkleid zugelegt. Sie steht nie alleine, sondern stets in Gruppen. Die Blüte ist weich und gebeugt; bei der leichtesten Brise gerät sie in schwingende Bewegung, was sich im Namen der Pflanze widerspiegelt: (griech. *ἄνεμος* bedeutet »Wind«; lat. »pulsare« bedeutet »mit dem Wind pulsieren«). Der englische Volksname für **Pulsatilla** ist »verschämtes Mädchen«.
Aus diesen botanischen Vorgaben läßt sich leicht eine Gedächtnisstütze für das personotrope Ebenbild ableiten: **Pulsatilla** gilt vornehmlich als Mittel für Frauen, die stark auf eine mitmenschliche Beziehung angewiesen sind. Die **Pulsatilla**-Frau fühlt sich in Gesellschaft anderer wohler. Sie braucht Zuwendung, hat eine sehr wechselhafte Gemütsverfassung von himmelhochjauchzend bis zu Tode betrübt, ist sehr schnell verletzlich, weint leicht und ist nachgiebig und schüchtern.
Der **Pulsatilla**-Typ gehört der **depressiven** Struktur nicht nur an, sondern hat dort in besonders ausgeprägter Form seine spezifischen Schwerpunkte. Die Gunst seiner Umwelt ist für ihn das Wichtigste, dafür opfert er alles. Vornehmlich durch Anpassung und eine fast kindliche Verhaltensweise versucht er dieses Ziel zu erreichen, so daß ihm keiner richtig böse sein kann. **Pulsatilla**-Menschen sind Spätentwickler und erwecken schnell Mitleid, auch wenn Empfindlichkeit übertrieben geäußert wird. In das Gesamtbild mischen sich unübersehbar auch **hysteroide** Züge. Eifersucht und eine Variante von Ehrgeiz sind **Pulsatilla** nicht fremd; sie sollen aber nicht dem Streben nach Macht dienen, sondern nur dem Erreichen von Anerkennung und Zuwendung.
Pulsatilla kann nach allem schlecht **»nein«** sagen, da das die Gunst der Umwelt gefährden würde. In der Sexualität überbietet deshalb Geben das Nehmen. Ein Mann wird mit einer **Pulsatilla**-Frau glücklich werden können, wenn er ihre Eigenschaften nicht zu seinen Gunsten mißbraucht.
Weiterhin wird sich **Pulsatilla** selten seiner »Opfer« bewußt. Erst über den Körper können die Folgen spürbar werden: Übelkeit, Erbrechen, Sodbrennen, Völlegefühl, bitterer Geschmack bis hin zur Unverträglichkeit fetter oder zu kalter Speisen (wie Speiseeis) symbolisieren

Überforderung, aber auch Reaktionen auf nicht mehr gewohnte oder gestattete **Oralität** dinglicher oder ideeller Art. Auch für einen Mann wird **Pulsatilla** die heilende Arznei sein können, wenn ihn obige Eigenschaften auszeichnen und besonders die Sehnsucht nach einer Frau seiner Träume durch Furcht vor dem weiblichen Geschlecht nicht erfüllt werden kann.

Antimonium crudum (Ant-c.)

Hatten wir es bisher nur mit pflanzlichen Arzneien zu tun, so wird mit Antimonium crudum im folgenden eine mineralische Substanz, das Salz eines Halbmetalls, ein sogenanntes Konstitutionsmittel, beschrieben. Obwohl nicht körpereigener Bestandteil, kann es das Stoffwechselgeschehen in charakteristischer Weise beeinflussen und Typenprägung bewirken. Die psychische Struktur soll hier einleitend vorweggenommen werden.

Der **Antimonium-crudum**-Mensch ist – ähnlich **Bryonia** – **schizoid** geprägt, jedoch mit reaktiven **hysterischen** Zügen. Er ist abweisend und will mit niemandem näheren Kontakt pflegen. Dies erreicht er schnell durch eine mürrische, abweisende Haltung, ist ständig übel gelaunt, gereizt und ärgerlich. Er lehnt sich gegen alles auf, weil er überall eine Gefahr für seine Existenz zu sehen glaubt. So ist er unablässig von Kummer und Sorgen erfüllt, die seine Lebenskraft so stark beeinträchtigen können, daß er schließlich aus Erschöpfung und Apathie seinem Leben ein Ende machen möchte. Diese Neigung trägt dann überzogene, sentimentale, fast theatralische, also **hysterische** Züge. Der in den Arzneimittellehren niedergelegten »Spezifität«, der **Neigung zum Erschießen,** sollte mit Reserve begegnet werden. Solche Einseitigkeiten sind absurd, widersprechen charakterlicher Vielfalt und sind für eine Arzneiwahl wenig förderlich. Die große Linie einer Arznei muß stimmen. Sie kann hier in der **resignativen Gereiztheit** eines **schizoiden** Charakters mit einer besonderen Affinität organischer Übersetzung in den Magen-Darm-Trakt und die Haut gesehen werden.

So bietet der obere Verdauungstrakt ein »Markenzeichen« dieser Arznei: die auffallend weiß belegte Zunge. Sie trägt die Appetitlosigkeit zur Schau. Übelkeit und häufiges Erbrechen fügen sich leicht ein als Zeichen des Ekels, auch vor dem Leben schlechthin. Bei allem fühlt sich dieser Mensch ständig überladen, auch ohne übermäßige Nahrungsaufnahme. Verzehrt er einmal protesthaft zuviel Nahrung und nimmt dabei besonders Saures, Wein oder andere ungewohnte Speisen zu sich, so fühlt er sich vollends elend und sucht im Erbrechen Erleichterung, die er jedoch niemals erreicht. Die beschriebenen Widersprüchlichkeiten in diesem Organbereich verdeutlichen die innere Zerrissenheit, den Zwiespalt dem Leben gegenüber am besten.

Natrium muriaticum (Nat-m.)

Diese Arznei wird gerne zum Gespött über die Homöopathie herangezogen mit der Begründung, daß Kochsalz doch zu unserer täglichen Nahrung gehört und deshalb kein Heilmittel darstellen kann. Solche Bemerkungen entbehren der Grundkenntnisse der homöopathischen Heilslehre, speziell hier ihrer pharmazeutischen Hintergründe.

Die Allgegenwärtigkeit des Kochsalzes als makrokosmischer Bestandteil unserer Erde besteht ebenso im Mikrokosmischen von Pflanze, Tier und Mensch.

Die wohl bei keinem anderen Mineral so ausgeprägte Kommunikation mit dem Grundelement Wasser kann die allgewaltige Potenz des Kochsalzes für jeglichen Lebensprozeß nur ahnen lassen. So kann es nicht verwundern, daß *Hahnemann* sich gerade mit dieser Substanz befaßt hat, um ihre Kräfte für seine Lehre nutzbar zu machen. Er konnte sie ihr jedoch erst durch seinen findungsreichen Prozeß mechanischer Bearbeitung entlocken.

Das Arzneimittelbild von **Natrium muriaticum** ist nicht nur aus den Arzneiversuchen am Gesunden, sondern zu einem nicht unerheblichen Teil aus der Toxikologie entwickelt. Kochsalz hat durch die geschilderte Vielseitigkeit einen kaum abschätzbaren Einfluß auf das Stoffwechselgeschehen und besonders auf den gesamten Wasserhaushalt. So wird es zu einem Konstitutionsmittel ersten Ranges, und angesichts seiner »Omnipotenz« fällt es nicht leicht, **Schwerpunkte** seines Wirkungsspektrums auszumachen.

Aus diesen Vorgaben wird vielleicht begreifbar, daß **Natrium muriaticum** eine Arznei des Kontaktes zur Umwelt ist und deshalb auch wieder die Psyche und im Körperlichen Haut und Schleimhäute seinem besonderen Einfluß unterliegen.

Natrium muriaticum schwankt zwischen dem Überwiegen einer **schizoiden** oder **depressiven Struktur**, und wir wagen die kühne Annahme, daß die in Kapitel 1 bis 4 geschilderten frühkindlichen Einflüsse sich hier nicht allein auf die Bahnung psychodynamischer Entwicklung beschränken, sondern auch an der bestimmter Stoffwechselabläufe beteiligt sind.

Der **Natrium-muriaticum**-Mensch ist geprägt von Ambivalenz zwischen **Ringen um Zuwendung** und **Abkehr von der Umwelt.** Letztlich überwiegt die Enttäuschung, die zunehmende soziale Isolation, an der aber auch die Schwäche zur Überwindung eigener Hemmungen beteiligt ist. Selbsterkenntnis dieses Unvermögens führt dann zu aktivem protesthaftem Verhalten, Gereiztheit, Aggressivität oder völlig passiver depressiver Verstimmung. Beide Verhaltensweisen wehren dann jegliche Zuwendung ab, wollen mit ihrem Kummer, ihrer Gekränktheit alleine fertig werden. Sie kapseln sich reaktiv ab, äußern sich also schließlich eher schizoid, wobei diese Äußerung nicht in jedem Falle etwas Endgültiges darstellen muß, sondern für »Erweckung« zu Vertrauen und Versöhnung immer noch einen schmalen Spalt offen und die Sehnsucht zum Geliebtwerden nicht vollends erlöschen läßt.

Die Sexualität kann unter solchen Vorgaben kaum einen Bereich der Wonne bedeuten: Wer sich nicht selbst liebt, kann nicht Liebe spenden und sich hingeben.

Die letztlich resultierende Trockenheit des Wesens und des Aufforderungscharakters der Welt schlägt sich im Organischen an Haut und Schleimhäuten nieder. Die Oralität liegt darnieder, angefangen bei den trockenen, rissigen Lippen, über Inappetenz (symbolisch für solche auch auf das Leben), bis hin zu Gastritis (inneres Weinen), Sodbrennen, Übelkeit und Abmagerung. Unter solchen Umständen kann Nahrung nicht gut verdaut werden, so daß Völlegefühl und Obstipation resultieren. Der Morgen bedeutet für den **Natrium-muriaticum**-Menschen nicht Aufbruch zu neuen Ufern, sondern neue Belastung im Lebenskampf ohne Aussicht auf Erkenntnis, daß neues Licht auch Hoffnung bedeutet.

Die größte Schwierigkeit einer Arzneiwahl bereiten **Anorexia nervosa** und **Bulimia nervosa.** Beide Krankheitsbilder besitzen eine Eigendynamik, deren Varianten es zu entschlüsseln gilt. Beiden gemeinsam ist die **schizoide** Struktur, deren Ausprägung jedoch unterschiedlich ist. Zweifellos geht die **Anorexia nervosa** viel konsequenter mit ihrer Abkapselung von der Umwelt um, während die **Bulimia nervosa** noch »Kompromisse« hinsichtlich der Aufrechterhaltung sozialen Bezuges eingeht, ja sich bei ihr dabei gelegentlich sogar **hysteroide** Züge einschleichen. In jedem Fall sind diese Anteile genau zu differenzieren und daraufhin die Arzneien **Aurum, Ignatia, Natrium muriaticum, Lycopodium, Platinum** und **Staphisagria** näher in Augenschein zu nehmen *(s. Tab. 3, S. 67).*

5.2 Der untere Verdauungstrakt

Obwohl der gesamte Verdauungstrakt eine funktionelle Einheit darstellt, so zeigen sich in psychodynamischem Sinne beträchtliche Unterschiede zwischen dem oberen und unteren Bereich, die eine getrennte Betrachtung rechtfertigen, ja notwendig werden lassen.

Von einer geordneten Darmfunktion hängt das Wohlbefinden eines Menschen in nicht geringem Maße ab. Immer dort, wo willentlich oder unwillentlich gesteuerte Vorgänge innerhalb eines Organbereiches aufeinandertreffen, liegt der Keim für eine Störanfälligkeit. Dazu treten die unterschiedlichen Aufgaben der Darmabschnitte und daraus resultierende unterschiedliche Formen von Störungen.

Sichtbarster Ausdruck einer Fehlfunktion des Darmes sind Obstipation und Diarrhö. Dabei vollziehen sich insbesondere Veränderungen der Motilität, des Tonus der glatten Muskulatur, der Sekretion und der Durchblutung, deren emotionale Hintergründe uns im folgenden beschäftigen sollen. Auch bestimmte genotypische Bedingtheiten können beteiligt sein.

Allgemein ist die Funktion der Darmausscheidung für den Menschen unseres Kulturkreises in den Bereich des Unästhetischen gerückt worden, worauf entsprechende Erziehungsmaßnahmen beruhen. Das Kind ist an sich »koprophil«, und eine während der Entwicklung verhinderte Auseinandersetzung bzw. Selbsterfahrung mit dem eigenen substantiellen Körperprodukt kann weitreichende Folgen haben: Hier geht es letztlich nicht um den **Erwerb** von Besitz im **oralen** Sinne, sondern um die **»Verwaltung«** und **Wahrung** eines erworbenen Besitzstandes. So kommt es auch hier zu einer engen Verflechtung von Affektgeschehen und Darmentleerung.

Wenn eine Mutter stolz auf ihren schon im Säuglingsalter stubenreinen Säugling blickt, so wird sie in den meisten Fällen die Folgen davon spätestens in der Pubertät ihres Kindes zu spüren bekommen. Die in Märchen oder Sprachwendungen aufgezeigten Beziehungen zwischen Stuhlgang und Gold, d.h. Geld, weisen unzweideutig auf den Besitzcharakter des Stuhls hin. Wenn der Stuhl zur rechten Zeit und am rechten Ort erfolgt, erfährt das Kind das erste große Lob der Mutter, so daß die Bezeichnung des Stuhls als eine »Bescherung« verständlich wird. Aber auch das

Gegenteil, eine schlechte Leistung, z.B. eine nicht bestandene Prüfung, wird »Durchfall« genannt. Mit dem Stuhlgang verbindet sich auch Aggressivität, was in der Verwendung einer Analsprache und damit Auflehnung gegen Autoritäten zum Ausdruck kommt.
Für Besitz, Leistung und Aggression kann also der Stuhl Symbol darstellen. Man spricht hier vom »**Analen**«.

Krankheitsbilder

5.2.1 Obstipation

Eine chronische Obstipation kann als ein Zurückhalten von Besitz unter verstärkter Innervation der muskulären Darmanteile, als Verteidigungsakt anmuten. Solche Maßnahmen können zu starken Schmerzen aufgrund dieser spastischen Vorgänge führen. Diese Vorenthaltung oder Verweigerung der Hergabe von Besitz bezeichnet man daher als **anal-retentives** Geschehen, das sicherlich auch eine aggressive Note tragen kann. Bei solchen Menschen verwundert es nicht, wenn eine geizige Grundhaltung besteht.
Für eine Verstopfung ist vornehmlich der Dickdarm verantwortlich. Hier ist der Verdauungsprozeß bereits beendet, also die Auswertung des Einverleibten, und es dreht sich eben nur noch um die Frage von Behalten oder Hergeben. Immer dann, wenn natürliche Vorgänge durch zivilisatorische oder andere Einflüsse nicht mehr natürlich erlebt werden können, kommt es zu Funktionsstörungen. In höheren sozialen Schichten treten sie daher verstärkt auf. In der Kindheit findet sich eine Obstipation sehr selten, hingegen schon in Jugendjahren, meist bei Eintritt in das Berufsleben. Das weibliche Geschlecht überwiegt um etwa zwei Drittel das männliche.
Selbstverständlich können hinter einer chronischen Obstipation organische Leiden stehen, wie ein tumoröses Geschehen, eine Hypothyreose oder neurologische Leiden. Wie bei allen psychosomatischen Störungen gilt es auch hier, solche Hintergründe gewissenhaft abzuklären.
Wenn auch eine chronische Obstipation in strengem Sinne nicht als ein Leiden sui generis anzusehen ist und sich häufig aus bestimmten Lebensweisen erklären und ändern läßt, so wird sie häufig zum Wegbereiter anderer Störungen, in erster Linie Kopfschmerzen und Schlafstörungen, wobei die Herstellung eines direkten organpathologischen Zusammenhanges schwer fällt. Häufig heften sich an eine Obstipation falsche Vorstellungen von innerer Vergiftung. Besonders für alte Menschen gewinnt ein geregelter Stuhlgang immer mehr an Bedeutung. Der Wunsch nach Anwendung von Abführmitteln wird daraus verständlich, wodurch die Störung jedoch nur noch verstärkt wird.
Ein chronisch Obstipierter ist somit stets auf seine Gesamthaltung im sozialen Bezug hin zu untersuchen, besonders im Hinblick auf retentive Züge. Obstipierte haben eben einen »**analen Charakter**«. Bei ihnen sind eher Eigensinn, Ordnungsliebe und Sparsamkeit zu finden, die sich zu Intoleranz, Pedanterie und dem schon erwähnten Geiz ausweiten können. Selbst die Sexualität kann davon erfaßt werden,

allerdings eher bei Frauen, und es kommt zu Frigidität bzw. zu Ejakulationsstörungen. Auf Reisen oder in Lagersituationen sind Fauen nicht selten von Obstipation oder sogar Menstruationsstörungen betroffen.
Bei chronisch Obstipierten begegnen wir also Zurückhaltung gegenüber der Umwelt bis hin zu Mißtrauen. **Schizoide** und **zwanghafte** Strukturen dominieren hier mit der ihnen eigenen Abkapselung, Beharrung, Festhalten, also dem Zentripetalen.

5.2.2 Diarrhö

Was der Obstipierte gerne für sich behält, gibt der chronische Diarrhoiker im Überfluß her. Dies kann sich vor allem in Bedrohungssituationen zeigen. Wenn *Wilhelm Busch* sagt: »Jedes legt noch schnell ein Ei, und dann kommt der Tod herbei«, so wird sich in ähnlichem Sinne der Diarrhoiker angesichts einer Gefahr leicht »in die Hosen machen«. In Angst- und Erregungszuständen, z.B. Prüfungssituationen, aber auch beim Gang zum Zahnarzt oder gesellschaftlichen Veranstaltungen wird der Diarrhoiker stets zu spät kommen, da ihn die Toilette zu lange festgehalten hat. Bedrohungen bedeuten Verlust an Liebe oder Zuwendung, die man durch »Geschenke« abzuwenden sucht.
Der Diarrhoiker hat ein schwaches Ich. Er stellt sein Leben zugunsten anderer in den Hintergrund und kann sich nicht die Zeit zur Selbstfindung, zur Analyse seiner eigenen Existenz nehmen, sondern analysiert nur seine Umwelt. Gerade der Dünndarm ist der Abschnitt der Nahrungsanalyse und -auswertung. Bei seinem Versagen wird das Einverleibte für die eigenen Belange ungenutzt durchlaufen. So zeichnet beim Diarrhoiker der Dünndarm für die Fehlsteuerungen verantwortlich, und der chronische Diarrhoiker gehört zur depressiven Charakterstruktur.
Ist das Zusammenspiel von Dünn- und Dickdarm gestört, so drückt sich das in einem häufigen Wechsel von Obstipation und Diarrhö aus. Hinter all diesen Phänomenen ist besonders ein funktioneller Hintergrund zu vermuten, wenn sie schon früh in ein Menschenleben getreten sind. Finden sich Störungen solcher Art erst im fortgeschrittenen Alter, gilt es eher an organische Hintergründe zu denken und diagnostisch dementsprechend vorzugehen.

5.2.3 Colon irritabile

Ein Colon irritabile gilt als eine funktionelle Störung, die erstmalig 1929 von *Jordan* beschrieben wurde. Heute existieren dafür eine Reihe von Synonyma wie Reizkolon, spastisches Kolon, muköse oder membranöse Kolitis, funktionelle Enterokolopathie oder chronische Gastroenterokolitis, was die Unsicherheit in der diagnostischen Einordnung zum Ausdruck bringt.
Das Krankheitsbild ist gekennzeichnet durch intermittierende Schmerzen im Mittel- und Unterbauch, vor allem in der Gegend der linken Kolonflexur. Der Stuhl wechselt ständig zwischen Obstipation und Diarrhö, und es bestehen lästige Flatulenz mit Völlegefühl bis hin zur Roemheld-Symptomatik. Kopfschmerzen, Schwindel und Schlafstörungen kommen dazu.

Aus den beschriebenen Gegebenheiten lassen sich funktionelle Hintergründe ableiten, was durch die »leere« Diagnostik des Gastroenterologen bestätigt wird.
Affektives Geschehen wie Angst und Spannung und der ständige Konflikt zwischen **Festhalten-Wollen** und **Hergeben-Müssen** zeichnen die Ich-schwachen Kranken aus. Sie werden nicht müde, die Ursache ihrer Beschwerden in der Außenwelt zu suchen. So werden ständig neue Nahrungsanteile verantwortlich gemacht und sämtliche existierende Diätkonzepte erprobt oder ideologisiert, ohne dauerhaften Erfolg. Reformhäuser profitieren von diesen Patienten. Mahlzeiten anläßlich eines Urlaubs oder eines unverhofften Treffens mit alten Freunden lassen nicht nur alle Beschwerden plötzlich vergessen, sondern sonst schwer Verträgliches mit einem Male ungestört im Leib »verhallen«.
Eine Über-Bewußtheit im Hinblick auf die meist bald im Anschluß an Mahlzeiten auftretenden Beschwerden tragen in »phobischem« Sinne oft zur Verstärkung der Symptomatik bei.

5.2.4 Colitis ulcerosa/Morbus Crohn

Wenn auch diese beiden Krankheitsbilder nicht identisch sind und ihre anatomische Lokalisation unterschiedlich ist, haben sie so viele Gemeinsamkeiten, daß sie als eine funktionelle Einheit zusammen abgehandelt werden können. Ein Colon irritabile geht praktisch nie in eines dieser beiden Krankheitsbilder über.
Die Colitis ulcerosa gehört schon lange zu den psychosomatisch am besten untersuchten und wissenschaftlich gesicherten internistischen Erkrankungen. Wenn diese Erkenntnisse in der Ärzteschaft besser bekannt wären und berücksichtigt würden, könnte die therapeutische Erfolgsbilanz besser aussehen. Noch viel zu häufig wird zu Immunsuppressiva, Sulfonamiden oder gar dem Skalpell gegriffen und damit die Chance verpaßt, durch Anwendung psychotherapeutischer und somatischer Regulationsmaßnahmen weitgehende Remissionen, wenn nicht gar Heilungen zu erzielen.
Ähnlich wie beim Asthma bronchiale wird hier das Immungeschehen als dominierender Faktor angesehen. Dabei wird wohl vergessen, daß gerade diese Prozesse auch psychodynamisch begründet sein können, wenn nicht fast immer sind. So kann man in diesem Zusammenhang auch von einer »seelischen Allergie« sprechen. Das fortgeschrittene Krankheitsgeschehen stellt in jedem Falle ein psychosomatisches »Konglomerat« dar, zu dem sich konstitutionelle Stigmata und äußere Einflüsse - am ehesten durch die Ernährung - gesellen.
Für die Entwicklung des Leidens werden heute nach allgemeiner wissenschaftlicher Ansicht überwiegend oder zumindest ebenbürtig psychische Anteile verantwortlich gemacht. Wenn der Volksmund vom »Schleimer« oder gar »Schleimscheißer« spricht, so trifft er damit die Mentalität eines auf Zuwendung und Anerkennung Angewiesenen. Unter Opferung des eigenen Ichs versucht dieser, sich »lieb Kind« zu machen. Der Verlust von Schleim und des Lebenssaftes Blut bringt neben der somatischen Bedingtheit Angst zum Ausdruck und zeigt Hilflosigkeit zur Verwirklichung der eigenen Persönlichkeit.

Die neurotische Fehlentwicklung wird auch hier der depressiven Struktur zugeordnet mit vorherrschend **infantilen, oral-narzißtischen** Zügen. So werden personale und sachliche Objektverluste zur besonderen Belastung und als narzißtische Kränkung erlebt. Mit dem Selbstwertgefühl und der »inneren Sicherheit« steht es nicht zum besten, so daß solche Objektverluste im Sinne einer Versuchungssituation auch zu aggressiven Triebwünschen führen können (»Frustrationsaggression«).
Um nicht Anerkennung und Zuwendung aufs Spiel zu setzen, müssen solche Feindseligkeitsgefühle aber unterdrückt werden. Dieses Abwehrverhalten kann sich schließlich gegen die eigene Person richten, eine spezielle psychische Variante von Autoaggression und damit eine Parallele zur Einstufung der Kolitis in die Gruppe der Autoaggressionskrankheiten, d.h. der Autoimmunprozesse. Beweise für eine kausale Korrelation solcher somatischen und psychologischen Kategorie können zwar noch nicht geliefert werden, aber die Zusammenhänge sind recht auffallend. Die Kranken sind erschöpft und erleben dies psychefern als körperliches Geschehen mit zeitlich korrelierenden Kolitisschüben.
Je nach Schweregrad finden wir pseudo-unabhängige oder manifest-abhängige Kolitiskranke, wobei erstere bis zu einem gewissen Grade ihre oralen Wünsche teilweise abzuwehren vermögen und eher beim M. Crohn zu finden sind.
Objektverlust, narzißtische Störung und Aggressionsabwehr führen zu depressiver Stimmungslage, emotionaler Labilität und somatischer Manifestation, die durch Bewußtwerdung der sich ständig wiederholenden Schübe eine Verschlimmerung erfahren.
Ein besonderes Charakteristikum des Kolitis-Kranken ist eine Aussparung der Fähigkeit zur Introspektion oder Selbstreflexion und damit verbunden ein Unvermögen, Gefühle an sich wahrzunehmen bzw. sie zu äußern. Das erschwert den Kontakt zum Patienten und die Erhebung seiner Krankheitsdaten erheblich. Sein Augenmerk richtet sich vielmehr auf rein Körperliches, das von ihm in hypochondrischer Form in den Vordergrund gestellt wird. Weiter verfügen diese Kranken über einen relativ geringen Wortschatz und eine gewisse Einförmigkeit ihres Gedankenablaufs. Es resultiert eine seelische Leere. Man bezeichnet diese Wesensform als *Alexithymie* (griech. ἀλέξησις; ϑυμός Abwehr des Gemüthaften).
Besonderes Augenmerk muß auf die Beziehung zur Mutter gerichtet werden, da diese Kranken häufig unter dominierenden, aber selbst unsicheren Müttern aufwuchsen, die sie als Stütze an sich banden. Eine Verhinderung der Verselbständigung unter Unterdrückung eigener Ansprüche ist die Folge, es resultiert ein Abhängigkeits-Unabhängigkeits-Konflikt.

Therapie

Während beim oberen Verdauungstrakt das Orale in allen seinen Bezügen im Mittelpunkt stand, gilt es nun, das Anale in seiner Symbolik für eine gezielte Arzneiübersetzung zu berücksichtigen. Im folgenden werden zunächst wieder die pflanzlichen Arzneien vorgestellt.
Obstipation und Diarrhö stellen bei der Arzneisuche gute Orientierungsmarken zur Unterscheidung zwischen *Behalten(-wollen)* und *Geben(-müssen)* und damit zwi-

schen mehr *schizoider/zwangsneurotischer* und *depressiver* Struktur dar. So sollen sie deshalb getrennt vorgestellt werden. Beginnen wir mit Arzneien, in deren Symptomenbild die Obstipation vorherrschend ist.

Arzneibilder

Nux vomica (Nux-v.)

Die Schwerpunkte dieser Arznei liegen im oberen Verdauungstrakt, gleichzeitig hat sie jedoch ebenso eine starke Affinität zu allem Geschehen im Bereiche des Darms. Das **Oral-Kaptative** als Impulsgeschehen und Symbol für Leistung und Beherrschen-Wollen wird hier komplettiert durch **Anal-Retentives,** also eine Abwehrbildung, was die Besitzproblematik verstärkt: Dem **Nux-vomica**-Typ geht es nicht allein um den Erwerb von Besitz, sondern auch um seine Bewahrung. Die Stagnation im gesamten Darmbereich duch Spastizität mit allen ihren Folgen bringt dies zum Ausdruck. Obstipation, Meteorismus, Flatulenz und Hämorrhoidalleiden lassen sich daraus zwanglos ableiten; die schon geschilderte Lebensweise trägt dazu bei. Hier setzen sich also bei der vornehmlich **neurotisch-depressiven** Grundstruktur reaktiv **schizoide** Züge durch. **Obstipation** wird also in »guten« Zeiten des **Nux-vomica**-Typs vorherrschen. Nur in »schlechten« Zeiten, wo Zuwendung der Umwelt auf dem Spiele steht, wird er auch zum Durchfall neigen können.

Bryonia (Bry.)

Bryonia ist gekennzeichnet von der ausgeprägten Trockenheit ihres Wesens, die sich auch im Darm niederschlägt. Daß auch hier Verstopfung vorherrscht, wird nicht verwundern. Dazu tritt der besondere Hang zur Besitzverwaltung und die Furcht vor Verarmung. Versagen die eigenen Möglichkeiten, werden Ängste auch Durchfälle hervorrufen.

Lycopodium (Lyc.)

Diese Arznei ragt aus der Fülle homöopathischer Arzneien heraus. Sie ist ein Polychrest und durch ihre besondere Einflußnahme auf den Fett- und Eiweißstoffwechsel sowie ihre Affinität zur Leber ein Konstitutionsmittel, zumal auch fünf Fettsäuren der Lycopodiumkapsel zu den körpereigenen des Menschen gehören. Die indifferente Verwendung des puderähnlichen Inhalts der Sporenkapsel von Apothekern vergangener Zeiten zur Verhinderung des Verklebens selbst gefertigter Arzneipillen hielt *Hahnemann* nicht davon ab, auch hierin – ähnlich dem Kochsalz – geheimnisumwobene Arzneikräfte zu vermuten.
Zähigkeit und **Schwäche** sind besondere Charakteristika dieses Arzneibildes und ein Ebenbild der Pflanzengattung, die sich zwar von einem Riesenbaum zu einem winzigen Kraut zurückentwikkelte, jedoch über Jahrmillionen erhielt. Diese Gegensätzlichkeit zieht sich als besonderes Charakteristikum durch das gesamte Wirkungsbild der Arznei. So ist der **Lycopodium**-Typ kaum berechenbar, was sich auch in seiner Präsenz in allen vier Strukturen kundtut *(s. Tab. 3, S. 65).* Schon das Mißverhältnis zwischen Ober- und Unterkörper kennzeichnet rein äußerlich diese Widersprüchlichkeit, die sich auch im Wesen dieses Arz-

nei-Typs wiederfindet. Es ist bestimmt durch Heiterkeit und Depression, Lachen und Weinen, Verlangen nach Einsamkeit, aber gleichzeitig der Wunsch, jemanden zur freien Verfügbarkeit um sich haben zu müssen, Selbstbewußtsein und Mangel an Selbstvertrauen, Gefügigkeit und Aggressivität mit Zorn.
Ein weiteres Wahrzeichen dieser Arznei ist Verlangsamung aller Prozesse als Zeichen der Schwäche. Das breite Stoffwechselgeschehen kann davon nicht verschont bleiben, angefangen beim Hirnstoffwechsel bis zu den Bereichen vegetativ-animalischer Funktionen.
Der **Lycopodium**-Typ fühlt sich nach all diesen Vorgaben selten sicher, sondern wird von Existenzängsten geplagt, ist hochgradig hypochondrisch und mißtrauisch.
Die strukturelle Einordnung ist schwierig. Die Wechselhaftigkeit des Wesens äußert sich vornehmlich in einer Ambivalenz zwischen **schizoiden** und **depressiven** Zügen. Ersteren wird durch **hysteroide** Durchbrüche besonders Ausdruck verliehen, letztere werden eher durch **zwangsneurotische** Absicherungen »unterstützt«. Hinter einer »harten Schale« verbirgt sich ein »weicher Kern«.
In der Sexualität spiegelt sich ebenso Gegensätzliches zwischen Anspruchshaltung und Vermögen. Auch wird die Ambivalenz zwischen den genannten **schizoiden** und **depressiven** Haltungsmustern eine harmonische **Du**-Beziehung kaum zulassen.
Der untere Verdauungstrakt wird von der Schwäche und Verlangsamung des Stoffwechselgeschehens, besonders des Leber-Galle-Systems betroffen sein, so daß Obstipation mit erheblichem Meteorismus und Flatulenz unter Auftreibung des Leibes das Darmgeschehen diktiert und damit das **Nicht-hergeben-Wollen** oder **-Können** symbolisiert. Das mürrische Wesen des mit sich nicht zufriedenen Menschen bekommt durch die vielen Mißempfindungen körperlicher Art ständig neue Nahrung, so daß er fortwährend klagt.

Silicea (Sil.)

Silicea ist ein aus gestaltloser gasförmiger oder flüssiger Materie erstarrter Körper, ein Kristall (griech. krystallos = Quarz). Der aus Quarz bestehende Bergkristall ist wegen der Fülle wunderschöner Kristallisationen als Amethyst, Topas, Jaspis, Heliotrop oder Opal zum Symbol jeglicher Formwerdung geworden.
Silicea findet sich in der vierten Gruppe des **Periodischen Systems der Elemente** als Nachbar von Kohlenstoff. Der Bedeutung des Kohlenstoffs für die organische Welt entspricht die von **Silicea** für die anorganische. 87% der Erdkruste und 60% bis 90% des Bodens sind Silikate. Der Kreis schließt sich, wenn wir bedenken, daß alles Organische auf diesem Boden gedeiht. So enthalten alle Lebewesen, Pflanze, Tier und Mensch, besonders dort **Silicea,** wo es auf Widerstandskraft und gestaltgebendes Moment ankommt, sowohl ein statisches für Oberflächengewebe als auch eine mehr dynamische Widerstandsfähigkeit für das Bindegewebe einschließlich des retikuloendothelialen Systems, das einen reichlichen Gehalt an **Silicea** aufweist. Was Eisen für das rote Zellsystem ist, ist **Silicea** für das weiße.
Übertragen wir all diese Vorgaben der Natur auf den Menschen, so sehen wir in **Silicea** wieder ein Konstitutionsmittel ersten Grades. Der Kranke, der **Silicea** benötigt, leidet letztlich an

einer assimilativen Störung für **Silicea.** Eine **Silicea**-Konstitution begleitet ihren Träger von der Wiege bis zur Bahre. Es handelt sich um zarte, asthenische, blasse, kalte und trockene Menschen, was sich ebenso im Geistig-Seelischen ausdrückt. Der **Silicea**-Typ ist ängstlich bescheiden, mild und geduldig. Er ist sehr mitfühlend mit anderen, auch mit Tieren. Die allgemeine Schwäche führt im Zusammenhang mit dieser geistig-seelischen Konstellation dazu, daß der **Silicea**-Mensch seine hohe Intelligenz nicht nutzen kann. So wird er zu einem »Mitläufer«, er paßt sich stets allen und allem an und hat wenig Selbstvertrauen. Er geht den Weg des geringsten Widerstandes und hat gelernt, mit seinen Kräften Haus zu halten, was er mit Berechnung und Pedanterie erreicht.

Wieder begegnet uns hier eine **depressive** Struktur, jedoch mit nicht wenigen **zwangsneurotischen** Anteilen. Letztere verweisen auf Unsicherheit und den Halt, den dieser zarte, sensible Typ unbedingt zum Bestehen des Lebens braucht und der ihn hier und da befähigt, sich gegen Ausnutzung, auch Widerspruch, zu wehren.

Für die Sexualität gilt hier: »Der Geist (und die Seele) ist willig, aber das Fleisch ist schwach.« Dennoch wird nichts unterlassen, den geliebten Partner nicht zu enttäuschen – unter Erkaufung eigenen körperlichen und seelischen Schmerzes.

Der untere Verdauungstrakt unterliegt auch deshalb der Einflußsphäre von **Silicea,** weil er durch die erwähnte Trokkenheit besonders charakterisiert ist. Daraus und aus der Schwäche resultiert Obstipation. Sie drückt aber auch das **retentive** Verhalten aus, also das Haushalten-Müssen mit dem Besitz und den eigenen Kräften. Das für **Silicea** so charakteristische Zurückschlüpfen des herausgepreßten Stuhls symbolisiert sehr anschaulich das **Hergeben-Wollen,** aber nicht **-Können,** vielleicht auch nicht **-Dürfen.** Daß so ein Mensch nicht auch noch Kälte gebrauchen kann, weder atmosphärisch noch im mitmenschlichen Bezug, bedarf wohl keiner großen Erklärung.

Alumina (Alum.)

Neben **Silicea** ist **Alumina** ein namhafter Vertreter der Erdkruste. In Form einer Symbiose, d.h. als Aluminiumsilikat, spielen beide als Kernbestandteil des Lehms eine große Rolle für den Wasserhaushalt der Erde. Diese wasserbewahrende Funktion übt **Alumina** auch im tierischen und pflanzlichen Organismus aus. Wo diese regulierende Kraft versagt, dominiert die Trockenheit, die sich wohl im Sinne einer Verwertungsstörung wie ein roter Faden auch durch das Arzneimittel **Alumina** zieht. *Hahnemanns* Prüfungsprotokolle mit 1160 Symptomen von **Alumina** stehen unter dem Oberbegriff der Trockenheit. Nicht nur die Haut, sondern vor allem auch die Schleimhäute sind von der Sekretarmut und den stechenden, nadelgefühlartigen Schmerzen betroffen. Wasser kann nicht gehalten werden. Ebenso können Gedanken nicht gehalten werden, was sich in einem schlechten Gedächtnis kundtut. Sogar das eigene **Ich** kann nicht gehalten werden, was sich in der Selbstmordneigung des **Alumina**-Typs ausdrückt.

In der Sphäre des Unbewußten finden sich Träume von Diebstählen, worin sich die Furcht ausdrückt, das, was einem gehört, nicht halten zu können. Hier klingt eindeutig wieder die Besitzproblematik an; somit finden sich **anal-**

retentive Züge. So nimmt es nicht Wunder, daß **Alumina** - ebenso wie **Silicea** - eine zentrale Arznei zur Behandlung von Obstipation ist. Die Schwäche, die auch **Alumina** auszeichnet, ist wesentlich ausgeprägter und erfaßt ganz besonders die geistige Sphäre. Insofern stehen **Alumina** wesentlich weniger Abwehrmöglichkeiten zur Verfügung als **Silicea.** Der helle, wache Geist von **Silicea** ist hier nicht vorhanden, vielmehr Stumpfheit und Trägheit.
Die Bestimmung der Struktur von **Alumina** bereitet Schwierigkeiten. Dennoch dürfte hier eher eine **schizoide** Struktur angenommen werden, da die Selbstbewahrung stark im Mittelpunkt steht, wovon auch die Sexualität betroffen ist.
Trockenheit also des Wesens und des Körpers symbolisieren mit Haut und Schleimhäuten wiederum die Kontaktschwäche und Unbeweglichkeit im sozialen Bezug. Auch hier bedeutet Kälte und der herannahende Tag eine Verschlechterung aller Funktionen.

Alle bisher genannten Arzneien des unteren Verdauungstrakts, besonders aber **Silicea** und **Alumina,** haben uns mit ihrem Wirkungseinfluß auf den Darm besonders plastisch die symbolische Problematik des **Hergeben-Müssens** und **Behalten-Wollens** vorgeführt und auch die enge Verbindung zur Regulierung des Wasserhaushaltes aufgezeigt. Diese Vorgänge spielen sich bekanntlich überwiegend im Kolon ab. Die Bahnung der **Obstipation** geschieht jedoch schon in höheren Darmabschnitten des Dünndarms. Das gilt ebenso für die Diarrhö, mit der wir uns nun beschäftigen wollen.
Gemäß naturgesetzlicher Polarität herrscht auch im Darm »Ebbe« und »Flut«.
Kent nennt für die Behandlung der **Diarrhö** über zweihundert Arzneien. Im folgenden soll jedoch nicht diese Fülle der organaffinen Arzneien dargestellt werden, unter denen sich beispielweise **Podophyllum** (Maiapfel), **Aloe** (Aloeblättersaft), **Rheum palmatum** (Rhabarber) oder gar **Mercurius solubilis** (von *Hahnemann* speziell aufbereitetes Quecksilber) befinden, auch wenn sie in vielen akuten Krankheitsstadien oder angesichts vorherrschender einseitiger organischer »Produkt«-Äußerung wirkungsvoll sein können. Hier werden nur zwei Arzneien betrachtet, in denen wieder die Symbolik einer **chronischen Diarrhö** und speziell die zweier Krankheitsbilder sui generis sichtbar wird: **Argentum nitricum** (Höllenstein) und **Arsenicum album** (Arsen). Auch hier steht es dem Leser frei, den beschriebenen Arzneien unter Anwendung der zu fordernden Kriterien weitere Arzneien mit ähnlicher Spezifität an die Seite zu stellen.

Argentum nitricum

Vor *Hahnemann* war die arzneiliche Verwendung von Silber und seinen Salzen unbekannt. Er demonstrierte hier besonders anschaulich die Effektivität und die Folgen seiner mechanischen Arzneibearbeitung während des Potenzierungsprozesses, bei dem es zur Umwandlung der unlöslichen Substanz (Silber) in eine kolloidale Lösung kam.
Argentum nitricum ist ein Salz und besser geprüft als Silber. Ein großer Teil des Arzneibildes stammt aus der Toxikologie. Der Silberanteil ist möglicherweise eher verantwortlich für die Wirkung auf das zentrale einschließlich des vegetativen Nervensystems, der Nitritanteil mehr für die auf die Schleimhäute. Nervensystem und Schleimhäute, hier

besonders des Magen-Darm-Trakts, sind die Hauptwirkungsebenen dieses Salzes und weisen damit besonders die »Kompetenz« dieser Arznei für die gegebene Thematik aus.

Argentum nitricum ist wiederum ein Konstitutionsmittel mit einer Typenprägung: abgemagerte Menschen von blassem und gealtertem Aussehen, geschwächt, wenig belastbar. Es sind feinsinnige, sensible und leicht erregbare, impulsive Neurastheniker. Allgemeine Unruhe bis hin zu hochgradig phobischen Zuständen, schließlich möglicher Entgleistung der Hirnfunktionen mit geistigen Fehlleistungen oder gar Wahnideen zeichnen den **Argentum-nitricum-Typ** aus. Auf der einen Seite ist er verschlossen, schwermütig, oft teilnahmslos und apathisch, auf der anderen kann er reizbar sein und zornig werden.

Die strukturelle Einordnung kann uns das Verständnis dieser Arznei erleichtern. Der **Argentum-nitricum**-Mensch ist primär schwach, er ist auf Hilfe der Außenwelt angewiesen. Er hat kein Selbstbewußtsein, ist hochgradig ängstlich und allem Neuen gegenüber sehr zurückhaltend. Wir können demnach **depressive** und **zwangsneurotische** Anteile erkennen, deren jeweiliges Vorherrschen die Vielseitigkeit der psychischen und körperlichen Merkmale dieser Arznei verstehbar werden lassen. Nur in der erwähnten geistigen Entgleisung kann es zur Entwicklung **schizoider** Stigmata kommen.

Die besondere Achse zwischen Psyche und Darmtrakt äußert sich in ganz besonderer Weise anläßlich unerwarteter oder Ereignisse, die das Leistungsvermögen des **Argenum-nitricum**-Menschen übersteigen bzw. denen er sich nicht gewachsen fühlt. Dann kommt es zu unstillbaren Diarrhöen, die die Erwartungsangst zum Ausdruck bringen und den »Besitz« opfern lassen *(s. S. 101 ff)*. Schließlich konstruiert dieser Mensch in phobischer Manier viele Formen von zu erwartendem Unheil, worin sich seine Ohnmacht quasi verselbständigt und schließlich sogar den Realitätsbezug verlieren kann. Die Schwäche, die Angst, der Schwindel und das Zittern liegen alle auf dieser Ebene der Unsicherheit, die nach Geborgenheit und Berechenbarkeit verlangen. So verwundert es nicht, daß **Argentum nitricum** alle möglichen Praktiken zu seiner Absicherung er-findet, Aberglauben zugänglich wird oder Trost in Selbstverwöhnung durch reichlichen Genuß von Süßem sucht, das ihm wiederum nicht bekommt. Es entsteht also ein buntes Bild von aktiven und passiven Verhaltensweisen zur Weltbewältigung.

Arsenicum album (Ars.)

Wenn wir »**Arsen**« hören, denken wir schnell an Gift und seine reichliche Erwähnung in Schlagzeilen der Presse oder sogar in Dichtung und Prosa.

Auch die Homöopathie profitierte neben den Ergebnissen der Arzneiprüfungen von diesen toxikologischen Erkenntnissen, deren Wirkungsbreite kaum einen Körperbereich ausspart und eine dementsprechende Vielfalt in seinem Arzneibild erwarten läßt, zumal **Arsen** auch als lebensnotwendiges Spurenelement fast im ganzen Organismus präsent ist und deshalb nichts anderes als ein Polychrest sein kann. Ähnlich **Argentum nitricum** werden auch von **Arsenicum album** unter anderem die Schleimhäute und das Nervensystem besonders erfaßt. Die Dosis-Wirkungs-Beziehung kann selten eindrucksvoller präsentiert werden als bei Arsen. Nicht selten erhielten früher Rennpferde für den Wettlauf zur Leistungssteigerung

Arsen. Auch beim Menschen kann in Stadien körperlichen Verfalls durch dieses »Gift« noch einmal neue Vitalität angeregt werden.
Arsenicum album hat mit **Argentum nitricum** die allgemeine Unsicherheit im Lebensbezug gemein. Während **Argentum nitricum** primär seine Sicherheit durch sozialen Kontakt zu erreichen versucht und dafür auch zu Opfern bereit ist, verfolgt der **Arsenicum**-Typ seine Ziele in egoistischer Manier. Dabei geht er berechnend und planend vor bis hin zu perfektionistischen Praktiken, die ihn schließlich zu einer zwanghaften Lebensweise führen. Alle Bereiche des Daseins werden in diesen absichernden, schutzverheißenden Zyklus einbezogen und führen zu Freudlosigkeit, Trockenheit des Wesens, Mißtrauen, einseitiger Lebenseinstellung und damit zur Unfreiheit. Dieser Lebensstil ist strapaziös, verschleißt Kräfte, so daß es bald zu Erschöpfung mit existentieller Angst kommt, vor allem Todesangst, die schließlich alles Tun und Denken beherrscht. Dann erst ist der **Arsenicum**-Mensch der Zuwendung zum Nächsten aus der existentiellen Gefährdung und Not heraus fähig.
Aus allem wird deutlich, daß hier die **zwangsneurotische** Struktur mit **schizoiden** Zügen dominiert und erst in fortgeschrittenem Stadium der »Ohnmacht« – wenn alles »brennt« – appellativ **depressive,** ja sogar **hysteroide** Züge hervortreten können.
Dieses Nagen an der Seele eines Menschen, der sich selbst stets der Nächste sein will, ergreift auch seinen Körper. Im Zusammenhang mit unserer Thematik können wir in den kolitischen »Eruptionen«, den unstillbaren Durchfällen, sowohl den Preis für selbstsüchtige Handlungen »absichernder« Einverleibungen, als auch die – zu späte – Einsicht der Pflicht zu Opfern dem Nächsten gegenüber erkennen und darin die **depressive** Phase dieser Arznei.

Argentum nitricum und **Arsenicum album** repräsentieren damit am treffendsten die Psychodynamik der beiden verwandten Krankheitsbilder **Colitis ulcerosa** und **M. Crohn** *(s. S. 102 ff.),* wobei – ohne Anspruch auf Absolutheit – auch in dieser Reihenfolge eine bevorzugte Zuordnung beider Arzneien zu diesen beiden chronischen Leiden erfolgen kann. Je mehr jedoch das organische Geschehen sich sekundär »autonom« verselbständigt bzw. die psychogene Mitverantwortung mehr und mehr in den Hintergrund tritt desto eher werden dann organotrope Arzneien anhand vorherrschender Symptomatik zum Einsatz kommen, z.B. **Mercurius sublimatus corrosivus** (Quecksilberchlorid), das im Gegensatz zu **Mercurius solubilis** eine besonders ausgeprägte Wirkung auf den Dickdarm besitzt.

Asa foetida (Asaf.)

In einem steten Wechsel von Obstipation und Diarrhö drückt sich das **Colon irritabile** aus *(s. S. 102 ff.).* Dies bedeutet eine ständige Ambivalenz zwischen **Behalten-Wollen** und **Hergeben-Müssen** und damit depressive Merkmale aufgrund einer hochgradigen Ich-Schwäche. Unsere Arzneiwahl wird sich deshalb schwierig gestalten, obwohl polare Gegensätze aufgrund unterschiedlicher reizdynamischer Ausgangspositionen ein häufiges Charakteristikum homöopathischer Arzneibilder darstellen.
Wegen dieses charakteristischen Wechsels der Darmfunktion gilt **Asa foetida** als eine Art Spezifikum für diese funktionelle Störung des Darmes.

Wenn auch die **depressive** Struktur hier nicht mehr ins Auge fällt, sondern **hysteroide** Verhaltensweisen, so deuten diese appellativ auf die Unentschlossenheit eines eher unmündigen, infantilen Charakters, der ebenso um die Anerkennung im sozialen Bezug ringt. Die »Revolution« im Leibgeschehen - in Analogie zur »Revolution« der **depressiven** Struktur *(s. S. 26)* - mit Spastizität und dem Wechsel von **Obstipation** und **Diarrhö**, das **Globusgefühl** und das ständige **Aufstoßen** haben etwas Protesthaftes und Hilfloses zugleich an sich, das den Einsatz dieser Arznei beim **Colon irritabile** durchaus rechtfertigt, wenn der Patient die entsprechenden Charakteristika bietet.

Im übrigen können wir Bezug nehmen auf einige Arzneien des oberen Verdauungstrakts, da auch sie in ihrer ihnen eigenen Spezifität ambivalente Konflikte auszutragen haben und diese u.a. sich in einem **irritablen Kolon** ausdrücken können: **Nux vomica, Natrium muriaticum** und **Pulsatilla.**

6 Kopfschmerz und Migräne

Krankheitsbild

Das Phänomen Schmerz war von jeher eine der größten Herausforderungen für die Medizin. Über kaum einen Bereich wurde so viel gesprochen, geschrieben, gerätselt, philosophiert, psychologisiert oder »pädagogisiert« wie über den Schmerz. Dementsprechend umfangreich und vielgestaltig hat sich im Laufe der Medizingeschichte auch das therapeutische Repertoir entwickelt, jedoch fast ausschließlich in Form einer Symptomenbekämpfung.

Zur Diagnostik: Der Kopfschmerz ist eine ganz spezielle Form von Schmerz. Obwohl die strenge Unterscheidung von Kopfschmerz und Migräne nicht überall auf der Welt so getroffen wird, rechtfertigt die Spezifität der Migräne mit ihren Charakteristika ihre gesonderte Rolle im Kopfschmerzgeschehen.

Es kann nicht Aufgabe dieses Buches sein, den Kopfschmerz in seiner Komplexität abzuhandeln. Wenn wir inzwischen auch wissen, daß der chronische Kopfschmerz überwiegend funktioneller Natur mit einem hohen psychodynamischen Anteil ist, so hat dennoch jeder dementsprechenden Therapie eine moderne Diagnostik vorauszugehen. Der akute Kopfschmerz dominiert meist noch bei solcher diagnostischen Inanspruchnahme *(Abb.4)*.

Abb. 4 **Diagnostik bei Kopfschmerz**

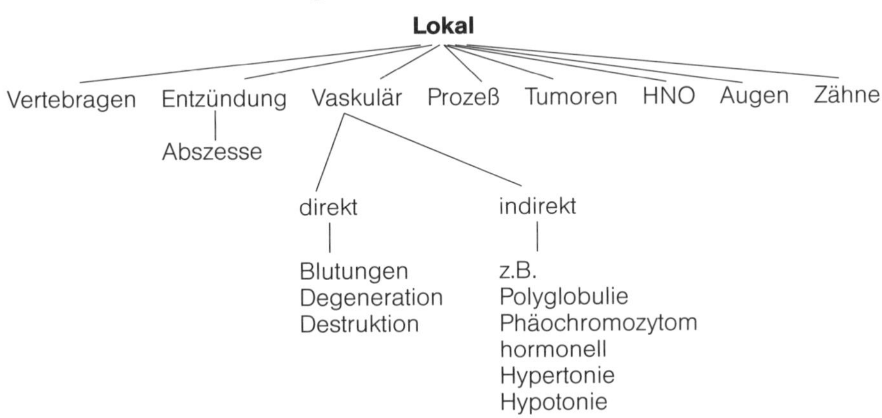

Merke:
- eher Akutgeschehen
- eher Dauerkopfschmerz
- meist gleichbleibende Lokalisation
- Auftreten eher in höherem Lebensalter
- Cave: neurologische Symptome

Therapie
- häufig symptomatisch (allopathisch)
- homöotherapeutisch anhand vorherrschender Symptomatik

Heyck (1975) weist darauf hin, daß anläßlich von Kopfschmerzen die Diagnose »Migräne« zu häufig gestellt wird, während in Wahrheit der vasomotorische Kopfschmerz (Cephalaea vasomotoria) zwei- bis dreimal häufiger auftritt. Wichtig scheint auch die Abgrenzung eines einseitigen Schläfenkopfschmerzes der Migräne von einem Bing-Horton-Syndrom, das allerdings überwiegend Männer befällt, während die Migräne eine Domäne des weiblichen Geschlechts ist, wie überhaupt bei chronischen Kopfschmerzen Frauen deutlich überwiegen.
Die Diagnose »Migräne« sollte nur gestellt werden, wenn folgende Kriterien erfüllt sind:
Anfallsweise auftretende, meist - aber nicht immer - einseitige Kopfschmerzen, periodisches Auftreten von Kopfschmerzanfällen, Übelkeit oder Erbrechen im akuten Stadium, Flimmerskotome, familiäre Belastung sowie Beginn in der Pubertät oder schon in der Kindheit.

Therapeutischer Notstand

Beim Kopfschmerz werden heute vornehmlich - neben physikalischen Maßnahmen - Analgetika, Mutterkornalkaloide, Betablocker, Calciumantagonisten, Serotonin-Antagonisten, Hormone, Kortikoide, Psychopharmaka und als neueste Attraktion Sumatriptan (Imigran) eingesetzt. Toxische Effekte, tachyphylaktische Tendenzen und schmerzprogrammierende bzw. -verstärkende Wirkungen sind der Preis. Es verwundert deshalb nicht, wenn der mündige Patient nach Alternativen Ausschau hält. Der Medizinhistoriker *Schipperges* (1978) bestätigt dies:
»Vielleicht klagen wir zu Recht über eine zunehmende Medikalisierung des öffentlichen Lebens, die letzten Endes alle Segnungen der Heilkunst verkehrt hat und uns eine Medizin beschert hat, die zwar dem Leben neue Jahre geben konnte, ohne nun auch den Jahren neues Leben zu schenken.«
Der chronisch-rezidivierende Kopfschmerz gehorcht jedenfalls auf Dauer solchem Vorgehen nicht. Schmerz ist ein ganzheitsmedizinisches Problem und deshalb auf Dauer nur einer Therapie der Person zugänglich. Insofern ist die Homöopathie mit ihrem Therapieprinzip und ihrem **Nil nocere** dafür besonders prädestiniert. Dennoch hat sie bei der Behandlung von Schmerz auch Probleme, vor allem in bestimmten akuten und bedrohlichen Krankheitszuständen.
Der Kopfschmerz ist zu einem sozialmedizinischen und volkswirtschaftlichen Problem ersten Ranges geworden. 70 % aller Schmerzkranken sind Kopfschmerzpatienten. Ungefähr jeder zehnte Erwachsene in der Bundesrepublik Deutschland leidet an Kopfschmerzen, und Kopfschmerzleidende stellen etwa 5 % der Kranken einer Allgemeinpraxis. Zu Beginn der achtziger Jahre dieses Jahrhunderts wurde sogar eine »Internationale Gesellschaft zur Bekämpfung des Kopfschmerzes« gegründet.
Die Behandlung des chronischen Kopfschmerzes stellt an Arzt und Patient hohe Anforderungen hinsichtlich Einsicht, Verständnis und Geduld. Der homöopathische Arzt versucht in das komplexe Geschehen durch höchste Individualisierung Licht für seine daraus abzuleitende spezifische Arzneiwahl zu bringen. Gerade beim Kopfschmerz unterscheidet er sich darin aber kaum mehr vom Vorgehen schulmedizinischer Spezialisten. Das Anamneseschema von *Heyck* bestätigt dieses in eindrucksvoller Form.

Äußere Umstände der Schmerzauslösung

Hahnemann weist in §§ 4 u. 5 Org. auf die sehr wesentlichen Hintergründe der Lebensführung und Umstände hin, die zunächst betrachtet werden sollten, ehe man sich an den schwierigen Akt der Arzneisuche begibt. So schreibt er in § 4:

> »Er (der Heilkünstler, Anm. d. Verf.) ist zugleich ein Gesundheit-Erhalter, wenn er die Gesundheit störenden und Krankheit erzeugenden und unterhaltenden Dinge kennt, und sie von den gesunden Menschen zu entfernen weiß.«

Weiter heißt es in § 5:

> »Als Beihülfe der Heilung dienen dem Arzte die Data der wahrscheinlichsten Veranlassung der acuten Krankheit, so wie die bedeutungsvollsten Momente aus der ganzen Krankheits-Geschichte des langwierigen Siechthums, um dessen Grundursache, die meist auf einem chronischen Miasm beruht, ausfindig zu machen wobei die erkennbare Leibes-Beschaffenheit des (vorzüglich des langwierig) Kranken, sein gemüthlicher und geistiger Charakter, seine Beschäftigungen, seine Lebensweise und Gewohnheiten, seine bürgerlichen und häuslichen Verhältnisse, sein Alter und seine geschlechtliche Funktion, usw. in Rücksicht zu nehmen sind.«

Diese Anweisungen *Hahnemanns* sollten sicherlich bei allen und vor allem bei den in diesem Buch abgehandelten Krankheitsgeschehen Beachtung finden, beim Kopfschmerz jedoch besondere Bedeutung genießen.
Heute werden Nahrungsmittel häufig mit allen möglichen chemischen Substanzen aufbereitet. Gerade beim chronischen Kopfschmerz sollte man deshalb auf Besuche chinesischer Restaurants, deren Speisenangebot u.a. Natriumglutamat enthält, verzichten. Auch sollte man Nahrungsmittel meiden, die Natriumnitrit enthalten, wie Hot dogs, sowie solche, die freie Fettsäuren und Tyramin enthalten, wie bestimmte Käsesorten oder Schokolade und – nur mit wenigen Ausnahmen – auf Kaffee verzichten. Die genannten Substanzen können zum Teil zur Freisetzung von Serotonin aus Thrombozyten führen. Der dadurch verursachte Kopfschmerz ist

Abb. 5 Veranlassungen bei Kopfschmerz

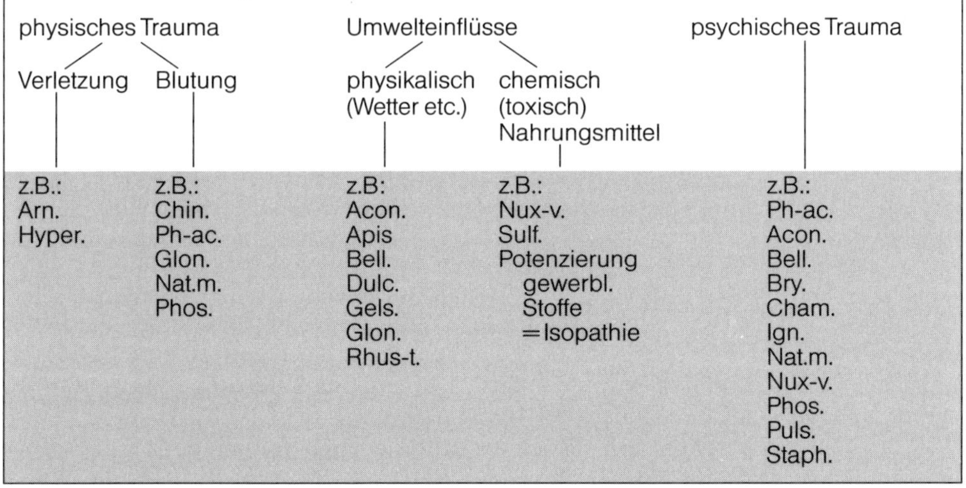

durch Meidung der Auslöser am schnellsten und einfachsten auf den Weg der Heilung zu bringen. Mit anderen Veranlassungen nebst einigen Arzneiangaben aus dem Bereich der sogenannten bewährten Indikationen *(s. Abb. 5)* ist das nicht so einfach. Aber auch Veranlassungen können nur unter Berücksichtigung des Gesamtbildes eines Krankheitsgeschehens, besonders konstitutioneller Gegebenheiten, für eine Arzneiwahl berücksichtigt werden.

Psychodynamik des Kopfschmerzes

Der vasomotorische Spannungskopfschmerz und die Migräne werden schon lange zu den psychosomatischen Krankheiten im engeren Sinne gerechnet, so daß es nun an der Zeit ist, sich mit ihren Hintergründen, speziell ihrer Symbolik, zu befassen und damit einen Weg zu weisen, der zu einem wesentlich tieferen Verständnis des Kopfschmerzes und einer dementsprechend gezielteren homöopathischen Arzneiwahl führen kann *(s. auch Abb. 6;* mit einigen sehr häufig in der homöopathischen Literatur angegebenen Arzneien).

Wie erwähnt, ist Angst für die Seele gleichbedeutend mit Schmerzen für den Körper. Der Schmerz hat - wie auch die Angst - insbesondere eine Wächterfunktion und bedeutet Warnung vor Gefahr. Dieses Prinzip funktioniert in vielen Variationen allerorts »rund um die Uhr«. Zum Glück entziehen sich nur selten bestimmte regionale Prozesse dieser Gesetzlichkeit, und dann leider mit möglichen tragischen Folgen. Aber auch das Gegenteil kann der Fall sein, da Schmerz auch zur »Gewohnheit« werden kann. Eine erniedrigte Reizschwelle ver-führt zum ver-frühten »Alarm«. So etwas tritt anläßlich bestimmter Umwelt-Konstellationen auf. Der Schmerz wird dann **Mittel zum Zweck** und damit realitätsferner.

Der Kopfschmerz ist das illustrativste Beispiel dafür. Hier verbinden sich die beiden Kräfte *Angst* und *Schmerz,* also wieder Seelisches mit Körperlichem. Das anatomische Substrat dieses Vorganges ist das Hirngefäßsystem, speziell dessen motorischer Anteil, seine Wandmuskulatur. Muskulatur ermöglicht - mit willentlicher Steuerung - sichtbar Kommunikation mit der Außenwelt, der ungleich größere Bereich muskulärer Aktivität untersteht jedoch unwillkürlichen, meist unsichtbaren vegetativen Automatismen. Hirnaktivität und Gefäßinnervation unterliegen hier also auch psychischen Einflüssen.

Vegetative motorische Überaktivität bedeutet Krampf, Spasmus, und unterbricht damit den freien Fluß innerhalb des Gefäßsystems. Das unphysiologische, disharmonische Verhältnis zwischen Enge und Weite des Lumens erzeugt schließlich den Schmerz.

Neben organismisch bedingter Eigengesetzlichkeit stehen übergeordnete Veranlassungen konstitutioneller und psychodynamischer Natur.

Der Volksmund hat es von jeher verstanden, ohne spezielles Fachwissen die Dinge beim rechten Namen zu nennen. So hat er gerade für das Kopfweh eine Fülle symbolischer Formulierungen parat, die uns recht unkompliziert eine Spur zum Verständnis dieser Plage der Menschheit weisen können:

Wie oft haben wir schon den »Kopf geschüttelt« über jemanden, der »kopflos« gehandelt hat, sich den »Kopf verdrehen« ließ, mit dem »Kopf durch die Wand«

wollte, den »Kopf verloren« hatte, und den bewundert, der einen »kühlen Kopf bewahrt« hatte, oder den bedauert, der sich ständig den »Kopf zerbrach«.
Hier trifft insgesamt eine Diskrepanz zwischen Anspruch und Vermögen zutage. Anspruch an sich selbst oder von seiten der Gesellschaft kollidiert mit triebhaften Regungen. Der Geist wird konfrontiert mit »animalischen« Kräften. Hinter diesem Akt steht wieder das Bedürfnis nach *Sicherheit* und *Sinnhaftigkeit* eigener Existenz. Ist ein harmonisches Zusammenspiel zwischen Geist und Seele nicht gewährleistet, kommt es zu Fehlverhalten und schließlich zum somatischen Äquivalent.
Bei diesen Kopfschmerz-Kranken hat sich im Laufe ihrer Entwicklung ein starkes Über-Ich entwickelt, und sie versuchen, die Welt über Leistung mit Ehrgeiz, Beharrlichkeit, Pflichterfüllung, Pedanterie bis zum Perfektionismus unter Zurückstellung eigener Ansprüche zu erobern. Solange die Kräfte reichen, funktioniert diese Form der Lebensbewältigung. Sobald aber diese »sykotischen« Verhaltensweisen erlahmen, kommt es zu Zeichen der Überforderung und schließlich zu Existenzängsten, die den Konflikt zwischen *Denken* und *Trieben* in Form aufgestauter Aggressionen und Frustrationen als Antwort auf den dauernden Verzicht zutage treten lassen.
Während uns im Bereich des Magen-Darm-Trakts die Symbolik von *Geben* und *Nehmen* in gleich hohem Maße begegnete, steht beim Kopfschmerz das *Nehmen* im Vordergrund und der Spasmus als Symbol für »anales« Geschehen im Sinne von *Zurückhalten, Vorenthaltung, Nicht-hergeben-Wollen* oder *-Können,* also *retentive* Züge. Dieser Spannungs-Kopfschmerz ist dementsprechend häufig von Obstipation begleitet. Daran beteiligen sich eine Ambivalenz zwischen *schizoiden* und *depressiven* sowie *zwangsneurotische* Merkmale. *Spasmus* im Sinne von *Spannung* bringt aber auch Unsicherheit zum Ausdruck.

Abb. 6 Chronischer Kopfschmerz: Hintergründe und Arzneiwahl

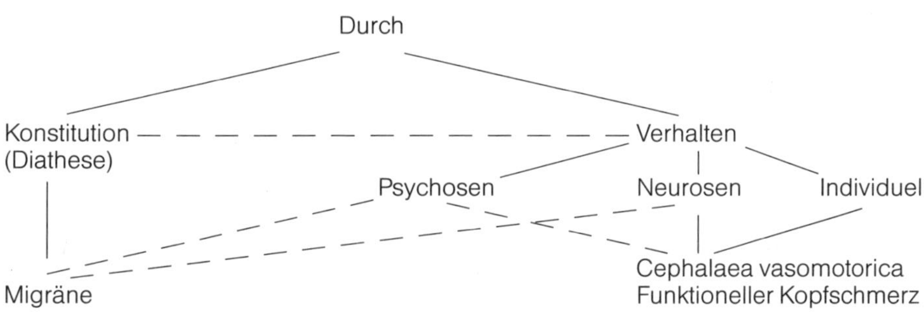

z.B.	z.B.
Arg.-n.	Ph-ac.
Bell.	Gels.
Cimic.	Arg.-n.
Cycl.	Ign.
Gels.	Nat. m.
Iris	Nux-v.
Spig.	Puls.

Das notwendige »biologische« Pendant, die *Lysis,* bedeutet hier *Loslassen-Müssen, -Wollen* oder *-Können.* Das Erbrechen, dem dann meist die Befreiung vom Kopfschmerz folgt, ist ein anschauliches Beispiel für diesen Prozeß einer Lysis.
Der beobachtete »Sonntags-Kopfschmerz« bzw. die »Sonntags-Migräne« oder der Kopfschmerz zu Ferienbeginn weist auf eine veränderte Innervation der Gefäßmuskulatur unter den Zeichen von Entspannung nach anstrengender Arbeit. Solches Geschehen kann auch als Folge eines schlechten Gewissens aufgrund des an sich selbst gestellten hohen Leistungsanspruchs aufgefaßt werden. Hierher gehört auch die ebenso beschriebene »Montags-Migräne«. *Migräne* und *Spannungskopfschmerz* überschneiden sich hier.
Bei der Migräne als Sonderform des Kopfschmerzes können neben den bisher geschilderten psychischen Merkmalen auch *hysterische* Verhaltensweisen mit nicht zu übersehender appellativer Note auftreten. Sie weisen auf häufig begleitende sexuelle Konflikte. Die vertretene Ansicht, der Migräneanfall könne als die Verlagerung des Orgasmus in den Kopf aufgefaßt werden, soll in diesem Zusammenhang nicht unerwähnt bleiben. Zumindest muß dieser Bereich menschlichen Daseins bei diesem Leiden mitberücksichtigt werden.

Therapie

Es wurde betont, daß die Behandlung von Schmerzen generell an Arzt und Patient hohe Ansprüche stellt, da Schmerz ganz besonders auch eine Frage der persönlichen Einstellung zu ihm ist. Die Toleranzschwelle stellt sich also ganz unterschiedlich dar und schließt die Erfahrungen des Arztes im Umgang mit dem Schmerz beim Interaktionsprozeß zwischen ihm und dem Hilfesuchenden ein.
Der Kopfschmerz stellt in vieler Hinsicht eine besondere Belastungsprobe für beide dar, und wer hier den »Kopf verliert«, kann schnell zum Opfer dieses Kräftespiels werden.
Nach Berücksichtigung aller möglichen Hintergründe der Lebensführung im Sinne der §§ 4 und 5 des Organon hat sich das homöotherapeutische Vorgehen nun vornehmlich auf die wesentliche Unterscheidung eines akuten vom chronischen Kopfschmerz zu konzentrieren.
Der akute Schmerz, einschließlich des Anfallsgeschehens der Migräne, wird nicht selten eine Überforderung für eine schnelle und effektive Homöotherapie sein. Der akute Kopfschmerz zwingt in seiner Intensität und Plötzlichkeit, besonders bei organischem Hintergrund, den Arzt zu schnellem Handeln. In solchen Notsituationen wird er kaum in der Lage sein, eine gezielte homöopathische Anamnese vornehmen zu können, zumal sein Patient ihm bei der Spezifizierung der Arzneiwahl durch persönliche Angaben kaum behilflich sein kann. Nur in den seltensten Fällen vermag ein erfahrener homöopathischer Arzt anhand eher objektiver, physiologischer, organotroper, also wenig individueller Daten mit Arzneien aus dem Bereich der bewährten Indikationen Hilfe zu leisten (s.o.). Schmerzqualität, äußerer Aspekt, zirkadiane Rhythmik, Veränderungen durch äußere Beeinflussungen oder Begleitumstände werden dabei in Anspruch genommen, jedoch selten verläßliche Weggefährten zum Therapieerfolg sein. Die Fülle der angegebenen Arzneien führt

zur Qual der Wahl. Unter ihnen ragen **Belladonna, Coffea, Cyclamen, Glonoinum, Iris versicolor, Magnesium phosphoricum, Sanguinaria, Spigelia** und **Verbascum** heraus. Ihre Wirkprinzipien bzw. ihre Schwerpunkte im organotropen Bezug können den einschlägigen homöopathischen Arzneimittellehren entnommen werden. Häufiger wird jedoch in solchen Notsituationen einer allopathischen Behandlung der Vorzug gegeben werden.
Das Schwergewicht homöopathischer Erfolge wird eher auf der Seite des chronischen Kopfschmerzes liegen, wo sich das homöopathische Prinzip echter Individualisierung besser entfalten kann. Dafür wird es neben der Berücksichtigung der Charakteristika des Schmerzes bzw. des Anfallsgeschehens der Migräne die Intervalle zur Aufarbeitung aller Hintergründe des Schmerzgeschehens einschließlich konstitutioneller Hintergründe nutzen, zumal auch die weitgehende Uniformität eines Migräneanfalls einer individuellen Behandlung wenig Raum läßt. So kann die zeitliche Korrelation einer Migräne mit der Menstruation nicht mehr als Sonderlichkeit eingestuft werden, da eine solche bei ca. 95 % aller Migränepatientinnen vorhanden ist.
Im Band 1 des Repertoriums von *Kent* wird nicht nur eine unübersehbare Zahl von Arzneien gegen den Kopfschmerz aufgeführt, sondern der Kopfschmerz auch als Paradebeispiel zur Einführung in die Repertorisation herangezogen. In einer perfektionistischen Katalogisierung, für die sich kein anderes Krankheitsgeschehen so eignen würde, wird die Arzneisuche zu einem labyrinthären Akt »degradiert« und den einzelnen Rubriken spitzfindig Priorität eingeräumt. Das Charakteristische der Arznei selbst wird dabei zwangsläufig in den Hintergrund gedrängt, auch wenn man sich bei diesem Prozeß auf Ergebnisse von Arzneiprüfungen beruft. Die Widersprüchlichkeiten innerhalb der einzelnen Rubriken sprechen für sich. Dieses Vorgehen ist jedenfalls das schlechteste Beispiel für einen geraden Weg zum Simile. Es kann nur Irrtum und Resignation bewirken. Das Repertorium kann und darf nichts anderes als ein Hilfsmittel zweiter Ordnung sein, das der Arzneispezifität zu dienen hat und nicht zum Selbstzweck werden (s.o.).

Arzneibilder

Die folgenden Arzneien stellen wiederum eine repräsentative Selektion der Arzneien dar, die besonders anschaulich die Psychodynamik und Symbolik des Kopfschmerzes besitzen. Dabei werden Arzneien im Vordergrund stehen, bei denen das **retentive** und **sykotische** Moment in irgendeiner Form charakteristisch ist. Krampf bzw. Spasmus wird hier nicht durch physikalische Einflüsse erzeugt, wie das bei den meisten der Akutmittel der Fall ist, sondern aufgrund ihres psychodynamischen Hintergrundes. In dieser höheren Schau für eine Arzneiwahl liegt wohl das Geheimnis des homöotherapeutischen Heilerfolges beim chronischen Kopfschmerz.
Es werden mehrere Arzneien vorgestellt, die schon im vorausgegangenen Kapitel behandelt wurden und deren retentives Moment sich auch in anderen Organbereichen äußern kann. Sie unterscheiden sich trotz des gemeinsamen **retentiven** Merkmals durch ihre verschiedene strukturelle Zugehörigkeit.

Auf *Seite 83* haben wir allgemeine Anweisungen zur Arzneidosierung gegeben. Wegen der besonderen Schwierigkeit der Behandlung chronischer Schmerzen im allgemeinen und des chronischen Kopfschmerzes im besonderen sollen hier nochmals die wesentlichsten Punkte herausgestellt werden:
Bei der Dosierung haben wir zum einen das Schmerzgeschehen selbst, seine Akuität oder Chronizität und zum anderen den Typ des Schmerzträgers zu berücksichtigen. So sollten wir dem akuten Schmerz mit den eher organotropen Arzneien in häufigeren Gaben und Potenzen zwischen D 6 und D 12, dem chronisch-rezidivierenden Kopfschmerz unter Berücksichtigung der Typenprägung nur mit hohen Potenzen begegnen.
Zur Vermeidung verschlimmernder Reaktionen kann man auch – angepaßt an den Intensitätsgrad des Schmerzgeschehens – beim akuten Kopfschmerz von vornherein mit einer C 30 (aufgelöst in einem Glas Wasser) in stündlichen Abständen behandeln, beim chronischen Kopfschmerz dagegen sich täglicher LM-Potenzgaben von der LM 1 bis zur LM 6 oder noch höher bedienen.

Gelsemium (Gels.)

Wir wollen mit dieser pflanzlichen Arznei beginnen, weil sie in besonders anschaulicher Form die psycho-physiologischen »Verflechtungen« für die Entstehung von Kopfschmerzen darbietet: Sie übt einen starken Einfluß auf das zentrale und vegetative Nervensystem aus. Das Erfolgsorgan dieses Einflusses ist vornehmlich die willkürliche und unwillkürliche Muskulatur.
Gelsemium ist kein Mittel der Plötzlichkeit, sondern alles geschieht in einer gewissen Trägheit. Der Gelsemium-Typ ist kontaktarm, wenig hingabefähig und fürchtet sich vor allem Ungewohntem und Neuem. Dahinter steht große Unsicherheit, was in Schwindel, besonders aber Zittern zum Ausdruck kommt. Angesichts unvorhergesehener Ereignisse reagiert er jedoch spontan: Die Furcht davor erzeugt hochgradige Diarrhö. Hier werden dann **retentive** Haltungen aufgegeben und das **Loslassen** bevorzugt. Bis dahin herrschte das **Festhalten,** das **Nicht-hergeben-Wollen.** Dieses **Sich-Verschließen** ergreift vor allem die Gefäßmuskulatur und führt zur Spastizität mit allgemeiner Gefäßdysregulation: Hitze im Kopf bei kalten Extremitäten. Daraus resultiert auch die Hitze und Sonnenüberempfindlichkeit, aber auch die gegenüber Tabakrauch und Bewegung.
Schizoide und **zwangsneurotische** Merkmale prägen also das Bild. Die Besserung der Schmerzen durch Harnflut kann, ebenso wie die Diarrhö, als **Lysis** durch Öffnung und **Loslassen** aufgefaßt werden. Die Besserung durch alkoholische Stimulanzien wird nur über die Überwindung der Unsicherheit verständlich, die jedoch im Sinne eines Circulus vitiosus durch neuen Kopfschmerz, besonders nach Wein, erkauft werden muß.

Colocynthis (Coloc.)

Weder **Gelsemium** noch **Colocynthis** erschienen in der *Tabelle 3 (S. 67/68).* Beide Arzneien zeichnen sich aber durch ihre enge Beziehung zwischen Psyche und Schmerz aus.
Colocynthis hat eine besonderen Bezug zum peripheren Nervensystem und über dieses zur Muskulatur aller Hohlorgane, besonders des Abdomens, und demnach wiederum zum Schmerzge-

schehen. Die Voraussetzung zur Induktion von Spastizität ist jedoch gegenüber **Gelsemium** eingeengter und bezieht sich hier auf die glatte Muskulatur des Gefäßsystems.

Der **Colocynthis**-Typ ist leicht beleidigt, verträgt keinen Widerspruch. Er wird schnell ärgerlich, gereizt, schließlich aggressiv und zornig. Dieses äußert er in demonstrativer Weise und verrät damit seine **hysterische** Struktur. Die schließliche Somatisierung in Form des Krampfgeschehens weist die appellative Note als Zeichen letztlicher Schwäche seiner Persönlichkeit aus und das **Anal-Retentive** des Spasmus die Unverbindlichkeit des dahinterstehenden **Hysterikers,** der Halt und Erleichterung durch Druck auf die Schmerzzonen sucht, und mit seiner Embryonalposition während des Schmerzanfalls die Infantilität seines Wesens zum Ausdruck bringt. Der schließliche Durchfall stellt auch hier Entlastung und – vorübergehende – Entlassung aus dem Netz der eigenen Unvollkommenheit dar, womit auch der Kopfschmerz dann meist verschwindet.

Die relative Plötzlichkeit, mit der sich das alles meist abspielt, und die nicht so tiefe charakterliche Fixierung dieser Arznei erfordert ein eher organotrop verstandenes Vorgehen und eine danach ausgerichtete Dosierung *(s. S. 83).*

In dieses Verständnis des Schmerzgeschehens von **Colocynthis** fügen sich gut die drei Arzneien **Chamomilla, Nux vomica** und **Bryonia** ein, mit deren Schwerpunkten wir uns nun befassen wollen.

Chamomilla (Cham.)

Diese jahrhundertelang vertraute Pflanze aus der Volksheilkunde mit ihrem Ruf als Besänfterin beunruhigter Schleimhäute belehrt uns bei ihrer näheren Betrachtung schnell, daß dieser Schein trügt. Nicht nur die Dosis ist es, die sie zur »Bestie« machen kann, sondern die Spezifität ihres vornehmlichen Wirkungsansatzes am zentralen, peripheren und vegetativen Nervensystem. Der Schmerz steht damit auch hier im Mittelpunkt des Geschehens, in seiner Dramatik ist er jedoch kaum mit anderen Arzneien vergleichbar. Die Toleranzschwelle für das Ertragen von Schmerzen ist hier extrem niedrig, und deshalb wird frühzeitig die Umwelt in die Qual der Auseinandersetzung mit der Geißel Schmerz einbezogen.

Wie bei **Colocynthis** haben wir es auch hier mit einer **hysterischen** Struktur zu tun, deren Drang zur Selbstdarstellung jedoch wesentlich größere Ausmaße erreicht. Nicht nur Kinder gebärden sich auffällig theatralisch, sondern besonders Frauen regredieren gerne bei dieser Leidensprüfung in infantile Verhaltensweisen. Hinter allem steht wiederum hochgradiger Ärger und Zorn, sogar gegen die eigene Person, mit Protest gegen das auferlegte Los, ohne sich klar darüber zu werden, daß man selbst den Hauptanteil dazu beigetragen hat. Eine ständige Unruhe begleitet das ganze Geschehen, dessen Höhepunkte in der Nacht besonders anschaulich nicht allein die Hilflosigkeit, sondern auch den Wunsch zur Erregung von Aufmerksamkeit kundtun.

Nux vomica (Nux.-v.)
Bryonia alba

Wenn wir nun erneut **Nux vomica** und **Bryonia** begegnen, so geschieht das wegen des **retentiven** Anteils ihres Wirkungsbildes. Das **Behalten-Wollen** von Besitz, das sich bei ihnen im Darmtrakt symbolisch durch Spastizität und Obsti-

pation auswies, erfaßt beim Kopfschmerz ihr Gefäßsystem. Der Kopfschmerz dieser beiden Arzneien ist deshalb fast immer von Obstipation begleitet. Ihr Ärger und Zorn sind weitere Wegbereiter zur Spastizität ihrer Gefäßmuskulatur, und die reizbeladene Lebensweise von **Nux vomica** trägt das Ihre dazu bei.
Nux vomica und **Bryonia** »zerbrechen« sich auf ihre Weise den Kopf. Während bei **Nux vomica** das Geltungsstreben einer *depressiven* Struktur alles Sinnen und Trachten beherrscht, geht es bei **Bryonia** um die existentielle Absicherung eines *Zwangsneurotikers.* Der Morgen muß deshalb für beide angesichts der vor ihnen liegenden neuen Belastungen die unerfreulichste Tageszeit für ihren Kopfschmerz sein, der deshalb nur in Ruhe von allem Entlastung und Erleichterung findet.

Ignatia (Ign.)

Ignatia, die weibliche Variante von **Nux vomica,** erfährt angesichts ihres ewigen Problems im Lebenskampf, nämlich ihres Ringens um Anerkennung, ebenso eine Irritation der Gefäßinnervation. Im Krampfgeschehen drückt sich der ewige *Verzicht,* das *Bewahren-Wollen* der »wenigen Habe« an Zuwendung, aber auch ihre gehemmte Aggression aus. Die Verschlimmerung des Kopfschmerzes am Morgen, durch seelische Belastungen oder Kälte, und die Empfindlichkeit gegenüber Reizeinflüssen, wie Tabakrauch und Alkohol, schließen auch hier den Kreis der Überforderung, aber auch Abwehr lustbetonter Versuchungen eines hier betont *depressiv* strukturierten Menschen.

Pulsatilla pratensis

Pulsatilla hat mit **Ignatia** die Verzichtbereitschaft der *depressiven* Struktur gemein. Wenn die Enttäuschung auf wiederholte Abweisung oder aber ein schwerer Objektverlust **Pulsatilla** trifft, wird auch sie von Kopfschmerzen erfaßt werden können. Wir werden daneben dann meist auch Störungen der Magen-Darm-Funktion vorfinden, bei Enttäuschungsfolgen eher Obstipation, bei Objektverlusten Diarrhö.

Natrium chloratum (muriaticum)

Haben uns bisher nur Pflanzen auf dem Wege zur therapeutischen Erfassung des Kopfschmerzes begleitet, sollen nun noch einige mineralische Substanzen angeführt werden.
Der schon erwähnte »omnipotente« Radius von **Natrium muriaticum** erfaßt die Hirnaktivität und das Kreislaufsystem. Die Verschlossenheit der *schizoiden* Variante von **Natrium muriaticum** bedeutet *Zurückhaltung, Vorenthaltung, Reserve* und unterbricht den freien Fluß der sozialen Kommunikation. Ärger und Enttäuschung diktieren hier die Grundstimmung in besonders hohem Maße.
Das somatische Äquivalent des Spasmus erfaßt nicht nur das Hohlorgan des Magen-Darm-Traktes, sondern auch das Gefäßsystem. Die notwendige Folge ist der Kopfschmerz, dessen Maxima am Morgen und Verstärkung durch Hitze, Sonne, aber auch durch Kälte oder Koitus unser inzwischen geschultes psychosomatisches Verständnis nicht mehr überraschen werden.

Argentum nitricum
Arsenicum album (Ars.)

Diese beiden Arzneien liefern für den Kopfschmerz nur den zwangsneurotischen Anteil ihres Wesens, wo es noch um Bewahrung und Bewachung ihrer Sicherheit durch angstbesetzte Verschlossenheit gegenüber der Umwelt geht. Hier werden vorsichtig alle »Schotten dicht gemacht«; man zerbricht sich ständig den Kopf um die eigene Sicherheit mit dem Ausmalen möglicher Katastrophen, bevor man aus Schwäche und Angst aufgibt und in **depressiv**-strukturierter Manier die Schleusen öffnet (Diarrhö). Häufig verschwindet dann der Kopfschmerz.

Acidum phosphoricum (Ph.-ac.)

Diese Säure hat sich einen Namen gemacht für den Kopfschmerz besonders Kinder und Jugendlicher, die unter Leistungsdruck stehen, sei es aus Überforderung oder eigenem Unvermögen. Hier klingt das Problem der Schwäche heraus, das die Säuren in der homöopathischen Materia medica fast alle auszeichnet.
Mit ihrer besonderen Affinität zum zentralen und peripheren Nervensystem gehört auch die **Phosphorsäure** zum engeren Kreis wirksamer Arzneien gegen den Schmerz, speziell den Kopfschmerz. Dieser Schmerz trägt den Charakter eines reaktiven Geschehens, denn die Folge geistiger Überanstrengung kann zum Minderwertigkeitsgefühl und zur sekundär melancholischen Grundstimmung führen. Aber auch eine daraus resultierende gesundheitliche Anfälligkeit kann in Form eines Circulus vitiosus somatopsychisch wiederum zur Induktion von Kopfschmerzen führen.
Hierfür können auch genetische Faktoren verantwortlich sein. Säuren »benehmen« sich wie »Haptene«, sie »suchen« die Verbindung zu einem »Du«, mit dem sie einen neuen Werdungsprozeß »erleben« und zu einer neuen tieferen Funktion geführt werden. Dort, wo dieser Prozeß – aus welchen Gründen auch immer – ausbleibt, oder unvollkommen funktioniert, herrscht reagible Schwäche. Ein solches Wesen hat damit von vornherein eine ungünstigere Ausgangsposition für das Bestehen des Lebenskampfes, besonders angesichts der vielseitigen Rolle, die die **Phosphorsäure** im Stoffwechselgeschehen spielt.
Das Ausmaß der Folgen dieser Verhältnisse hängt von der Um-Welt ab, in die ein solches Wesen hinein-geboren wird. Wie im Organischen **Säfte-Verluste,** müssen im Seelischen **Objekt-Verluste** zu einer schweren Belastungsprobe werden, die entweder mit Bewahrung des geringen eigenen Potentials, also Zurückhaltung, oder mit appellativer Opferung der letzten Kräfte beantwortet wird.
Schizoide und **depressive** Verhaltensmuster treten hier also in Konkurrenz. Erstere sind mit ihrem **retentiven** Zug am Kopfschmerz beteiligt, letztere werden bei vorauszusehender Erschöpfung die Oberhand gewinnen und sich in der Produktion von Durchfällen zu erkennen geben, womit sie die Lysis und damit die Befreiung vom Schmerz einleiten. Zu diesem »Luxus« des Verzichts auf körpereigene Produkte mittels »Obsiegen« **depressiver** Merkmale ist von allen Säuren nur die **Phosphorsäure** fähig und weist damit auch ihre Sonderstellung im Hinblick auf Regenerationskraft unter diesen aus, was sie ihrer **Phosphor**-Herkunft zu verdanken hat. Dieses aktive Prinzip der **depressiven** Struktur tritt im betonten »sozialen«

Bezug hervor, auch in einem stärkeren Geschlechtstrieb, ver-führt aber wiederum zur Vernachlässigung der begrenzten körperlichen Kräfte, womit sich der Kreis dann schließt.

Lycopodium (Lyc.)
Silicea (Sil.)

Die Zusammenführung einer Pflanze mit einem Mineral kann die übergeordnete Wesensverwandtschaft homöopathischer Arzneien verdeutlichen. Der **retentive** Anteil ihres Wesens verbindet diese beiden Arzneien in Bezug zum Kopfschmerz. Beide versuchen mit ihrem begrenzten Kraftpotential berechnend hauszuhalten. Festhalten eigener Substanz und des Erreichten mittels **zwangsneurotischer** Merkmale ist die Devise als Kompensation zur sowohl geistig-seelischen wie auch körperlichen Schwäche. Die bei beiden herrschende Obstipation bringt dieses Festhalten in der Spastizität zum Ausdruck, die auch das Gefäßsystem des Schädels erfaßt mit der Folge von Kopfschmerzen. Diese Schmerzen symbolisieren die existentielle Enge und Not, aber auch den Kampf und Willen um Bewahrung der eigenen Sicherheit.
Die differentialdiagnostische Prüfung beider Arzneien wie auch die der zuvor geschilderten »Paare« muß anhand der ausführlichen Arzneibild-Darstellungen in diesem Buch und den einschlägigen Arzneimittellehren erfolgen.

Sulfur (Sulf.)

Sulfur gilt in der Homöopathie als »Mädchen für alles« und wird dementsprechend häufig eingesetzt. *Hahnemann* inthronisierte den Schwefel zum Herrscher über Gedeih oder Verderb, indem er ihm Vollmacht zur Ausmerzung des Erbübels der Menschheit, der **Psora,** dieses »tausendköpfigen Ungeheuers«, verlieh.
Hahnemann »vergaß« für eine Weile über der Faszination von Sulfur seine Simile-Regel und predigte eine Art antibiotisches Denken, das er mit **Thuja** gegen die **Sykose** und **Mercurius** gegen die **Syphilis** zu komplettieren suchte, bis er sich selbst zum Richter über dieses »Sakrileg« machte und es schnell zugunsten seiner Simile-Regel zu korrigieren suchte. Dennoch steckt der Glaube an die Omnipotenz dieser Arznei bis heute in allen Jüngern *Hahnemanns*, und die Selbstkritik hinsichtlich der Einhaltung der Simileregel läßt häufig zu wünschen übrig.
Angesichts dieser Gegebenheiten verwundert es sicherlich, wenn der Schwefel in diesem Buch erst jetzt – und dazu »nur« beim Kopfschmerzsyndrom – angesprochen wird. Allerdings hat sich in der Tat bisher keine günstigere Gelegenheit zum Kennenlernen des Wesens dieser Arznei geboten.
Der Schwefel ist Bestandteil einer Fülle anorganischer und organischer Verbindungen im Erdreich, in der Pflanze, im tierischen und menschlichen Organismus. Seine Schlüsselstellung in letzterem erklärt sich aus seiner Präsenz in Hormonen, Ko-Enzymen, als Bestandteil von Aminosäuren und damit vieler Eiweißverbindungen und somit fast aller Gewebearten. Leber und Haut spielen bei der Verstoffwechselung des Schwefels eine zentrale Rolle. Der Wirkungsausübung des Schwefels im Gesamtorganismus sind deshalb kaum Grenzen gesetzt. Dementsprechend vielgestaltig sind auch die Interpretationen der Schwefelwirkungen, deren Unterschiedlichkeit von der Art der Einflußnahme auf den menschlichen Orga-

nismus sowie von individuellen Konstellationen, speziell der reagiblen Ausgangslage abhängt.

Eine homöopathische Schwefelmedikation kann beispielsweise nicht mit der Anwendung schwefelhaltigen Quellwassers verglichen werden, da in der Homöopathie das substantielle Moment zugunsten eines physikalisch-energetischen Wirkungsvorganges in den Hintergrund tritt. Aus der Tatsache, daß manche Menschen während eines Kuraufenthaltes in einem Schwefelbad plötzlich Qualen aller Art erleiden und mit wesentlich verschlechtertem Befinden heimkehren, ist jedoch einer sogenannten konstitutionell bedingten Eigenheit der Reaktionsweise abzuleiten, die wir kaum mit uns geläufigen Parametern erklären können. Wir sprechen allenfalls von einer »allergischen Reaktion«, womit wir noch nicht viel klüger sind. Nur die Homöopathie vermag uns kraft ihrer Arzneimittelprüfungen am Gesunden zu den Menschen führen, bei denen es zu einer solchen allergischen Reaktion kommen muß.

Schwefel gilt als eine der am besten geprüften Substanzen der homöopathischen Materia medica, woran sich auch die Erfahrungen aus der Toxikologie beteiligten. Er wird also dort am tiefgreifendsten wirken, wo er – im Sinne der Simileregel – auf ein ihm adäquates Terrain aufgrund konstitutionell bedingter Gegebenheiten bzw. Störungen trifft.

Im Mittelpunkt steht beim Schwefel die **Oxydationshemmung** der gesamten Stoffwechselvorgänge mit einer Anhäufung bestimmter Zwischenprodukte, die sich in erster Linie am Nerven- und Gefäßsystem auswirken. Stagnation vieler Organfunktionen, eine allgemeine Anfälligkeit und Reaktionsschwäche für Belastungen aller Art sind die Folge, und der **Sulfur**-Patient ist meist ein chronisch kranker.

Wie danach nicht anders zu erwarten, ist der Schwefel ein Polychrest: Sein Einfluß äußert sich auf der organotropen, funktionellen und personotropen Seinsebene. Der Kopfschmerz ist auf der organotropen Stufe von der Beeinflussung des venösen Gefäßsystems betroffen, wo es zur Stagnation des Rückflusses kommt. Auf der funktionellen Ebene kommt es zu einer Irritation des gesamten vegetativen Nervensystems mit einem Wechsel zwischen **Sympathikotonie** und **Vagotonie.** Auf der personotropen Ebene steht uns entweder ein eher adipöser, erethischer, cholerischer Plethoriker mit rotem Hochdruck, sympathikotonen Zügen und noch herrschender körperlicher Aktivität oder ein schon verbrauchter, ungepflegter, hagerer, müder, eher melancholischer Vagotoniker gegenüber, dessen Vitalität zu wünschen übrig läßt, wobei Mischtypen die Klassifizierung erschweren.

Sulfur gilt als Vertreter **psorischer** Hemmnis: Nicht nur die gewebliche Reagibilität, sondern auch der soziale Bezug stagniert. In der erethischen, sympathikotonen Variante setzt der Sulfur-Typ die noch herrschende Aktivität zur Selbstdarstellung durch Skurrilitäten aller Art ein, womit er Aufmerksamkeit auf sich zieht, ohne jedoch ein echtes Bedürfnis nach mitmenschlicher Zuwendung zu haben. Im verbrauchten vagotonen, eher passiven Stadium kapselt er sich gänzlich von der Umwelt ab, und »verwaltet« nur noch sich selbst.

Die Unverbindlichkeit seiner Verhaltensweise ist ein Charakteristikum der **hysterischen** und **schizoiden** Struktur, von denen der **Sulfur**-Typ in unterschiedlicher Verteilung gekennzeichnet ist. Diese Dichotomie der Typenprägung gehört zum Wesen von **Sulfur,** so daß wir diese Arznei schwer einordnen können. Gerade damit hängt vielleicht sogar ihr (zu) häufiger Einsatz zusammen.

Sulfur als *Hahnemanns* »Repräsentant« gegen die **Psora,** d.h. im weitesten Sinne gegenüber Schwäche, kann – streng genommen – nicht generell mit dem Arzneibild von **Sulfur** in Einklang gebracht werden, da in diesem zu viel Dynamik enthalten ist, sowohl körperlich als auch geistig. Die geweblichen Aktivitäten, derer sich die Homöopathen bei der Anwendung als »reinigendes« Zwischen- oder Reaktionsmittel so gerne bedienen, belegen dies. Auch die **schizoiden** und **hysterischen** Anteile der psychischen Struktur vom Schwefel beinhalten keine Schwäche.

Gerade beim Schwefel steht also die Frage im Raume, wie es hier um das Verständnis der Simileregel steht, ob *Hahnemann* unsere heutige Auffassung von der **Psora** so teilen würde und ob er dem Schwefel nicht auch dieses dynamische Potential zuerkannt hätte für seine zentrale Aufgabe der Besiegung der »Urmutter« aller Krankheiten.

Wir werden **Sulfur** also beim Kopfschmerz nur im Zusammenhang mit anderen Schwefelzeichen einsetzen können, die zwar auf Hemmnis, Stauung, Anfälligkeit und Trockenheit hindeuten, aber auch Aggressivität und Aktivität, wie Hitzeüberempfindlichkeit, Brennen allerorts, auch des Schmerzes, Unverbindlichkeit und **retentives** Verhalten im mitmenschlichen Bezug in sich bergen. Die Ablösung der Trockenheit und Obstipation durch reichliches Schwitzen bzw. Diarrhö bedeutet auch beim »bunten Treiben« des Schwefels wieder **Öffnen** und **Hergeben** und damit Aufgeben oder besser Befreiung vom Joch der Stauung und Isolation, womit auch der Schwefel sogar **depressive** Merkmale aufweisen kann.

Calcium carbonicum Hahnemanni (Calc.)

Im Gegensatz zu Sulfur bringt **Calcium carbonicum** die Voraussetzungen mit, die wir heute für eine **psorische** Diathese fordern, so daß die diesbezügliche Spitzenstellung eigentlich **Calcium carbonicum** gebührte.

Calcium carbonicum ist ein Konstitutionsmittel ersten Grades und übt im menschlichen Mikrokosmos eine ähnliche Funktion aus wie im makrokosmischen Bereich, wo es auf formgebende, gestaltfestigende Kräfte ankommt. Der Simile-Regel gemäß darf das allerdings nicht als substitutives Geschehen aufgefaßt werden; hier vollzieht sich vielmehr eine korrigierende Einflußnahme auf den gestörten Kalkstoffwechsel. Weiterhin wirkt dieses Mittel beruhigend auf das zentrale und vegetative Nervensystem, abdichtend auf das Zell- und Gefäßsystem und sogar verfestigend auf das in ihm fließende Blut. Diese Vielseitigkeit verdankt **Calcium carbonicum** auch seinem Einfluß auf hormonelle Schaltzentren.

Der von *Gutman* (1979) angesprochene Vergleich mit einer »Auster ohne Schale« für den Organismus, bei dem alle genannten Aufgaben nicht funktionieren, kann nicht treffender ausfallen. Dies wird sich schon frühzeitig zeigen, so daß es nicht verwundert, wenn der Einsatz von **Calcium carbonicum** seine Schwerpunkte in der Kindheit hat. Jeder Pädiater, der noch nie von der wundersamen Wirkung dieser Arznei gehört und sie demgemäß auch niemals eingesetzt hat, verdient unser Mitleid. Kalkmedikation als Substitution neben

der Anwendung von Vitamin D kann einem Vergleich mit der dynamischen Wirkung von potenziertem **Calcium carbonicum** nicht standhalten und zeigt, daß der wahre Hintergrund einer Verwertungsstörung nicht begriffen wurde.
Im Vordergrund des **Calcium-carbonicum**-Typs steht Schwäche im körperlichen, seelischen und geistigen Bereich. Schon der Phänotyp verrät uns seine fehlende Stabilität durch Fettleibigkeit, pastöses, torpides Gewebe, herabgesetzte Widerstandskraft, lymphatische Diathese und große Frostigkeit. Das Verhalten ist träge, die Haltung schlaff, die seelische Grundstimmung ängstlich, schüchtern und verschlossen. Der geistige Stand ist retardiert.
Wenn also ein Kind um die Chance gebracht wurde, diese genetische Hypothek durch die rechtzeitige Gabe seines Simillimum aufarbeiten zu können, werden diese Eigenschaften für das weitere Leben ständige Begleiter bleiben, für ihre Bewältigung ungünstige Voraussetzungen schaffen und sich in den verschiedenen Lebensabschnitten in unterschiedlichen Schwerpunkten äußern, wobei die körperlichen Stigmata sich in gewisser Weise auch wandeln können.
Werden in der Kindheit die Defizite meist noch durch die elterliche Betreuung aufgefangen, treten beim Eintritt in die fordernde Umwelt alle Nachteile offen zutage. Zum größten Handikap und damit zum bestimmenden Element wird die immer stärker sich entwickelnde Furcht vor dem Versagen, wodurch die Schwäche in geistiger und körperlicher Hinsicht ständig genährt wird und sich ein fataler Circulus vitiosus entwickelt.
Hier regiert also die **Psora** in ihrem ganzen Ausmaß. Ihr strukturelles Ebenbild kann nur die **depressive** Struktur sein, auch wenn das Repertorium **Calcium carbonicum** ebenso in der **schizoiden** und **hysterischen** Struktur ausweist. **Schizoide** Züge werden im Zuge der fast obligatorischen Ambivalenz zur **depressiven** Struktur selbstverständlich präsent sein, und die häufige Hilflosigkeit wird den **Calcium-carbonicum**-Typ auch zu **hysterischen** Hilferufen veranlassen. Das Angewiesensein aber vor allem auf Schutz, Zuwendung und Unterstützung läßt ihm jedoch kaum eine andere Wahl als den Kontakt zu suchen, wenn die **schizoiden** Anstrengungen zur Bewahrung der wenigen eigenen Kräfte immer wieder nicht ausreichen. Auch die Sexualität wird meist frustran enden.
Nicht nur die enge Beziehung zum Gefäßsystem, sondern gerade die psychische Konstellation läßt es begreiflich erscheinen, daß auch **Calcium carbonicum** sich nicht selten den »Kopf zerbrechen« wird. Das **retentive** Moment des **schizoiden** Anteils steht dabei Pate. Ebenso wird die verständliche Überforderung in allen körperlichen und geistigen Leistungsbereichen daran beteiligt sein. Auch der Halbseiten-Kopfschmerz und die Migräne werden in diesem Geschehen ihren Platz haben, zumal auch hier der genetische Faktor eine nicht unerhebliche Rolle spielt. Eine Unempfindlichkeit gegenüber Kälte wäre vom Körperlichen und Seelischen her undenkbar.
Der frühe Einsatz dieser Arznei könnte viel Gutes schaffen und viel Leid verhindern. Es ist tragisch, daß die Medizin sie immer noch nicht entdeckt hat.

Lachesis (Lach.)

Zum Abschluß unserer Auswahl von Arzneien gegen den Kopfschmerz sollen zwei Substanzen aus dem Tierreich vorgestellt werden, die durch ihre Wesenheit in besonders anschaulicher Weise die Symbolik des Kopfschmerzes und gleichzeitig die kosmische Verflechtung von Mensch und Tier sichtbar machen.

Die Einführung der Schlangengifte in die Homöopathie haben wir *Constantin Hering,* einem Schüler *Hahnemanns* und Missionar der Homöopathie in der Neuen Welt, zu verdanken, der 1837 aufgrund eigener Studien eine Broschüre über die Wirkungen von Schlangengiften herausgab, die sich zu einem nicht unerheblichen Teil auch auf toxikologische Erfahrungen stützte. Diese konnten bis in die Neuzeit bestätigt, aber auch komplettiert werden. Genaueres kann Lehrbüchern der Pharmakologie – zumal die Schule sich ebenso des Einsatzes bestimmter Auszüge von Schlangengiften bedient –, für die homöopathische Ausbildung jedoch besser homöopathischen Arzneilehren entnommen werden.

Die verbreitete Furcht und die Abscheu des Menschen vor den Schlangen, aber auch sein Respekt sowie die Verehrung dieser Tiere in Mythen und Religionen, schließlich ihre Präsenz beim Sündenfall und ihre Eigenschaft als Beigabe des Asklepius weisen auf die Sonderstellung, die die Schlangen im Dasein des Menschen stets eingenommen haben. Hinter der Tatsache, daß gerade die Schlange immer wieder für schaurige artistische Darbietungen benutzt wird, verbirgt sich auch der Wunsch, die Bedrohlichkeit und List dieser Tiergattung zu zähmen oder gar zu besiegen.

Gutman (1979) macht auf eine anatomische Parallele der Schlangen zum Gesetz von der Erhaltung der Energie aufmerksam, die im evolutiven Prozeß Gültigkeit auch für den Sektor biologisch-formativer Energien beanspruchen kann: Den völligen Verlust der Extremitäten bei Schlangen zum Unterschied ihrer nahen Verwandten, der Echsen, bekommen sie »vergütet« durch die Verleihung der stärksten Giftdrüsen, die es im Tierreich zu vergeben gab. Die Einbuße der Beweglichkeit wird mit einer beispiellosen Fähigkeit zur Vernichtung viel beweglicherer und hundertfach größerer Wesen vergolten. Auch die auffallende Regressivität in der Entwicklung der Sinnesorgane mit Verlust der Hörfähigkeit und Einschränkung des Sehens wird mit einer gewaltigen Stärkung des Tastsinnes ausgeglichen, der feinste Vibrationen des Bodens zu erfassen vermag. Als besondere Eigenheit gilt auch die Regression aller linksseitigen paarig angelegten Organe bis hin zum möglichen Fehlen der linken Lunge.

Angesichts dieser Sonderlichkeiten und von der Natur zwar kompensierten, aber doch deutlichen Einschränkungen, wird sich die Schlange außergewöhnlich wachsam verhalten und häufig zur List greifen müssen. So verlegt sie nicht von ungefähr ihre Beutezüge eher in die Nacht und begegnet jeglicher Veränderung in ihrem Umfeld mit großem Mißtrauen. Mit der zunächst Lähmung erzeugenden Wirkung ihres Giftes rächt sie sich wohl für die am meisten beschnittene Eigenschaft, die sich auf einem nur mehr verbliebenen wellenförmigen Wechsel von Kontraktion und Relaxation bei der Fortbewegung beschränken muß.

Das scheinbar Unverzeihliche hinsichtlich dieser Beschränkung von Bewegung wird zu einem Charakteristikum dieser Arznei. Die Unterdrückung oder Unterbrechung freien Flusses muß angesichts überstarker Energien des Lachesis-Typs fatale Folgen nach sich ziehen. Schon die geringste Berührung wird mit Widerstand beantwortet, während mechanische Beengungen dort, wo es besonders auf freien Fluß von Bewegung ankommt - wie im Hals oder Thoraxbereich, sowie der Gürtellinie - als bedrohlich empfunden werden. Selbst der Schlaf als biologisch notwendige Polarität zur Regenerierung einer Fülle lebenswichtiger Zentren wird durch die zwangsläufig mit ihm einhergehende Einschränkung oder Unterbrechnung von Bewegungsabläufen aller Art zur Belastung und Ursache einer Fülle von Beschwerden. Alle inneren Organe, für die regelmäßiger Bewegungsablauf durch willkürlich oder vegetativ gesteuerte Muskelarbeit unabdingbar ist, können zu Problemzonen werden: Es kommt zu Globusgefühl im Schlund, Spastizität der Kardia (Mageneingang), Darmtenesmen und Analkrämpfen. Auch die Muskulatur des gesamten Gefäßsystems ist betroffen, was sich besonders an Herz und Schädel auswirkt. Dazu tritt die Beeinflussung auch des Gefäßinhalts, des roten und weißen Zellsystems. Der Einsatz von **Lachesis** z.B. bei Thrombosen oder Agranulozytosen belegt dies. Die fatale Giftwirkung auf menschliches und tierisches Gewebe läßt den Einsatz von **Lachesis** bei septischen Prozessen begreifen.

Die beschriebenen toxikologischen, physiologisch-biochemischen Daten gehören in den Bereich organotroper und funktiotroper Beziehungen.

Im folgenden wird die Personotropie dieser Arznei dargestellt; sie beinhaltet Daten, die anderen Gesetzen gehorchen und ihre Dynamik erst dem homöopathischen Potenzierungsprozeß verdanken. Durch ihn wird im Sinne der Polarität alle gewebliche Stagnation aufgehoben; weiter kann sich das Wesen des **Lachesis**-Typs erst durch ihn entwickeln. Der Dynamik des geweblichen Bereichs gemäß wird uns so manche Parallele mit dem Wesen der Schlange begegnen:

Große geistige und seelische Erregungen drängen nach Entladung. Die »Beute« des **Lachesis**-Typs sind seine Mitmenschen, die er zum einen fürchtet, zum anderen als »Objekte« für sein starkes Verlangen nach Selbstdarstellung benötigt. So stehen auf der einen Seite das hohe Mißtrauen und die Eifersucht, auf der anderen die Neugierde und die Suche nach sozialem Kontakt, wo sich das große Mitteilungsbedürfnis entladen kann. Der Kontakt bleibt aber letztlich distanziert und hat eher narzißtische Züge. Es geht vornehmlich um die Befriedigung eigener Bedürfnisse. Hitze kann nicht nur physisch schlecht vertragen werden, sondern ebenso wenig triebenergetische Stauungen. Beleidigungen, Widerspruch oder andere Widerstände im sozialen Umfeld können zu geistig-seelischen Eruptionen bis hin zu psychotischen Entwicklungen führen.

Wir haben es hier mit einer **hysterischen** Struktur zu tun, begleitet allerdings von **schizoiden** Zügen, die nicht unerheblich auch an den vielen organischen Leiden beteiligt sind. Unverbindlichkeit und Unberechenbarkeit dominieren. Die Sexualität ist davon in solchen Fällen besonders betroffen, wo es dem starken Trieb an echter Zuwendung mangelt, so daß Impotenz bzw. Anorgasmie resultieren und häufig Neigung zur Masturbation besteht.

Angesichts dieser erethischen Überladung aller Seinsbereiche ist es nicht verwunderlich, wenn auch der Kopfschmerz zu einer Ausdrucksform davon wird. In ihm äußern sich nicht nur die zahlreichen prädestinierenden körperlichen Vorgaben, sondern insbesondere

die Spannungen im emotionalen Bereich.
Die Spezifizierung des **Lachesis**-Kopfschmerzes läßt sich in Analogie zu den oben geschilderten tierischen Eigenschaften anhand typischer Modalitäten leicht vollziehen: Verschlimmerung nach dem Schlaf, durch Wärme oder gar Hitze in jeder Form (Sonne, heiße Bäder etc.), alkoholische »Aufheizung«, vor allem aber durch Ruhe, die jede »Entladungs«-Möglichkeit verhindert; Besserung, quasi als Ventil, durch Bewegung, vor allem in frischer Luft und durch Absonderungen bzw. Ausscheidungen aller Art.
Die so häufig beschriebene Linkslastigkeit vieler **Lachesis**-Symptome als vielleicht übernommene Hypothek der beschriebenen wirtseigenen linksseitigen organischen Regression sollte nicht zu eng ausgelegt werden; der Vorzug sollte vielmehr dem arzneilichen Gesamtbild, vor allem auch der Psychodynamik, gegeben werden.

Sepia (Sep.)

Hahnemann stieß auf seltsame Weise auf diese Arznei. Nachdem er schon eine ganze Weile erfolglos einen Kunstmaler wegen einer ausgeprägten Kachexie behandelt hatte, beobachtete er ihn eines Tages bei der Arbeit und sah nun, daß dieser wiederholt seinen Malerpinsel zwischen den Lippen hielt. *Hahnemann* schöpfte Verdacht, daß dieser Patient eine unfreiwillige Arzneiprüfung mit seiner Malerfarbe durchmachte, in deren Blau sich unter anderem auch Sepia befand. Die darauf von *Hahnemann* durchgeführten Arzneimittelprüfungen, die er in seinem Werk »Chronische Krankheiten« in der ersten und zweiten Auflage niederlegte, bestätigten seinen Verdacht. Ob er allerdings den Maler nun mit potenzierter Sepia geheilt hatte, erfährt man nicht.
Die homöopathische Arznei **Sepia** wird aus dem Inhalt des Tintenbeutels hergestellt, der eine Fülle mineralischer Substanzen und den Pigmentstoff Melanin enthält. Melanin enthält vor allem Schwefel, und in der Tat zeigt **Sepia** in vielen Bereichen Parallelen zum Schwefelbild.
Der Wirkungsbereich dieser Arznei ist sehr breit mit Beziehungen zum endokrinen System, den weiblichen Genitalorganen, dem venösen und lymphatischen System und der Haut. Es ist ein Polychrest, ein Konstitutionsmittel zweiten Grades, und schließlich gilt es in der Homöopathie als Antipsorikum. *Leeser* (1968) verglich die **Sepia**-Symptome mit dem Krankheitsbild eines abgeschwächten Addison und stellte dabei besonders Hypotonie, Hypothermie, Adynamie und die Depression in den Mittelpunkt. Auch wird immer wieder ein Mißverhältnis zwischen den Androgenen und Östrogenen zugunsten ersterer beschrieben, so daß im weitesten Sinne die **Sepia**-Frau eher virile Züge entwickeln kann.
Die **Sepia**-Frau wird in der Homöopathie immer als Gegenspielerin zur **Pulsatilla** aufgefaßt: Sie ist eher dunkelhaarig und schlank und weist häufig eine schmutzigfahle Hautfarbe und gelbliche Flecken, besonders der Nase auf. Im seelischen Bereich ist sie eher lustlos, gereizt, aggressiv, kraftlos und pessimistisch. Sie ist der eigenen Familie gegenüber in gewisser Weise gleichgültig und launisch und keine sehr umgängliche Person. Die venösen Stauungen machen sich vor allem im Bereiche des Pfortadergebiets bemerkbar, wodurch eine Schwere im unteren Abdominalbereich und eine Senkung besonders der weiblichen Genitalorgane entstehen

kann. Das Gefühl, alles würde nach unten drängen, wird dem Arzt häufig als unangenehme Empfindung mitgeteilt. Das Klimakterium gilt als eine Domäne für **Sepia,** da dort die hormonale Dysregulation besonders zutage tritt.

Für das weitere Verständnis dieses Arzneibildes sollten wir uns die Bedeutung der Tintenflüssigkeit für den Fisch selbst vor Augen führen:

Da das freischwimmende Weichtier sehr verletzlich ist, hat ihm die Natur eine Möglichkeit der Tarnung geschaffen; durch siphonartigen Ausstoß des Tintenbeutelinhalts wird es für jeden Feind unsichtbar. Im Schutze dieses Farbkonvoluts unternimmt das Tier schnelle Rückwärtsbewegungen, und gleichzeitig vermag es durch zahlreiche melaninhaltige Chromatophoren der äußeren Gewebsschicht eine Farbanpassung an seine Umgebung vorzunehmen.

In Analogie zu diesen Vorgaben steht die ausgeprägte Zurückgezogenheit der **Sepia**-Frau, ihre Scheu der Umwelt gegenüber, die sich zur Phobie entwikkeln kann. Vor allem macht sie sich ständig Gedanken um die eigene Gesundheit und entwickelt eine melancholische Grundstimmung, trägt sich sogar mit Selbstmordgedanken. Das Leben ist für sie nicht reizvoll, wozu sie durch ihre Einstellung ihren Mitmenschen gegenüber, auch zu sich selbst, am meisten beiträgt. Überall herrscht Stagnation, im Körperlichen wie im Seelischen, wo man auch von einer »seelischen Ptose« spricht.

Es herrscht also eine nicht zu übersehende **schizoide** Struktur vor, während der Protest gegenüber dem eigenen Dasein, aber auch der Gesellschaft, **hysteroide** Züge annehmen kann – umgekehrt wie bei **Lachesis.**

Da die **Sepia**-Frau das Los ihres In-der-Welt-Seins beklagt, verwundert es nicht, wenn sie meist auch liebesunfähig ist. Die Libido ist bei ihr auf einem Nullpunkt angelangt. Ihr Verlangen nach Sexualität stillt sie häufig durch Masturbation und entscheidet sich damit für einen meist frustranen Akt sexueller Befriedigung, der nicht selten psychische und körperliche Beschwerden, insbesondere Kopfschmerzen, nach sich zieht.

Der Kopfschmerz und die Migräne haben bei **Sepia** also nicht nur einen gefäßbedingten oder hormonellen, sondern in hohem Maße einen psychodynamischen und sozialen Hintergrund. Auch die ständige Dysregulation der Haut weist auf die Kontaktschwierigkeiten, wozu die andauernde Frostigkeit und die stark riechenden Schweiße ein Übriges beitragen. Die hochgradige Obstipation bestätigt uns schließlich die vorherrschend **retentive** Einstellung zum Leben, das wahrhaftig nur noch Krampf ist.

Es scheint, daß die häufige Indikation von **Sepia** und **Ignatia** die Situation vieler Frauen unserer heutigen Gesellschaft widerspiegelt, an der nicht zuletzt ihre Doppelbelastung in Familie und Beruf, das mangelnde Verständnis oder gar die Ignorierung weiblicher Spezifitäten in einer Leistungsgesellschaft und die noch immer unterschiedliche Bewertung gleicher Arbeitsleistung gegenüber den Männern einen besonderen Anteil haben.

7 Krankheiten der Atemwege

Im Moment des ersten Säuglingsschreies beginnt die selbständige Lebensäußerung eines geborenen Individuums, und die sich unmittelbar daraus entwickelnde Atemrhythmik als eine Lebensnotwendigkeit gehört wohl zu den tiefsten Prägungen der Schöpfung. Deshalb ist es nicht verwunderlich, daß die Atemwege einen weiteren Organbereich repräsentieren, an dem sich emotionale und affektive Vorgänge niederschlagen, ja diese in recht konsequenter und oft sehr dramatischer Form widerspiegeln können.

Atmung bedeutet zunächst Teilhabe und Austausch Leben spendender Substanzen, die allerdings meist nicht unmittelbar sichtbar sind wie dies bei den Nahrungsmitteln der Fall ist. Der Atmungsvorgang unterwirft den Menschen aber auch einem Zwang zur Tat, und es ist bemerkenswert, daß an dieser Aufgabe bewußte und unbewußte Vorgänge, willkürliche und vegetative Automatismen beteiligt sind. Dadurch können die Atemwege auch zu einem symbolhaften Organbereich werden: Wie der Mund nicht nur Öffnungsfunktion zur Einverleibung, sondern die Fähigkeit zum Ausdruck besitzt, so vermittelt auch der Atem weiterreichende Fähigkeiten.

Über das Riechorgan aufgenommene Eindrücke aus der Umwelt vermögen Anziehung oder Abstoßung zu erzeugen und genießen beim Menschen einen ähnlich hohen Stellenwert wie im Tierreich. Von der Atmung getragene Sprache und Ton gewinnen Bedeutung zur Ausübung von Macht und geraten bei deren Versagen zur Ohn-Macht. Aber die Stimme wird auch zur Künderin von Affekten und Gefühlen: Man »macht sich Luft« mit dem Schrei der Angst, aber auch mit dem der Freude und Lust. Mittels der eigenen Stimme fühlt der Mensch, daß er in der Welt existiert. Wer in Harmonie mit sich und der Welt lebt, wird keine Störungen seiner Atmung erleiden. Wir sprechen von einer »guten Atmosphäre« innerhalb eines Betriebes oder einer Veranstaltung, oder von »dicker Luft«, die dort geherrscht hat. Manches Ereignis kann uns »den Atem verschlagen« und wir müssen uns irgendwann »Luft machen«, indem wir jemanden »anpfeifen« oder ihm »etwas husten«.

Das lateinische Verb »spirare« heißt »atmen«; hier wird die Verbindung von Atem und Geist (lat. spiritus) sichtbar. Das aus dem Griechischen stammende Wort »Psyche« bedeutet sowohl »Hauch« als auch »Seele«. Im Indischen gar begegnet uns das Wort »Atman«, und ein Mensch, der die Vollendung erreicht hat, heißt dort »Mahatma«, d.h. »großer Atem« oder »große Seele«.

Der Atem verhindert ein Sichabschließen, er zwingt uns sozusagen zum ständigen Kontakt mit der Außenwelt und damit auch mit unseren Feinden, mit denen wir die gleiche Luft atmen (müssen). Dafür steht dem Menschen eine innere Schleimhautoberfläche des Bronchialtraktes von etwa 70 Quadratmetern zur Verfügung, wogegen unsere Hautoberfläche nur eineinhalb bis zwei Quadratmeter mißt. Damit wird die Lunge zum größten und gegenüber der Haut zwar indirekten, im Gegensatz zu ihr aber wohl zwingenderen Kontaktorgan.

Die Atmung symbolisiert folgende Polaritäten in rhythmischer Form:
- Spannung und Entspannung,
- Nehmen und Geben,
- Kontakt und Abwehr,
- Freiheit und Beengung.

Solange sich dieser Rhythmus gleichgewichtig abspielt, lebt der Mensch in Harmonie. Sind die Voraussetzungen dafür - aus welchen Gründen auch immer - nicht gegeben, kann es zu verschiedenartigsten Störungen im Verlaufe des gesamten Respirationstrakts kommen.

Krankheitsbilder

7.1 Das nervöse Atmungssyndrom

Unter einem nervösen Atmungssyndrom werden funktionelle Atemstörungen verstanden, die im Laufe der Zeiten als »Seufzeratmung«, »Chronisches Hyperventilationssyndrom«, »Atmungstetanie« sowie »Atmungskorsett« bezeichnet werden. Diese funktionellen Störungen werden ihren Trägern keineswegs immer bewußt. Bei 80 % von ihnen waren diese von Herzbeschwerden, vor allem aber von Angstzuständen begleitet.

7.1.1 Seufzeratmung

Sie ist gekennzeichnet von einem sich unwillkürlich wiederholenden tiefen und hörbaren Einatmungszug sowie verlängerter und ebenso hörbarer Ausatmung. Meist beruht sie auf Kummer oder einer zu schwer empfundenen Last von Forderungen, aber auch Müdigkeit und Erleichterung können zugrunde liegen. Bei letzterer dominiert eine verlängerte, unbehinderte, befreiende Ausatmung.

7.1.2 Hyperventilation

Hierzu kommt es angesichts einer Erwartungsspannung bei Ungewißheiten mit bewußter oder unbewußter Angst, deren Steigerung dann zur Tetanie führen kann. Diese Störung symbolisiert Protest im Sinne einer Konversion.

Die genannten Formen von Atemstörungen finden sich vorwiegend bei *hysteroiden* Strukturen. Eine einfache Beutelatmung, bei der in einen über Nase und Mund gestülpten Kunststoffbeutel geatmet wird, vermag hier häufig schnelle Hilfe zu bringen.
Der hypochondrisch-zwanghaft Ausgerichtete zählt sogar seine Atemzüge und beginnt Befürchtungen hinsichtlich der Aufrechterhaltung der Atemfunktion anzustellen, worüber er selbst wachen möchte.

7.1.3 Atmungskorsett

Hierunter versteht man die Erscheinung, nicht richtig durchatmen zu können. Sie stellt gehemmtes Ausdrucksverhalten dar und findet sich besonders bei *zwanghaften,* aber auch *depressiven* Strukturen.

7.1.4 Chronischer Husten

Rührt er nicht von einer spezifischen Erkrankung, so vermögen wir wieder viel Ausdrucksgehalt zu entdecken. Ähnlich wie das Aufstoßen kann uns dauernder Husten Verlegenheit, aber auch Aggression gegenüber der Umwelt signalisieren.

Das nervöse Atmungssyndrom kann ein Vorstadium und Anbahnung für tiefergehende Beeinflussung der Atmung darstellen. Um es nicht soweit kommen zu lassen, sollte hier schon eine intensive Entspannungstherapie einsetzen in Form von Atemtherapie, phonetischen Übungen und autogenem Training und damit der Bezug zwischen Willen und vegetativem Nervensystem genutzt werden. Da sich die Störungen meist noch in einem bewußtseinsnahen Stadium befinden, vermögen parallel durchgeführte ärztliche Gespräche schon Korrekturen zu erreichen, so daß dieses therapeutische Gesamtkonzept oft Heilung herbeiführen kann.

7.2 Asthma bronchiale

Diagnostische Betrachtungen

Das Asthma bronchiale gehört zu den schwersten Erkrankungen der Atemwege. Es ist gekennzeichnet durch eine Störung der Ausatmung, die in jedem Lebensalter auftreten kann. Besonders häufig werden schon Kinder davon befallen, nicht selten dann auch in Verbindung mit Erkrankungen der Haut. Im ersten Lebensjahrzehnt überwiegen dabei Knaben die Mädchen um das Doppelte. Etwa die Hälfte der Betroffenen gesundet in der Pubertät.
Bei Erwachsenen beginnt die Erkrankung meist zwischen dem 21. und 35. Lebensjahr.
Nach heutiger Auffassung liegen dem Asthma entzündliche, allergische, infektiöse und psychische Faktoren zugrunde, die sich in den meisten Fällen nicht mehr voneinander trennen lassen. Dabei überwiegt der psychische Anteil, was viel zu wenig bekannt ist.

Asthma und Psyche

Die etwa bei der Hälfte der Asthmatiker gefundene, hochgradige Geruchsüberempfindlichkeit konnte mittels physiologischer Untersuchungen zur Bestimmung des Riechschwellenwertes nicht bestätigt werden, so daß Hintergründe hierfür im subjektiven Bereich gesucht werden müssen. So reagierten Asthmatiker auf täuschend

ähnlich hergestellte Blumen *der* Spezies, die in der Natur stets allergische Reaktionen bei ihnen hervorgerufen hatten, auch mit einem Asthmaanfall.
Eine Patientin, deren Allergen in einem Teppich gefunden wurde, produzierte trotz Entfernung des Teppichs nach der Heimkehr aus stationärer Behandlung erneut asthmatische Zustände, die erst nach psychotherapeutischer Aufarbeitung verschwanden. Der Teppich stammte aus dem Hause zweier von ihr gehaßter Schwestern.
Der Begriff »Allergie« muß also weiter gefaßt werden. Üblicherweise wird er als rein somatisches Phänomen, als Angelegenheit des Immunsystems definiert und mit eindrucksvollen Zellveränderungen bei allergischen Reaktionsabläufen belegt. Die noch junge Disziplin *Psycho-Neuro-Immunologie* konnte inzwischen aber nachweisen, daß zwischen Immun- und Nervensystem direkte Verbindungen bestehen. Allergie ist danach nicht nur ein zelluläres Geschehen, sondern letztlich eine Fehlorganisation bestimmter Funktionsabläufe, deren Sitz primär im Gehirn zu suchen ist und von der Empfindlichkeitsschwelle zur allergischen Reaktion erheblich beeinflußt wird.
So gilt es, neben der Suche nach stofflichen Allergenen, biographische Bedeutungsinhalte aufzuspüren, die für die Herabsetzung der Reizschwelle mitverantwortlich zu machen sind.
Allergie ist somit auch ein psychosomatisches Phänomen ersten Ranges, für dessen Dynamik es kaum Grenzen gibt und das sich sogar gegen den eigenen Organismus richten kann. Dabei spielen sich, wie oben an Beispielen gezeigt, Konditionierungen, d.h. reflektorisch gesteuerte Lernvorgänge ab, die eine besondere zentrale Rolle beim Asthma bronchiale einnehmen. So kann man tatsächlich von einer »seelischen Allergie« sprechen *(s. S. 102)*.
Die ätiologische Resultante des Leidens ergibt schließlich ein verwirrendes, vornehmlich im Somatischen sich ausdrückendes Bild, und das Situative des Anfallgeschehens hat den größten Anteil an irrtümlichen Auslegungen hinsichtlich der tatsächlichen Genese.
Im Asthma bronchiale kommt die innere Not, die Furcht vor der Welt, die Unflexibilität zu ihrer Bewältigung, aber auch der Ruf nach Hilfe und Zuwendung zum Ausdruck.

Asthma als psychosomatischer Prozeß

Hinter der Atmungs-Enge des Asthmatikers verbirgt sich Angst. Enge und Angst stehen in einem unmittelbaren Abhängigkeitsverhältnis. Dabei ist anzumerken, daß beide Begriffe die gleiche indogermanische Herkunft und Bedeutung besitzen. Neben der Herzfunktion steht die Atmung als lebensspendende Existenznotwendigkeit dem Bewußtsein am nächsten; beide sind deshalb zentrale Zielorgane des Phobikers. Auf das phobische Geschehen, das auch beim Asthma eine nicht zu unterschätzende Rolle spielt, wird beim herzphobischen Syndrom näher eingegangen werden.
Der Asthmatiker leistet also vornehmlich Angstbewältigung auf sehr komplexe, psychosomatische Weise. Dahinter stehen die immer wiederkehrenden Konflikte zwischen *Selbstbehauptung* und *Selbsthingabe, Behalten(-Wollen)* und *Loslassen*

(-Können). Anal-retentives Geschehen, ähnlich dem des Darms, dominiert hier und wird auf unterschiedliche Weise von *schizoiden, depressiven* und *zwanghaften* Strukturen dirigiert, wobei die *zwangsneurotische* überwiegt. Es kommt zu Verkrampfung des bronchialen Röhrensystems und dabei ständig zunehmender Anreicherung von *Luft(-Besitz).* Grundlage sind auffallend häufig Anlage, aber auch Enwicklungsprägung, besonders im zweiten bis vierten Lebensjahr. So war u.a. bei vielen Betroffenen die Auseinandersetzung mit dem »Schmutzigen« in dieser Altersstufe ausgeblieben. Die eklatante Besserung des Leidens in klarer, reiner Gebirgsluft läßt über diese Zusammenhänge nachdenken.
Eine vorrangig gehemmte Aggression und der zunehmende Verlust des Urvertrauens in die Welt führen in Verbindung mit dem konditionierenden Reflexgeschehen immer häufiger zu lebensgefährdenden Zuständen. Die dem Kranken ständig bewußter werdende Bedrohung trägt dann zu einem fatalen Circulus vitiosus mit immer niedriger werdender Reizschwelle bei, wozu die sekundär entstehenden somatischen Veränderungen in Form emphysembedingter Starre und reaktiver Gewebsindurationen ihren anatomischen und somatopsychischen Beitrag leisten.
Das Asthmaleiden wird mehr und mehr zu einem somatisch geprägten »Endprodukt«, und jeder wiederkehrende Asthmaanfall trägt den gleichen Stempel der Ohnmacht, aber auch des Protestes mit appellativem Charakter. So kann der Asthmaanfall auch als Äquivalent für unterdrücktes Weinen und Auflehnen gegen Verlust an Geborgenheit gesehen werden.

Therapie

Überall dort, wo Leiden durch Irritation oder Fehlfunktion vorgegebener bionomischer Vorgänge entstehen, werden besonders hohe Anforderungen an jede therapeutische Intervention gestellt. Hat das Krankheitsgeschehen obendrein Anfallscharakter und wird von Furcht bis hin zur Panik beherrscht, werden dem therapeutischen Vorgehen von vornherein Richtungen und Prioritäten vorgegeben. Die körperlichen Reaktionen können hier oft nur durch vordergründige, fast uniforme enantiotrope Züchtigung der Exaltationen beherrscht werden, die heute von der Schulmedizin in einer festgelegten aufbauenden arzneilichen Reihenfolge empfohlen wird und nicht Gegenstand dieses Buches sein kann. Die zwischen den Exaltationen liegenden Intervalle eröffnen dagegen die Möglichkeit, alle beteiligten Ebenen des Leidens zu berücksichtigen und damit die entsprechenden regulativen bzw. harmonisierenden Maßnahmen anzuwenden, mit dem Ziel, ständige immunologische Blockierung oder Bevormundung mit schließlicher Inaktivierung jeglicher organismischer Eigenregulation zu vermeiden.
Zur Basisbehandlung zählen eine umfangreiche Entspannungstherapie, wie sie beim nervösen Atmungssyndrom schon genannt wurde, und eine altersangepaßte Psychotherapie.
Die Homöopathie wird hier in besonderer Weise dazu herausgefordert, ihre vielschichtigen Einwirkungsmöglichkeiten zu demonstrieren, die ein solches Leiden erfordert. Besonders bedeutsam ist das Aufspüren genuiner Faktoren und vorherrschender psychischer Struktur. Erst unter diesen Prämissen können dann gezielt

Veranlassungen und Organaffinität verwertet und ein therapeutisch aussichtsreicher Arzneibezug hergestellt werden.
Wie die Behandlung der Migräne hat auch die des *Asthma bronchiale* vornehmlich *retentives* Geschehen zu berücksichtigen, das sich hier in der Spastizität des Hohlorgans Bronchien ausweist. Eine weitere Gemeinsamkeit ist die zu fordernde Unterscheidung zwischen einem *Anfall-* und einem *Intervallgeschehen.* Für beide Stadien können bestimmte auslösende (veranlassende) Geschehen verantwortlich zeichnen, wobei im folgenden weniger solche physikalischer Natur, Allergene oder durch äußere Eingriffe hervorgerufene organismische Irritationen betrachtet werden. Im Grunde gewinnen diese Faktoren erst durch die Berücksichtigung der jeweiligen übergeordneten psychischen Struktur ihren wahren Stellenwert und inneren Zusammenhang und lassen die scharfe Trennung zwischen Anfall und Intervall in den Hintergrund treten. Wie oben dargestellt, ist auch die Psyche »allergisierbar«. Auch Schreck, Ärger oder Kränkung als psychische Läsionen werden erst im Kontext mit der strukturellen Spezifität ihre individuelle Prägung erfahren.
Je länger ein Asthmaleiden besteht oder bei Beginn der homöopathischen Behandlung bestanden hat und je intensiver allopathische, d.h. unterdrückende, Medikation angewendet wurde desto mehr verwischen sich individuelle Charakteristika. Sie münden in bekanntes uniformes, reflektorisches, faktisch »autarkes« Geschehen und entziehen sich zunehmend individueller reizdynamischer (homöotherapeutischer) Einflußnahme bzw. gestatten lediglich solche organotroper, palliativer oder adjuvantieller Art anhand von Modalitäten, Empfindungen oder anderer Parameter, die den einschlägigen homöopathischen Lehrbüchern entnommen werden können. Zu den entsprechenden Mitteln gehören etwa *Antimonium tartaricum, Ammonium carbonicum, Bromum, Cuprum, Dulcamara, Ipecacuanha, Kalium jodatum, Lobelia, Natrium sulfuricum, Spongia.*
Hinzu tritt als dominierende Eigenheit dieses Leidens die Angst, die zum beherrschenden Faktor werden und alle therapeutischen Regeln und Erfahrungen sprengen kann. Das Ausmaß der Angst wird wiederum von der psychischen Struktur mitbestimmt. Von Bedeutung sind weiterhin konstitutionelle Gegebenheiten, aber auch diese korrelieren mit den vier beschriebenen Grundstrukturen.
In der folgenden Arzneiselektion soll versucht werden, diese Vielfältigkeit mitbestimmender Kräfte durch In-Beziehung-Setzung zu den geschilderten psychosomatischen Erkenntnissen zu bündeln und damit auch hier der symbolischen Ausdrucksfähigkeit homöopathischer Arzneien Geltung zu verschaffen.
Zum einen werden Arzneien beschrieben, deren »analer« Charakter im Vordergrund steht, wie dies bei der Obstipation und Migräne der Fall war. Problematik bzw. Auswirkung des **Behalten-Wollens** äußern sich in diesem Organbereich jedoch wesentlich dramatischer. Zum anderen folgen Arzneien, bei denen eher die *schizoide* oder *zwangsneurotische* Struktur dominiert, da diese am weitgehendsten die geschilderten psychosomatischen Hintergründe des Asthmatikers reflektieren. Während es sich bei den bisher betrachteten Organbereichen dieser beiden Strukturen überwiegend noch um die »Verwaltung« von »Eigentum« drehte, geht es beim Asthma neben diesem Bestreben vor allem ums Überleben. So werden auch Arzneien heranzuziehen sein, die diese existentielle Dramatik in besonders hohem Maße besitzen. Wo die Angst die Szene beherrscht, treten die genannten struktur-

gebundenen Eigenheiten in den Hintergrund und können sogar eher *depressive* Züge mit Bereitschaft zum *Geben* annehmen. Da sich vor allem im Anfallsgeschehen alle Ordnungen und Leitlinien verwischen und den »Gesetzen« der Angst »geopfert« werden müssen, werden zunächst Arzneien vorgestellt, deren Schwerpunkte in der Berücksichtigung der Angst und deren Einsatz besonders im Bereich des Anfallsgeschehens liegen.

Arzneibilder

▶ Anfall

Aconitum (Acon.)

Die Voraussetzungen für eine homöopathische Anfallsbehandlung bringt **Aconitum** in hervorragender Weise mit. Immer wieder zeigt sich, daß die giftigsten Pflanzen in der Homöopathie die besten Heilkräfte besitzen. Von **Aconitum** genügen 3 mg, um ein Pferd augenblicklich zu töten, der Mensch benötigt 4–6 mg. **Aconitum** ist das giftigste aller Alkaloide.

Aconitum gedeiht - wie der Fingerhut und die Weiße Nieswurz - in der Bergwelt, also in Höhen, in denen der Sauerstoffgehalt der Luft wesentlich herabgesetzt ist. Alle drei Mittel haben die Fähigkeit, eine Anoxämie zu erzeugen bzw. therapeutisch auf diese einzuwirken.

Anoxämie tritt beispielsweise bei Höhenkrankheit auf. Diese soll Pate stehen für das weitere Verständnis von **Aconitum:** Neben eine hochgradige Atemnot mit Verlust aller Körperkraft treten psychische Erregung bis hin zu manischen Zuständen, Verlust der geistigen Konzentrationsfähigkeit und schließlich Angst oder Todesfurcht. Diese Zustände sind vornehmlich die Folge mangelnder Sauerstoffversorgung.

Auch **Aconitum** greift durch seine Wirkung auf das zentrale und periphere Nervensystem u.a. in die Schaltstellen des Atemzentrums sowie der Gefäßinnervation ein. Wie stets bei starken Giften, stehen Erregung und Lähmung bestimmter Zentren dicht beieinander, so daß die therapeutische Nutzung schließlich nur aus der Arzneimittelprüfung am Gesunden ersichtlich wird.

Wohl kaum eine Arznei kann mit der Plötzlichkeit der Wirkung von **Aconitum** konkurrieren. Das gilt ebenso für die Veranlassungen zu seinem Einsatz. So sind sowohl akute körperliche wie auch seelische Einflüsse ein Indikationsbereich für **Aconitum.** Ein akuter, starker Kältereiz mit reaktiver Hyperämie und gar hohem Fieber, enormer Wallung und Erregung des Gefäßsystems ist dabei mit den Folgen eines hochgradigen Schreckens oder Ärgers gleichzusetzen. Beide unterschiedlichen Veranlassungen können in hochgradige Angst oder Todesfurcht münden und damit ihre »Verwandtschaft« zur Indikationsstellung von **Aconitum** zum Ausdruck bringen.

Aconitum wird dabei einmal zum Mittel eines **An-fangs,** zum anderen eines **An-falls.** Beide geschehen augenblicklich und verlangen dementsprechend sofortige Hilfe.

Ein Asthmaanfall, dessen individuelle Ausprägung beschränkt ist, dem aber obige Veranlassungen vorausgegangen sind, wird in **Aconitum** einen hoffnungsvollen Helfer finden. Die alles überragende Unruhe, Überempfindlichkeit aller Sinne und gegen Berührung, die

Trockenheit von Haut und Schleimhäuten mit Hitze, hartem Puls und großem Durst weisen auf eine sympathikotone Reaktionslage hin, die sich vornehmlich am arteriellen Gefäßsystem auswirkt und der psychischen Alarmsituation parallel geht.
Die Indikation für **Aconitum** beim **Asthma bronchiale** orientiert sich also nicht so sehr an personotropen Stigmata, sondern hier genießt die **Veranlassung** Priorität *(s. S. 46, 64)*. Trifft sie darüber hinaus auch noch auf ein ihr adäquates konstitutionelles Terrain, nämlich sympathikotone Vitalität, wird der therapeutische Erfolg a priori gesichert sein können.
Aconitum wird demnach beim Asthma vornehmlich ein Mittel des Anfallsgeschehens sein und sich mit der Rolle eines Palliativums begnügen müssen. Bei richtiger Indikationsstellung vermag es jedoch dabei Heilsames zu leisten und ist kaum zu ersetzen. Es drückt in seiner Dramatik **Beharrung** und **Festhalten** aus, also die für das Asthma charakteristischen, angstbedingten **retentiven** Stigmata. Erst in der Lysis unter eintretender Schweißbildung zeigt sich **Los-Lassen** und damit **Ent-lassung** aus dem eigenen »Gefängnis«.

Belladonna (Bell.)

In ihren Eigenschaften ist die hochgiftige Pflanze **Belladonna Aconitum** recht verwandt, kann allerdings von ihrer Herkunft her die Favoritenrolle von **Aconitum** beim **Asthma bronchiale** nicht gefährden. Ihre thematische Bezugsebene ist begrenzt und bestimmt durch Schrittmachereigenschaften für die Auslösung von Asthmaanfällen.
Die sympathikotone Reaktionslage mit aller ihrer von Angst geprägten Dramatik innerhalb des zentralen und vegetativen Nervensystems sowie des gesamten Kreislaufgefüges, erzeugt im toxischen Bereich schwerste Krampfzustände der Muskulatur mit Schleimhautaustrocknung des Bronchialtrakts, was dann – gemäß der naturgemäßen Biphasität – zur Blockade des Vagus und damit therapeutischen Lysis führt. Wir können eine gute Wirkung von **Belladonna** erwarten, wenn wir es mit einem kongestionierten, lebhaften, kräftigen, roten, aber schwitzenden Menschen von pyknischem Habitus zu tun haben. Auch hier können psychische Belastung, wie Schreck und Ärger, das Geschehen induzieren, oft gerade während der Nacht.

Stramonium (Stram.)

Dieser enge botanische Verwandte von **Belladonna** hat seine Schwerpunkte im Psychischen. Es handelt sich um Menschen mit einem hohen Grad an gehemmter Aggression von **schizoider** Struktur, jedoch mit **hysteroiden** Akzenten. Das gebremste motorische Potential wird lange unter Kontrolle behalten; Furcht diktiert das Verhalten. Ängste aller Art weisen auf mangelndes Selbstvertrauen. Angst im Dunkeln und beim Alleinsein läßt die eigene Unsicherheit zutage treten.
Die gebundenen Kräfte können sich zunächst sogar gegen den eigenen Organismus richten und Krampfzustände verursachen, besonders an Hohlorganen. Im Verein mit hoher Sensibilität auf Reize jeglicher Art und Neigung zur Austrocknung der Schleimhäute entstehen Bedingungen, die diese **retentiven** Merkmale für asthmatische Zustände prädestinieren. Mit dem Anfall selbst werden jedoch Kräfte der Aggression freigesetzt, und ihre appel-

lative, **hysteroide** Note haben bei **Stramonium** auch entlastende Funktion, somit quoad vitam eine günstigere Prognose.

Lachesis (Lach.)

Lachesis, obwohl kein Mittel aus dem Pflanzenreich, hat im Hinblick auf unsere Thematik manches Verwandte mit **Stramonium,** besonders die **hysterische** Struktur, die im Zusammenhang mit der schon beim Kopfschmerz beschriebenen Neigung zur Spastizität der Muskulatur von Hohlorganen natürlich auch die der Bronchien erfaßt. Die besonders ebenso in die Nacht verlegten Höhepunkte aller Beschwerden sind ein Markenzeichen von **Lachesis** als Folge der durch die Bettruhe verhinderten Bewegung, aber auch einer dem Asthma eigenen zirkadianen Rhythmik. Die Dramatik hat hier eine ähnliche **Pseudo-Dringlichkeit** wie beim **Stramonium,** wird aber dennoch immer wieder den Aufruhr im sozialen Umfeld und damit das Ziel erreichen.

Gelsemium (Gels.)
Argentum nitricum

Diese Mittel sollen im Kreis dieser Arzneien insbesondere wegen ihrer Gemeinsamkeit der phobischen Akzente, ihrer **retentiven** Verhaltensanteile, der Beziehung zur glatten Muskulatur und von **Argentum nitricum** zu den Schleimhäuten genannt werden, wodurch sie auch für den Einsatz beim asthmatischen Anfallsgeschehen qualifiziert sind.

Arsenicum album (Ars.)

Die Auswahl der überwiegend angstbesetzten Anfallsmittel soll mit diesem Mineral beschlossen werden. **Arsenicum** verkörpert die Angst schlechthin. Dazu tritt die Polarität von Vitalität und Schwäche. Die negativen Erfahrungen mit den Folgen der Überempfindlichkeit auf jegliche Veränderungen in der Umwelt und ihre periodische Wiederkehr haben einen Zustand ständiger Bewußtheit und Bereitschaft zur Abwendung von Bedrohungen aller Art geschaffen. Das Dunkel der Nacht wird wiederholt zur besonderen Belastungsprobe und nagt an den begrenzt zur Verfügung stehenden Kräften.
Derartige Verhältnisse schaffen denkbar ungünstige Voraussetzungen für psychosomatische Harmonie, wovon nicht zuletzt die Bronchialschleimhaut und im Sinne des hier vorherrschend **retentiven** Verhaltens auch die Muskulatur des Bronchialtrakts betroffen ist. Krampf und Austrocknung der Schleimhäute führen zu erstickenden Hustenanfällen, die sich beim Niederlegen, meist aber erst nach Mitternacht einstellen und von brennenden Schmerzen, großer Erschöpfung, Unruhe und Todesangst begleitet sind. Immer wieder verlangt der Kranke nach kühlenden Getränken, von denen er dann jedoch stets nur geringe Mengen genießt. Besonderes Charakteristikum von **Arsenicum** ist die Periodizität der Anfälle.

Die bisher betrachteten Arzneien standen unter dem Diktat der alles beherrschenden Angst, was ihren vornehmlichen Einsatz beim Anfallsgeschehen erklärt. Sie sind ebenso anläßlich einer hochgradigen, meist auch Angst erzeugenden Gemütserregung durch Schreck, Ärger, Zorn oder Beleidigung in die engere Wahl zu ziehen, da dieser dementsprechend ein Asthmaanfall folgen kann. Ihre Differenzierung wird sich, wie die der folgenden Arz-

neien an den strukturellen Spezifitäten, der Art und Weise des Anfallsgeschehens und den Modalitäten zu orientieren haben.
Für alle folgenden uns schon in den vorangegangenen Kapiteln begegneten Arzneien gilt im Hinblick auf ihren Einsatz beim **Asthma bronchiale** die Tatsache einer graduellen Steigerung ihres existentiellen Ausdrucksgehaltes, wobei sie sich beim Verdauungstrakt quoad vitam noch im »ungefährdetsten« und »vegetativsten« Bereich befanden.

Bryonia (Bry.)

Bryonia wird mit seiner schon geschilderten Psychodynamik, besonders seiner Affektivität anläßlich von Ärger oder aufgrund seines hohen Sicherheitsbedürfnisses durch Besitz und schließlich seiner Schleimhautaffinität bei **Asthma bronchiale** zur Anwendung kommen. Dabei sind das gereizte, ärgerbereite, verschlossene, mürrische und trockene Wesen, die ebenso hochgradig trockenen Atemwege mit ihrem harten, protesthaften, lauten, stechendschmerzhaften Husten, die hochgradige Empfindlichkeit gegen Kälte und die Verschlimmerung durch Bewegung, hier des Thorax, gute Wegweiser zu dieser Arznei.

Nux vomica (Nux-v.)

Nux vomica wird sich auch in diesem Organbereich wieder zu Wort melden, denn seine hochgradige Gereiztheit mit Übersetzung von Retentivität in Spastizität wird auch in den Bronchien ein willkommenes Betätigungsfeld finden. Dabei kann die das Asthmageschehen mitbeeinflussende vorherrschende Abdominalsymptomatik (s. oben) auf die richtige Fährte weisen.

Ignatia (Ign.)

Bei dieser weiblichen Variante von Nux vomica wird das Krampfgeschehen in den Bronchien eher als Ausdruck der resignativen Hilflosigkeit aufgrund des immer wieder ausbleibenden Echos im sozialen Umfeld aufzufassen sein und im Unterschied zu seinen Symptomen im Abdominal- und Gefäßbereich die stärkste Akzentuierung der Zurückhaltung von »Besitz« ausdrücken, ohne zu ahnen, daß es damit zur gefährdendsten Isolierung kommt, wozu die Empfindlichkeit gegenüber Kälte, Tabakrauch und andere Umwelteinflüsse noch prädestinieren. Hier äußert sich dem Außenstehenden besonders eindrucksvoll die Tragik der Organwahl.

Chamomilla (Cham.)

Chamomilla greift ebenso im Krampf der Bronchien appellativ zum letzten Mittel seines Protestes gegen zuwenig Beachtung und äußert dies mit bellendem, trockenem Husten und dramatischer Atemnot. Dennoch stehen ihm in seiner aktiven Form und demonstrativen Note der Auflehnung einer eher **hysterischen** Struktur noch genügend Reserven zur Verfügung.

▶ Intervall

Hatten wir uns bisher mehr der Dramatik des Asthmaanfalles gewidmet, so soll nun dem Intervall unsere Aufmerksamkeit gehören, das wir – ferner von existentieller Notsituation – besonnen zur Aufarbeitung bestimmter Hintergründe nutzen sollten und können. Gemeint sind insbesondere konstitutionelle und miasmatische Stigmata, da nur durch sie die diathetischen Auswirkungen zu begreifen und therapeutisch

zu erfassen sind, womit nicht nur Anfallsprophylaxe, sondern gleichzeitig präventive Medizin schlechthin betrieben werden kann. Gemäß dem Anliegen dieses Buches sollen nur die Arzneien beschrieben werden, die auch die Psychodynamik des Asthmageschehens reflektieren. Die bisher dargestellten Arzneien bieten dafür schon genügend Beispiele. Sogenannte schichtweise Abtragungen von Leiden durch ins Konstitutionelle greifende »Korrekturen« dürfen nicht rein somatisch aufgefaßt werden. So kann die Berücksichtigung externer Unterdrückung von Hauterscheinungen bei der Bahnung eines **Asthma bronchiale** für eine Arzneiwahl nur erfolgreich sein, wenn diese gleichzeitig auch die entsprechenden psychodynamischen Aspekte berücksichtigt. Ebenso können **Empfindungen** und **Modalitäten** des Asthmatikers nur im Zusammenhang mit seiner konstitutionellen **und** psychischen Struktur begriffen und therapeutisch verwertet werden.
Asthma beinhaltet zwar als spastisches Geschehen einen **sykotischen** Akt, an seinem Zustandekommen beteiligten sich jedoch ebenso **psorische** Vorgänge; schließlich kann es sogar zur **luetischen** Eskalation kommen. Diese Gegebenheiten sowie die entsprechenden psychodynamischen Voraussetzungen sind von den folgenden Arzneien mitzubringen. Wir werden sie sämtlich in höheren Potenzen einsetzen müssen. Wo eine Eskalation des Leidens zu befürchten ist, sollten die LM-Potenzen angewendet werden.

Thuja (Thuj.)

Thuja scheint alle Voraussetzungen für eine echte Aufarbeitung eines **Asthma bronchiale** außerhalb des Anfallsgeschehens mitzubringen. Es ist *Hahnemanns* »Spitzenmittel« der **Sykose** *(s. S. 43, 48)*, die sich hier vornehmlich im Bereiche der Haut durch eine Fülle von ektodermalen »Wucherungen« kundtut, so die von *Hahnemann* als vornehmlichstes Kriterium von **Thuja** genannten Feigwarzen im Genitalbereich, aber auch Warzen und andere polypöse Bildungen. Die Haut ist insgesamt blaß und von stark riechenden Schweißen bedeckt, das Gesicht wachsig glänzend, die Nägel sind spröde und rissig. Aber auch die Schleimhäute sind von Hypertrophien oder Reizungen aller Art betroffen.
Ähnlich **Sulfur** begegnen uns zwei unterschiedliche Typen:

- Ein eher pyknischer, schwammiger Mensch nach der **hydrogenoiden** Konstitution *v. Grauvogl (s. S. 50);*
- ein magerer, eher ausgetrockneter Mensch, bei dem nur die Haut wächsern hervortritt.

Die bekannte Achse zwischen **Hautleiden** und **Asthma** wird durch die **sykotische** Betroffenheit von Haut und Schleimhaut bei **Thuja** gut aufgehoben sein, besonders wenn eine zu intensive externe Behandlung stattgefunden hatte. Dazu tritt die konstitutionell bedingte Empfindlichkeit gegenüber Kälte und Nässe.
Die psychische Struktur des **Thuja**-Menschen ist **schizoid** und **zwangsneurotisch.** er hat sich abgekapselt von der Umwelt, kommuniziert mit ihr überwiegend berechnend oder prüfend und richtet danach sein Verhalten ein. Er lebt nicht in Harmonie mit sich selbst, sondern ist voll düsterer und sorgenvoller Gedanken. Diese Verhaltensweise entspricht der Starrheit und Verhärtung seiner Gewebe, die sich besonders auch auf die Schleimhaut des Bronchialtrakts

legt. Sie ist **retentiv** im Sinne von Vorenthaltung und verhinderter Preisgabe eigener Substanz. Stärkere Schweißbildung und Diarrhö können Signale für Bereitschaft zum **Loslassen** und damit auch **Entlassung** des Bronchialtrakts aus seinem Krampfzustand sein.

Phosphorus (Phos.)

Mit **Phosphor** leiten wir von der **Sykose** zur **Psora** über, von Starrheit zur Schwäche und damit einem anderen wesentlichen Zugang zum **Asthma bronchiale.**
Phosphor ist als körpereigene Substanz ein Konstitutionsmittel ersten Grades *(s. S. 47)* und das reaktionsfreudigste Element seiner **5. Hauptgruppe des Periodischen Systems der Elemente,** auch **»Stickstoffgruppe«** genannt. Sowohl im anorganischen wie organischen Bereich zeigt sich diese Aktivität. So spielt er im Energiestoffwechsel eine zentrale Rolle und ist in Verbindungen mit Nukleinsäuren an lebensvoraussetzenden biochemischen Prozessen beteiligt. Beim Knochenaufbau spielt er eine unersetzliche Rolle.
Von Grauvogl hat den **Phosphor** dem oxygenoiden Konstitutionstyp zugeordnet, womit seiner Affinität zum Sauerstoff und der erwähnten Reaktionsfreudigkeit Rechnung getragen wurde. So verwundert der engere Bezug von **Phosphor** zum Lungensystem keineswegs. Diese Tatsache und die noch zu schildernden Eigenschaften weisen auch auf tuberkulinische Akzente.
Angesichts dieser biochemischen Vorgaben wird den **Phosphor**-Typ niemals Trägheit oder Massigkeit auszeichnen. Er ist schlank, eher asthenisch-jugendlich (»der ewige Adoleszent«), mit heller Haut, meist blondem bis rotblondem Haar, von aufgewecktem Geist, hoher Sensibilität und Phantasiereichtum. Oft ist er künstlerisch begabt und zeigt Offenheit und Impulsivität. Seine Seele ist nicht verschlossen, aber zart, hochsensibel und anlehnungsbedürftig. Er ist begeisterungsfähig, kann sogar kämpferisch sein, und er ist hingabefähig und erotisch.
Unschwer können wir hier die **depressive** Struktur ausmachen und werden uns wundern, daß derartige Voraussetzungen dennoch zu einem Leiden mit ausgesprochen **retentiven** Merkmalen führen können. Im Sinne der Polarität lehrt uns beim **Phosphor** nicht nur die Toxikologie, sondern die Natur selbst, daß das Leben eben zwei Seiten hat. Wer sich besonders aktiviert, wird mit der Begrenztheit seines Kräftepotentials rechnen müssen.
Beim **Phosphor** ist die »toxische Breite« sehr gering. **Phosphor** verzehrt sich leicht, erholt sich aber auch ebenso schnell wieder. Dennoch zehren die Schwächephasen an der Seele, und das Selbstvertrauen zu den eigenen Kräften sinkt. Sexuelle Impotenz befällt den zunächst stürmischen und hingabefähigen Liebhaber, und Furcht vor Krankheit, vor dem Alleinsein, vor Bedrohungen aller Art, selbst vor dem Gewitter oder dem Dunkel der Nacht beherrscht zunehmend sein Bewußtsein.
Schließlich beginnt der so Verunsicherte mit seinen Kräften hauszuhalten und greift immer häufiger im Blick auf die Bewahrung eigener Substanz zu **retentiven** Verhaltensweisen. Obstipation löst die sonst vorherrschende Diarrhö ab, und die freie Atmung weicht häufigem Empfinden von Erstikken, wozu die daraus entstehende Angst beiträgt. So wird auch **Phosphor** zu einem wertvollen, konstitutionell ausgerichteten Mittel des Intervalls, das zur Wiederherstellung von Stabilität, Selbstvertrauen und damit auch zur

Beherrschung der sich entwickelnden lebensbedrohenden Impulse von Spastizität im bronchiopulmonalen System dient.

Tuberculinum (Tub.)

Bei der Darstellung von **Phosphor** wurde der Begriff »Tuberkulinie« und ihrer beider Beziehung erwähnt *(vgl. S. 141)*. Im Rahmen dieses Kapitels soll darüber anhand der entsprechenden Nosode näher berichtet und gleichzeitig ein weiteres, tiefwirksames Heilmittel vorgestellt werden.
Tuberculinum ist eine sogenannte **Nosode** (griech. *νόσος* = Krankheit). Nosoden sind homöopathische Arzneien, die aus Mikrobenkulturen, Viren oder Krankheitsausscheidungen hergestellt wurden. Ihre Geschichte reicht bis ins Altertum zurück. Dennoch begann ihr gezielter Einsatz erst mit dem deutschen Tierarzt *Wilhelm Lux* (1776–1849), der vom Jahre 1820 an tierische Krankheitsausscheidungen bei Räude und Rotz potenzierte und sie im isopathischen Sinne (Gleiches mit Gleichem) bei diesen Erkrankungen einsetzte.
Die seit Beginn des 18. Jahrhunderts in Europa bekannte Pockenschutzimpfung dürfte dabei Vorbild gewesen sein. Es lag nahe, in einem Isopathikum, das schon von alters her auch unarzneiliche Anwendung fand, Vervollkommnung und Steigerung der Effektivität bei arzneilichem Einsatz gegenüber einem »Nur-Homöopathikum« zu sehen. *Hahnemanns* Schüler *Constantin Hering* (1800–1880), der die Homöopathie nach Amerika »exportierte«, und gezielte Versuche und Behandlungen mit Nosoden unternahm, erhielt *Hahnemanns* Segen dafür erst, als er sie über Arzneiprüfungen an Gesunden von »Aequalia« zu echten »Similia« (zurück-) geführt hatte. *Hahnemanns* Stellungnahmen zu den Nosoden sind nie ganz eindeutig ausgefallen. Vielleicht sah er ursprünglich in ihnen eine »Gefährdung« seines Simileprinzips. Der Einsatz von Nosoden in der Homöopathie ist bis heute weder einheitlich noch widerspruchslos gehandhabt worden.
Die Schulmedizin hat mit der Entwicklung des Impfwesens auf ihre Weise die Anwendung von »Aequalia« zu einer »biologisch« ausgerichteten Gesundheitsmaßnahme gemacht. Ihre Risiko- und Nutzenabwägung ist allerdings in der Ärzteschaft bis heute ein unerschöpfliches Thema.
Tuberculinum ist ein Bazillenkulturextrakt des **Alt-Tuberculinum** von *Koch,* von dem humane und bovine Stämme verwendet werden. Über verschiedene Arzneimittelprüfungen und die bekannten Krankheitspathogene hat sich schließlich ein fest umrissenes Arzneimittelbild herauskristallisiert, das heute einen unentbehrlichen Platz innerhalb der homöopathischen Materia medica einnimmt.
Bei der Aufarbeitung chronischer Krankheiten wird immer wieder auf diese Nosode zurückgegriffen. Auch ein chronisches **Asthma bronchiale** kann zu den für die **Tuberculinum**-Nosode prädestinierten Krankheitsbildern gehören. Meist wird diese Nosode hier als sogenanntes Zwischen- bzw. Aktivierungsmittel fungieren, hier und da jedoch auch **das** Simile selbst sein können.
Tuberculinum hat manche Parallele zu **Phosphor.** Auch hier begegnen wir eher einem blonden, blauäugigen Menschen von zartem, magerem Körperbau, dessen allgemeine Widerstandsschwäche sich in hochgradiger Empfindlichkeit

gegenüber Kälte, schroffen Wetter- und Temperatureinflüssen bei dennoch großem Hunger nach frischer Luft kundtut. Die körperliche Belastbarkeit ist von vornherein herabgesetzt, und es tritt schnell Ermüdung und Erschöpfung mit reichen Schweißen ein. Das Lymphsystem ist in einer ständigen Überreizung anläßlich latenter, polytoper Entzündungsprozesse. Therapieresistenz bei noch so sorgfältig besorgter anderweitiger Similewahl kann auf solche Überreizung des Lymphsystems hinweisen und u.a. als Indikation für diese Nosode gelten.
Psychisch besteht eine ständige Unruhe und wechselnde Stimmungslage. Niemals ist man mit sich und der Welt im Gleichgewicht, aber zu einem eigenen Durchbruch, dieses zu ändern, reichen trotz einer Fülle »fixer« Ideen die Kräfte nicht. Die schnelle Verzehrung eigener Substanz, fast wie bei Jodum, trägt dazu bei. Die frustrane Lebensführung macht den **Tuberculinum**-Typ ärgerlich und aggressiv, schließlich furchtsam und hoffnungslos, denn er spürt, daß das Leben für ihn nicht mehr viel bereithält. Hunden gilt eine besondere Variante der Furcht, deren Verwertung zur Arzneiwahl nur bei extremer Ausprägung zu empfehlen ist.
Die verzweifelte Suche nach Erfüllung treibt den **Tuberculinum**-Typ zu allen möglichen unüberlegten Handlungen, und ständig ist er auf der Suche nach neuen Ufern in Form einer Art Fata-Morgana-Syndroms. Der obendrein stark ausgeprägte Sexualtrieb läßt ihn aufgrund der geschilderten psychischen Eigenschaften ständig wechselnde Partnerschaften eingehen, ohne Aussicht auf Erfüllung, wozu auch die schnelle Erschöpfbarkeit ihren Beitrag leistet.
So sehen wir zum **Phosphor**-Typ doch merkliche Unterschiede. Die Werbung um Zuwendung und Anerkennung hat zwar bei **Tuberculinum depressive** Züge, artet jedoch in **hysterische** Verhaltensweisen mit einem hohen Grad an Unverbindlichkeit aus.
Der Einsatz dieser Nosode bietet sich bei Kongruenz von Krankheits- und Arzneibild, aber auch besonders anläßlich chronisch-entzündlicher, therapeutisch stagnierender Prozesse, hier besonders bei solchen der Atemwege, an. Ist dabei in der Biographie des Kranken oder aber der nächsten Familienangehörigen einmal eine Tuberkulose aufgetreten, so ist die Aussicht auf Erfolg wesentlich größer. Niemals darf Tuberkulinum jedoch während eines aktiven tuberkulösen Prozesses eingesetzt werden.

Calcium carbonicum Hahnemanni (Calc.)

Es wird nicht überraschen, daß wir diesem vornehmlichen Vertreter psorischer Diathese hier wiederbegegnen.
Die Eigenschaften des **Psorikers,** seine Reaktionsschwäche und Anfälligkeit gegenüber allen Einflüssen und Belastungen der Umwelt, physikalischen wie psychischen, bilden spezifische Voraussetzungen für ein Athma bronchiale, das sich praktisch ausschließlich von Instabilität »nährt«. Nicht nur die dieser Arznei eigene Infektneigung bzw. lymphatische Diathese bahnen als physische Schwäche dem auf solche Verhältnisse angewiesenen Leiden den Weg, sondern insbesondere die psychische Labilität, die sich vornehmlich in Zurückhaltung und Ängstlichkeit ausdrückt. Diese **retentive** Komponente stellt wieder den Versuch zur Bewahrung eigener Substanz dar, die sich ebenso in der vorherrschenden Obstipation zeigt. **Asthma** kann also nur die

Konsequenz der Reaktionsweise des Bronchialtrakts sein, worin sich Schwäche, Absonderung, Abschirmung, Hilflosigkeit und Appell zeigen.

Sulfur (Sulf.)

Auch der Schwefel gilt als wesentliches Bollwerk gegen die Multikausalität einer **asthmatischen Diathese,** wobei er eher den vagotonen asthenischen Typ vertritt, der von physischer Schwäche mit eingeschränkter Reagibilität gekennzeichnet ist. Die daraus – ähnlich **Calcium carbonicum** – sich ergebende Anfälligkeit gegenüber eher feucht-kalten Witterungseinflüssen in Verbindung mit der Reaktionsschwäche durch Oxydationshemmung alles Stoffwechselgeschehens schafft auf der somatischen Ebene prädestinierende Bedingungen für die Entwicklung einer **asthmatischen** Erkrankung, wenn sie auf die überwiegend **schizoide** Struktur treffen. Im asthmatischen Akt wird auch beim **Schwefel** der Hang zum **Retentiven,** zur Abkapselung von der Umwelt, sichtbar, die durch die begleitende Obstipation unterstrichen wird.
Die schon erwähnte Vikariation zwischen bestimmten Erkrankungen der **Haut** und **Asthma** gilt als eine besondere Domäne von **Sulfur.** Auch bei **Thuja** sind wir solchen Parallelitäten begegnet. Beide Bereiche stehen Pate für Kontaktprobleme in weitestem Sinne: Ein Hautausschlag kann Ableitung innerer stoffwechselbedingter Stauung, aber ebenso Abwehr sozialer Zuwendung beinhalten. Beides hat entlastende Funktion. Die gewaltsame Unterdrückung der Hauterscheinungen kann zum Ausweichen auf den anderen Kontaktbereich mit der Umwelt zwingen, wobei die Symbolik der Störung nicht nur vom **Ektoderm** zum **Entoderm,** sondern auch u.a. von der optischen auf die akustische Ebene verlagert wird, beispielsweise bei spastisch bedingten Hustenanfällen. Die Reaktionsweise übernimmt vornehmlich die glatte Muskulatur, und die Folgen dieser Form der Unterbrechung des Umweltkontakts können wesentlich dramatischere Auswirkungen haben.
Sulfur wird somit beim **Asthma bronchiale** dann Segensreiches leisten können, wenn Konstitutionelles und Psychodynamik in Übereinstimmung stehen.

Kalium carbonicum (Kali-c.)

Dieses von *Hahnemann* wie **Calcium carbonicum** geprüfte und in seinen **»Chronischen Krankheiten«** beschriebene Salz kann – wie die meisten in der Homöopathie verwendeten Mineralien – wiederum in seinem ganzen Wirkungsausmaß nur durch zusätzliche Anleihe in der Toxikologie verständlich werden. Die ausführlichen Arzneimittellehren bieten dem Wissensbedürftigen genug Möglichkeiten und Belege.
Das alkalische Karbonat erzeugt bei feintoxikologischen Untersuchungen wieder eine Art schleichender Vergiftung, aus der uns die Hauptwirkungsrichtungen erkenntlich werden: **Herz, Atemwege** und **Verdauungsorgane.** Dabei steht **Kalium** mit **Calcium** im Organismus sogar in einer Art Rivalitätsverhältnis mit gegenseitiger Abhängigkeit für die beiderseitige Wirkungsentfaltung. Während **Kalium** kolloidquellend wirkt, wirkt **Calcium** entquellender, und das Überwiegen der einen oder anderen Wirkung hängt von dem jeweiligen Konzentrationsverhältnis der beiden Konkurrenten ab.
Von allen Kalisalzen vertritt **Kalium carbonicum** am meisten die Wirkung des

Kalium-Ions, während die Kohlensäure arzneilich in den Hintergrund tritt. Immer, wenn wir es mit der Darstellung mineralischer Arzneibilder zu tun haben, werden uns diffizile Analysen im Stich lassen, was uns an die entscheidende Bedeutung der Arzneimittelprüfung erinnert, die uns darüber belehrt, daß nur über individuell-konstitutionell herrschende Gegebenheiten das Wirkungsbild zu erklären ist. Dies kann im weitesten Sinne als Verwertungsstörung für dieses Mineral bezeichnet werden.

Kalium carbonicum ist im ganzen als vagotropes Mittel aufzufassen, das vor allem den Elektrolythaushalt beeinflußt.

Der **Kalium-carbonicum**-Typ ist ein schwächlicher, anämischer, niedergedrückter und schnell ermüdender, physischen und psychischen Einflüssen gegenüber wenig widerstandsfähiger und aufgrund seiner **Schwäche** reizbarer und furchtsamer Mensch, der nicht gerne alleine ist. Die häufige Gedunsenheit seiner Gewebe, besonders im Lidbereich sichtbar, weist auf die Störungen im Elektrolythaushalt. Ein weiteres besonderes Charakteristikum ist der **Schmerz,** von dem der **Kalium-carbonicum**-Typ in extremem Maße vielerorts betroffen ist. Schmerz und Schwäche zwingen ihn, mit seinen Kräften hauszuhalten. Sowohl auf der körperlichen Ebene als auch im sozialen Lebensbezug sucht er deshalb Halt und Anlehnung. Gesellschaft sucht er – ähnlich **Lycopodium** – nicht aus Freude am sozialen Kontakt und der Bereitschaft, geben zu wollen, sondern aus rein rationellen Überlegungen zum eigenen Überleben. Die immer präsenten körperlichen Beschwerden mahnen ihn zu ständiger Wachsamkeit bis in den Schlaf hinein, wodurch auch dieser extrem gestört ist. Ungewißheiten sind für ihn unerträglich, und er möchte die Welt für sich berechenbar haben. Die Dunkelheit und die Zukunft erzeugen bei ihm deshalb besondere Furcht.

Kalium carbonicum bietet uns nach allem ein Mischbild aus **schizoiden** und **zwangsneurotischen** Anteilen, wobei letztere überwiegen und im sozialen Kontakt am auffälligsten zutage treten. Dabei möchte der **Kalium-carbonicum**-Typ seine körperlichen Schwächen möglichst selbst beherrschen und »verwalten«, wenn nicht gar ungeschehen machen. So dissimuliert er auch dem Arzt gegenüber und ist in jeder Hinsicht empfindlich gegen Berührung, körperlich wie seelisch.

Die Sexualität ist unter solchen Vorzeichen ebenso ein Problembereich, zum einen wegen der Unfähigkeit zur Hingabe, ja beabsichtigten Distanz, zum anderen mangels körperlicher Vitalität.

Diese **retentiven** Merkmale müssen sich somatisch dort wiederfinden, wo Kontakt und Austausch mit der Umwelt stattfinden. Die besondere Affinität von **Kalium carbonicum** zu den Atmungsorganen läßt sie offen zutage treten, indem es – gemäß der vagotropen und vagotonen Konstellation – zu Krampfzuständen des Bronchialtrakts und zu kolloidosmotischen Entgleisungen seiner Schleimhaut kommt. Die zusätzliche Betroffenheit der Herzfunktion und des Magen-Darm-Trakts, der in **analretentivem** Sinne von ausgeprägter Obstipation beherrscht wird, verstärken das Krampfgeschehen auf ihre Weise.

Die schließlich alles beherrschende Angst sorgt für einen fatalen Circulus vitiosus, dessen Lysis und damit die Bereitschaft zum **Loslassen** – Schweißausbruch, Krampflösung – das Ziel eben von **Kalium carbonicum** sein soll.

8 Das herzphobische Syndrom

Auf der letzten Station unserer Reise durch die »Welt der Psychosomatik« werden wir dem Höhepunkt der »dramaturgischen« Fähigkeit des Organismus begegnen, geistig-seelische Konflikte seines existentiellen Kampfes um *Sicherheit* und *Sinnhaftigkeit* auf der somatischen »Bühne« darzustellen.
Der Hintergrund psychosomatischer Krankheiten im engeren Sinne ist - wie wir erfahren haben - neurotischer Art. Neurosen sind persistente, unangepaßte Verhaltensweisen, in denen Angst die zentrale Rolle spielt. Sie resultiert aus dem Gefühl der Gefährdung der eigenen Sicherheit. Die Reihenfolge der in diesem Buch abgehandelten Organbereiche soll uns auch eine Rangordnung der Angstintensität vermitteln, wobei wir im folgenden nun den Gipfel besteigen wollen.

Vom Wesen der Angst

Angst ist eine Sache des ganzen Menschen; sie ist ein qualvolles, unbestimmtes Gefühl, ohnmächtig etwas Unbekanntem ohne Möglichkeit eines Ausweges ausgeliefert zu sein. *Freud* sah in der Angst einen Zustand hochgespannter Erregung, die als Unlust empfunden wird und derer man nicht durch Entladung Herr werden kann.
Man unterscheidet heute folgende **Angstformen,** wobei eine scharfe Trennung nicht immer möglich ist:

- **Realangst,** die auf echte äußere Bedrohungen zurückgeführt werden kann, deshalb auch eher eine leibliche Angst ist und üblicherweise zu nur zwei Möglichkeiten der Reaktion führt: Angriff (Aggression) oder Flucht. Auch die Angst vor einer lebensbedrohenden Krankheit gehört dazu, deren Ausmaß wiederum von der Neurosenstruktur des Betroffenen mitbestimmt wird.
- **Existenzangst,** von der seit dem Sündenfall jeder Mensch betroffen ist, und die *Kierkegaard* als den »Schwindel der Freiheit« anspricht. Ontogenetisch ist der Mensch bei seiner Geburt schutzlos und unvollendet, er bleibt auf Sicherheit vermittelnde Bezogenheit angewiesen, was wir auch »Liebe« nennen können. Ein Defizit in diesem Bereich kann den Keim zur neurotischen Entwicklung legen.
- **Neurotische Angst,** die seit *Freud* mit der Dynamik von Triebimpulsen in Verbindung gebracht wird. Auf der einen Seite führt infolge normativer gesellschaftlicher Forderungen gestaute, aber durchzubrechen drohende Libido zur Angst. Andererseits entsteht Angst, wenn bei dem erfolgenden Verdrängungsprozeß der gegen die Gesellschaft gerichteten Triebimpulse das Bekenntnis zu einer Schuld ausbleibt. Diese aus dem Es stammende, am Über-Ich orientierte Angst ist in ihrem Zusammenhang dem Träger nicht bewußt. Wir sollten sie als »Gewissensangst« bezeichnen, wohlwissend, daß Gewissensangst auch bewußt sein oder werden kann. Diese neurotische Angst ist somit ein Indikator und Warnsignal für das Ich, ein Zeichen für einen anstehenden, nicht bewältigten Konflikt bzw. einen abgewehrten Impuls (Bedürfnis).

Angst ist aber nicht nur ein psychopathologisches Phänomen, sondern auch eine notwendige Reaktionsform des Menschen zur Erhaltung seines Lebens. *Kierkegaard* sagt hierzu: »Wer gelernt hat, sich recht zu ängsten, der hat das Höchste gelernt.«
So muß das Fehlen von Angst als pathologisch angesehen werden. Gleichgewicht und »Ordnung« werden sowohl in der Privatsphäre als auch in der Gesellschaft oft nur durch Angst gewährleistet. Hieraus folgt letztlich, daß Angst ein Teil unseres Bewußtseins ist und so verarbeitet wird. Erst der bewußte Umgang mit der Angst schafft Freiheit des Daseins.
Wird Angst jedoch zu einem allesbeherrschenden eigenen Geschehen und bleibt im Unbewußten verhaftet, spricht man von »Angstneurosen«. Die Angst ist hier – wiederum nach *Kierkegaard* – »frei flottierend«, im Gegensatz zu einer gezielt objektbezogenen, mit der wir uns nun beschäftigen wollen.

Vom Wesen der Phobie

Die Phobie ist ein Sprößling der Angst. Wird Angst immer eingeengter oder auf bestimmte Objekte fixiert, so spricht man von »Phobien« (griech. *φόβος* = Furcht). Phobien sind wohl die persistenteste Form von Angstreaktionen, und lange Zeit hat man sie für therapieresistent gehalten. Erst in den letzten dreißig Jahren ist man in der Erforschung ihrer Genese, vor allem aber ihrer therapeutischen Beherrschung, weit vorangekommen. Dennoch weisen gerade die Phobien in der Krankheitsstatistik eine erschreckend steigende Tendenz auf.
Nicht nur die Angstneurosen, sondern sicher auch die Phobien haben ihre kollektive Expansion nicht zuletzt dem sich in atemberaubendem Tempo vollziehenden Wandel unserer Welt zu verdanken, in der Gültigkeiten auf allen Gebieten einen immer kürzer werdenden Zeitraum umfassen. Die Bedrohlichkeiten durch die Technik, das ins Gigantische gestiegene Medien- und Informationswesen mit seiner Über-Information im Sinne meist negativer Inhalte, der Terrorismus, die ständig ansteigende Kriminalität, die schwindende Achtung vor der Schöpfung Leben, der Verlust an Geborgenheit durch die Auflösung der Großfamilie, die Ablehnung von Autoritäten, das zunehmende Verlassen von Traditionen, die gesellschaftliche Anonymität mit immer mehr schwindender Ausübung christlicher Nächstenliebe und manches mehr haben ohne Zweifel den Boden dafür bereitet.
Die psychische Anfälligkeit bzw. Krankheitsbereitschaft anläßlich solcher Umweltbedingungen ist dennoch sehr unterschiedlich. Die experimentelle Neurosen- und Phobieforschung konnte Wesentliches dazu erarbeiten. Im folgenden sollen in geraffter Form die für das Verständnis dieses Kapitels notwendigen Erkenntnisse geschildert werden.
Die Phobie ist eine **emotionale** Reaktion, die einhergeht mit

- großer Angst,
- vegetativen Reaktionen,
- motorischen Reaktionen.

Phobien sind weiterhin **erlernte** Reaktionen (konditionierte Furcht- bzw. Angstreaktionen). Folgende Aspekte sind zu bedenken:

- Reize entwickeln dann phobische Qualitäten, wenn sie zeitlich oder räumlich mit angstauslösenden Zuständen oder intensiven Angstsituationen assoziiert werden.
- Der neutrale Reiz wird dann - abgekoppelt von seiner Ursprungsinduktion - zum verselbständigten phobischen Prozeß.
- Seelische Traumatisierungen erzeugen eher dann eine Phobie, wenn sie im Zustand starker Einengung erfahren wurden.
- Streßsituationen sind Wegbereiter für Phobien.
- Phobien können durch Irritation entstehen.
- Die Stärke einer Phobie wird mitbestimmt von der Häufigkeit, der Intensität und räumlich-zeitlicher Kontiguität des Reizes.

Die bekanntesten und häufigsten **Formen** von Phobien sind:

- Klaustrophobie (lat. claustra = Riegel, Verschluß): Furcht in engen oder abgeschlossenen Räumen;
- Agoraphobie (griech. *ἀγορά* = Marktplatz): Furcht, über einen freien Platz zu gehen;
- Akrophobie (griech. *ἄκρος* = Spitze): Furcht vor Höhe oder auf Höhen (Schwindel);
- Tierphobien: Furcht beispielsweise vor Spinnen, Pelztieren, Mäusen, Hunden, Schlangen;
- Erythrophobie (griech. *ἐρυθρός* = rot): Furcht, zu erröten.

Die Themen der Phobien dürfen jedoch mit ihren Ursprüngen nicht unbedingt in Zusammenhang gebracht werden, sondern haben häufig lediglich Symbolcharakter oder gelten als Ersatzobjekte.
Phobien treten letztlich als Reaktionen auf ungelöste Konflikte auf. Aufgrund genetischer Untersuchungen ist - ähnlich den Neurosen - ein Anlagefaktor zu vermuten, der in Verbindung mit erworbenen Anteilen das Zustandekommen prägt. Betroffen sind lediglich die depressive und zwangsneurotische Struktur. Das ist verständlich, da das Sicherheitsbedürfnis bei beiden die Hauptrolle spielt und eine sehr niedrige Reizschwelle besitzt.
Ein besonderes Kennzeichen der Phobien ist die Entwicklung einer Phobophobie, also einer Furcht vor der sich entwickelten Phobie selbst. Besonders anschaulich und häufig findet das bei der Erythrophobie statt. Dieses Phänomen tritt erst in dem Stadium auf, in dem die Phobie die Schwelle des Bewußtseins, des Bewußtwerdens oder der Bewußtheit überschritten hat. Von nun an beginnt die »Sklaverei« des phobischen Geschehens und damit auch die Gefahr der Expansion dieser Geißel, ähnlich den Vorgängen bei der Allergie: Durch den fast obligatorischen Verlust des Bezugs zum Ursprung der phobischen Inhalte imponieren diese nicht nur der Außenwelt, sondern auch ihrem Träger als irreal und dadurch erst recht bedrohlich, was ihr Ertragen wesentlich erschwert und letztlich Verstärkereffekte mit sich bringt.

Das sich zwangsläufig einstellende und verständliche Vermeidungsverhalten aller Phobiker im Hinblick auf die furchterzeugenden Objekte bzw. Situationen führt jedoch zum Gegenteil des beabsichtigten Effektes. Nicht Entlassung aus dem phobischen Gefängnis winkt dem Fliehenwollenden, sondern die gnadenlosere Konservierung seines Kerkers. Es müssen also andere Wege zur Freiheit beschritten werden, die wiederum nicht Gegenstand dieses Buches sein können. Im weitesten Sinne muß es dabei um Dekonditionierung, eine Art seelischer Immunisierung, gehen, was tatsächlich - ähnlich der substantiellen Minimierung bei der Therapie von Allergien - durch eine systematische psychische Desensibilisierung mittels einer programmierten Verhaltenstherapie auch durchgeführt wird.

Zusammenfassend ist festzustellen: Phobien entstehen immer dort, wo das lebensnotwendige Prinzip der **Sicherheit,** seine »Garantierung«, Logik und Zuverlässigkeit aus dem Schutz »instinktartiger Gedankenlosigkeit« oder nicht bewußter Selbstverständlichkeit herausgetreten ist und an seine Stelle eine an Objekte gebundene und bewußtgewordene Furcht vor der Vergänglichkeit tritt. Diese Form von Furchterleben wird schnell zum festen Bestand erlernter Vorgänge, verselbständigt sich und nimmt anfallsartigen Charakter an. In diesem Stadium ist es rationeller Argumentation oder realen Bezugsebenen kaum zugänglich. Der Phobiker glaubt nur noch an sich selbst und macht sich gleichzeitig zu seinem eigenen »Richter«.
An sich ist der Phobiker stark leistungsorientiert und lebenshungrig. Nur die Erkenntnis eigener Ohnmacht dem phobischen Geschehen gegenüber macht ihn resignativ und schwach.
Voraussetzung für das Entstehen von Phobien ist eine außergewöhnlich hohe Sensibilität bei einer vornehmlich depressiv-zwangsneurotischen Mischstruktur. Veranlassende Situationen für den Ausbruch einer Phobie beinhalten stets eine Diskrepanz zwischen dem Grad einer Forderung und eigenem Leistungsvermögen. Der Phobiker wird zum Autor und Regisseur seines eigenen Dramas, dessen Höhepunkte an individuell unterschiedliche Pegel seelischer Toleranz gebunden sind, so daß nicht selten auch panikartige Zustände innerhalb der phobischen Phasen auftreten können.
In Phobien kann auch eine Ankopplung von übermächtigen, negativ getönten Phantasien aus der magischen Kindheitsphase bzw. von biographischen Bedeutungsgehalten an reale Ereignisse stattfinden, und deren Verarbeitung versucht dann, in regredierender Form ebenso auf magische Rituale, jetzt eher in Form »positiv« getönter bestimmter Zwangshandlungen zurückzugreifen, die schutzspendenden Effekt bieten und damit eine Art Angstbewältigung beinhalten. Auch Aberglauben kann hier einen Nährboden finden.
Phobien haben appellativen Charakter und stellen einen Hilfeschrei dar. In Massenpsychosen verläßt die Phobie ihre individuelle Beschränktheit und eskaliert zu einem kollektiven Prozeß.

Krankheitsbild

Beim herzphobischen Syndrom wird ein körpereigenes Organ zum Ziel des phobischen Aktes. Normalerweise ist die Herzfunktion ein dem Bewußtsein entrückter Vorgang, der dem autonomen Nervensystem untersteht. Erst körperliche Anstrengungen oder emotionale Anspannungen führen zur Steigerung der Herzfrequenz, die spürbar wird und damit ins Bewußtsein dringt. Im psychovegetativen Erschöpfungssyndrom können sogar Herzrhythmusstörungen auftreten, die unbemerkt bleiben können, meist aber die Betroffenen ängstlich zum Arzt führen, der dann mangels organischen Befundes von einer »Organneurose« spricht. Läßt sich der Kranke damit beruhigen, verläßt die Symptomatik ihn meist auch wieder. Das hängt vornehmlich von seiner Charakterstruktur ab. Anderenfalls kann hier der Keim zu einer Herzneurose gelegt werden.
Der aufgeklärte, moderne Mensch weiß viel über die Gefahren, die dem Herz drohen, wobei der Herzinfarkt noch immer mit einem Todesurteil gleichgesetzt wird. Das Herz nimmt heute im Bewußtsein der meisten Menschen die Spitzenstellung auf der Gefahrenskala ein.
Unabhängig von dieser organischen Betrachtung stehen Herztätigkeit und gefühlsmäßiges Erleben in einem engen Zusammenhang. Auch diese Erfahrung hat sich in der Sprache des Volksmundes niedergeschlagen:
Unser Herz »hüpft vor Freude«, manchmal »rutscht es uns aber auch in die Hose«, wir können »herzhaft zupacken«, aber auch »herzlos« sein. Unser Herz schlägt manchmal »bis zum Halse«, wir können unser »Herz verlieren« und manchem ist das Herz schon »vor Schreck stehen« geblieben.
Herzensangelegenheiten haben schließlich mit der Liebe zu tun, wovon unzählige Werke der Dichter und Sänger künden. Auch die Wahrnehmung unzähliger Anlässe zur Hinterlassung graphischer oder anderer Formen von Verewigung mittels des Herzsymbols ist hier anzuführen. Daß man auch am Herzen zerbrechen kann, gehört wiederum zur polaren Gesetzlichkeit des Lebens. Und wiederum steht dabei die Angst im Zentrum des Geschehens.
Eines Tages verschmelzen dann rationelles Wissen und emotionale Hintergründe zu einem fatalen, labyrinthären Konglomerat, dessen ursprüngliche Zusammenhänge sich der Aufdeckung lange entziehen können. Dieser Akt vollzieht sich wieder anfallsartig und stellt sich dem Außenstehenden in furchterregender Dramatik dar.
Während beim Asthmatiker sich Angst meist als sekundäres Geschehen darstellt aufgrund überwiegend echter somato-psychisch ablaufender Phänomene und erst später durch die Krankheitserfahrungen zusätzlich psycho-somatische Anteile hinzukommen, treten Phobien, und hier speziell das *Herzphobische Syndrom,* von vornherein als »Psychodrama« in Erscheinung, auch wenn sich an ihrem Zustandekommen – meist unbedeutende – somatische Phänomene beteiligt haben (können).
In panischer Todesangst fleht der Herzphobiker unter Röte oder Blässe des Gesichts, Schweißausbruch, heftigem Herzklopfen, Schmerzen in der Herzgegend, Zittern und Taubheitsgefühl der Glieder, forcierter Atmung, Schwindelgefühl und hochgradiger motorischer Unruhe um Hilfe. Die Medizin spricht von einem »sym-

pathikovasalen Anfall«. Das Warten auf den Arzt wird zur Qual, und der Kranke zählt die Sekunden, die er noch zu leben hat. Unmittelbar nach Eintreffen des Retters und bevor dieser überhaupt tätig geworden ist, verliert sich der größte Teil aller Beschwerden, und die Nachricht, das EKG sei völlig in Ordnung, erzeugt (vorübergehende) Beglückung und Beruhigung. In dem Moment, in dem der Arzt den Raum verläßt, beschleicht den Patienten jedoch schon wieder ein unbestimmtes Gefühl des Unbehagens, und bald treten neuerliche Symptome auf. Hier bestehen große zeitliche Unterschiede von Patient zu Patient. Die Wochenenden sind bevorzugte Anlässe für das Auftreten eines herzphobischen Anfalls, da ein Arzt hier meist nicht so schnell zur Stelle sein wird. Die Dauer des Anfalls liegt zwischen zehn Minuten und einer Stunde.

Die abermalige ärztliche Versicherung, es lasse sich kein organischer Herzschaden finden, verliert für den Leidenden immer mehr an Bedeutung und Glaubwürdigkeit, und so beginnt eine unselige Wanderschaft von Arzt zu Arzt. Stationäre Behandlung wird bevorzugt, da dort rund um die Uhr Hilfe garantiert ist. Die Entlassung wird dann zur besonderen Krisensituation.

Allmählich gerät das Leiden unter Generalisierung der phobischen Merkmale in die Phase automatistischer Verselbständigung, wobei andere Phobieformen sich an dem Krankheitsprozeß beteiligen können. Am häufigsten tritt eine klaustrophobische Komponente hinzu, und der Kranke beginnt schließlich, die »Zufahrtswege« zu sich bzw. den Weg in die Freiheit für sich zu kontrollieren.

Bei der Suche nach den wahren Hintergründen dieses Verwirrspiels zwischen Betroffenem und Umwelt, zwischen Patient und Arzt und schließlich des Leidenden mit sich selbst, sollte die Suche vornehmlich dem Leistungssektor gelten: Meist besteht eine Diskrepanz zwischen Forderungsansprüchen und Leistungsvermögen. Dabei spielt es keine Rolle, ob sich dieses Mißverhältnis objektivieren läßt oder der Betroffene sich selbst in eine derartige Situation versetzt hat.

Als häufigster Anlaß für den Ausbruch eines herzphobischen Syndroms gelten akute Verlusterlebnisse nächster Bezugspersonen. Dies gilt vornehmlich für Menschen mit depressiver Struktur, da sie den höchsten Anspruch und Bedarf an Zuwendung besitzen. Die augenblickliche Konfrontation mit dem Stadium der Verlassenheit, die zu nun selbständigem Handeln zwingt, entlädt sich in der Demonstration einer Ohnmacht, wobei zum höchstrangigen »Mittel-(Organ)«, der Lebensgefährdung gegriffen wird. Auch die Konfrontation mit plötzlicher Übernahme von Verantwortung innerhalb des Berufslebens kann zu einem derartigen Ausweichen auf die körperliche Ebene (ver-)führen. Schließlich kann auch die Nachricht von einem Herztodesfall in der näheren Umgebung oder eine Todesanzeige eines Altersgenossen bei entsprechend hypochondrischer Präformierung einer depressiven Struktur zum Beginn herzphobischer Zustände werden.

Eine depressive Struktur kann freilich auch durch einen unbewußten ambivalenten Trennungskonflikt zu der beschriebenen körperlichen Reaktion führen. Liebe und Haß, Abhängigkeit und Freiheitsstreben, Bindung und Trennung sind hier zentrale Polaritäten, die häufig infolge immer wieder unterdrückter Aggressionen zur gedanklichen Vorwegnahme echter Trennung geführt haben. So fürchtet ein solcher Mensch die Trennung, gleichzeitig wünscht er sie sich. Der entsprechende Verdrängungsprozeß zur Verhinderung von Schuldgefühlen funktioniert solange, wie der

geliebte Mensch am Leben ist. Im Moment seines Todes fällt der Verdrängungsschutz fort, und in dieser »Versuchungssituation« werden die unbewußten Phantasien bloßgelegt. Der sich daraus entwickelnden schweren Schuldgefühle entledigt sich der Betroffene durch die Verschiebung auf die körperliche Ebene in Form des *herzphobischen Syndroms.*
Männer überwiegen bei dieser höchstrangigen Psychosomatose.

Therapie

Die geschilderte Dramatik des *herzphobischen Syndroms* verdeutlicht, daß es ein reines Anfallsleiden darstellt, wobei meist ein echtes organisches Substrat fehlt. Das somatische Äquivalent besteht vornehmlich aus reversiblen vasomotorischen Fehlsteuerungen; somatopsychische Einflüsse werden deshalb weitgehend ausbleiben.
Die Homöotherapie wird sich vornehmlich auf die phobischen Akzente, die Veranlassungen, Empfindungen und objektiven Begleitqualitäten stützen und konzentrieren müssen. Insbesondere gilt es die ins Irreale reichende Dynamik der Phobien bei der Arzneiwahl zu beachten. Die Phobie ist bestimmt durch eine lähmende Komponente, aber auch durch einen starken Lebenswillen und beinhaltet somit hohe Aktivitätsmomente.
Eine Intervallbehandlung wird sich angesichts des fehlenden organpathologischen Bezuges erübrigen, es sei denn, die Anfallsbehandlung selbst berücksichtigt gleichzeitig die wahrscheinlichen psychodynamischen Hintergründe, wodurch die ansonsten hier vordringlich durchzuführende Psychotherapie eine vielleicht nicht ganz unbedeutende Unterstützung erfahren kann.
Beginnen wir also mit dem Anfall selbst, der an Unmittelbarkeit und Dramatik kaum zu überbieten ist. Wer die »Klaviatur« des homöopathischen Heilprinzips beherrscht, wird auch hier nicht die Nerven verlieren, sondern die Gelegenheit zur Demonstration und Bestätigung der tiefgreifenden Heilkraft homöopathischer Arzneien nutzen. Er wird dem Kranken die als *»therapeutisches Vermeidungsverhalten«* imponierende sowie eine Heilung aufschiebende, wenn nicht gar verhindernde Anwendung von *Opiaten* oder *Tranquilizern* ersparen und den ersten Schritt zu echter Aufarbeitung des Leidens unternehmen können.

Arzneibilder

Aconitum (Acon.)

Die zweifelsfrei dominierende **sympathikotone** Reaktionslage des herzphobischen Syndroms mit der hochgradigen Todesangst und Unruhe, seine mögliche Auslösung durch ein akutes Schreckerlebnis, der Schreckensröte des Gesichts und starkem Herzklopfen mit ausstrahlenden Schmerzen in den linken Arm, lassen diese Arznei zu einem Mittel der ersten Wahl werden. Auch beim organisch bedingten **Angina-pectoris**-Anfall nimmt **Aconitum** diesen Platz ein, wenn die Symptomatik der des **herzphobischen Syndroms** gleicht.

Stramonium (Stram.)

Die demonstrative **hysteroide** Komponente, mit der **Stramonium** die gestauten Aggressionen zu entlasten und sich ins Licht zu setzen versucht, findet im herzphobischen Syndrom eine ihm besonders entsprechende Möglichkeit körperlicher Entfaltung. Hier kann es sich für die lange geübte Disziplin oder organische Selbstbestrafungen »rächen« und die Umwelt das Fürchten lehren. Im einzigartigen »Talent«, den drohenden Tod wahn-haft und wahr-haft darzustellen, wird es kaum von einer anderen Arznei übertroffen. Und so wird diese »Vorstellung« ihre Wirkung selten verfehlen, aber auch die Gewißheit einer nicht das Leben bedrohenden Situation geben.

Lachesis (Lach.)

Wie beim Kopfschmerz wird **Lachesis** im Zusammenhang mit **Stramonium** angeführt. **Lachesis** stellt sich ebenso gerne wie **Stramonium** »zur Schau«. Durch die gleichzeitig enge Beziehung zum Gefäß- und Blutsystem bietet sich die Darstellung unbefriedigten Geltungsbedürfnisses über das Herz-Kreislauf-System förmlich an. Die hochgradige Empfindlichkeit gegenüber Einengung der Bewegungsfreiheit oder des Bewegungsdranges schafft »optimale« Bedingungen für den **Ausbruch** über das **herzphobische** Syndrom. An dieser Demonstration können auch echte, für **Lachesis** mögliche koronarpathologische Veränderungen beteiligt sein, die es immer wieder abzuklären gilt und die ansonsten nicht hochgradig einzustufende Dramatik relativieren.

Tarantula hispanica

Die Giftwirkungen von Spinnen stehen denen von Schlangen nahe aufgrund ihrer proteolytischen Toxine. Die uns hier interessierende Hauptwirkung erstreckt sich bei **Tarantula hispanica** auf das sensomotorische System und seine zentrale Regulation.
Der uns allen geläufige Ausruf: »Der ist ja wohl von der Tarantel gestochen« – richtiger müßte es heißen: »von der Tarantel gebissen« – zielt auf den Zustand und das Benehmen von Menschen, die uns Furcht einflößen können. So geraten die wirklich von einer Tarantel Gebissenen in eine hochgradige motorische Erregung, deren Bewegungsmuster dem der Chorea minor sehr ähnlich sind. Sehr charakteristisch ist dabei der Übergang zum Tanzen, da diese Menschen in dieser Bewegungsform sehr bald Erleichterung verspüren, wozu eine rhythmisch geprägte Musik beiträgt, die uns als spanische Tarantella bekannt ist. Diese Rhythmen ahmen die wilden Tanzbewegungen der Kranken nach. Die motorische Unruhe artet gelegentlich in Gewalttätigkeit gegen andere oder auch gegen sich selbst aus. Die Muskulatur ist gespannt und führt zu den geschilderten unkoordinierten zuckenden Bewegungen oder zu ausgeprägtem Zittern.
Wie das motorische System ist auch das Sensorium stark in Mitleidenschaft gezogen. Eine Überempfindlichkeit aller Sinnesorgane, einschließlich der Haut, gegen Berührung, eine Schreckhaftigkeit, ja sogar das Auftreten von Halluzinationen stehen im Vordergrund. Die psychische Überreiztheit führt zur Verschlimmerung durch heftige Gemütsbewegungen, Störungen des Affektlebens mit Stimmungsschwankungen bis hin zu Todesgedanken. Auch sexuelle Übererregung mit Obszönität oder Exhibitionismus kommen vor. Auffallend ist eine Periodizität aller Beschwerden.

Wenn wir also choreaähnliche Bilder mit Schwäche, Lähmigkeit und Taubheitsgefühl in den Gliedmaßen, unwillkürliche Zuckungen oder stärkeres Zittern bei schmerzhaften Muskelverkrampfungen gepaart mit einer ausgeprägten Kälteempfindlichkeit oder Präkordialangst und Periodizität aller Beschwerden vorfinden, sollten wir an **Tarantula hispanica** denken.
Diese nervösen Überempfindlichkeiten bis hin zu neurotischen Verhaltensweisen überwiegend der **hysterischen** Struktur oder gar wahnhaftem Verhalten, ähnlich dem von **Stramonium,** können die Entwicklung eines **herzphobischen Syndroms** begünstigen. Die demonstrativen Akzente verweisen auf die Psychodynamik des Geschehens und lassen eine echte Lebensgefährdung unwahrscheinlich erscheinen.

Arsenicum album (Ars.)

Wie wir betonten, verkörpert **Arsenicum** die Angst schlechthin. Die beim Asthma bronchiale hervorgehobenen **zwangsneurotischen** Eigenschaften ständiger Bewußtheit und Bereitschaft zur Abwendung von Bedrohungen bilden vornehmlich die Basis seiner phobischen Prädestinierung. Im Verein mit dem Wissen um die zentrale Position des Herzens für den Erhalt des Lebens wird auch das **herzphobische Syndrom** zu einem besonderen Indikationsbereich von **Arsenicum.** Hierin offenbart sich weder geltungssüchtige Demonstration noch vitale Auflehnung, sondern eine eher von Schwäche und Hypochondrie diktierte Todesfurcht unter Aufgabe der auch **schizoiden** Merkmale. Dennoch können auch organische Veränderungen mit somatopsychischer Stimulation dahinterstehen. Anfallsperiodizität und Maxima in der Nacht sind besondere Charakteristika.

Phosphorus (Phos.)
Auch die hohe Sensibilität einer erregbaren, ängstlichen, auf Zuwendung und Schutz angewiesenen **depressiven** Struktur wird angesichts bestimmter gefährdender Umweltkonstellationen seine Ängste eines Tages auch auf das Herz verlegen (können) und den fatalen Kreislauf zwischen Psyche und Erfolgsorgan induzieren. Selten liegen organische Veränderungen zugrunde. Die Furcht diktiert hier vielmehr eher suggestiv kardiologische Symptome, die man sich zuvor über Fachliteratur verschafft hatte. Die Anfalls-»freudigkeit« beim Alleinsein, in der Dämmerung oder Dunkelheit gehört zu den Schwächen der **depressiven** Struktur von **Phosphor** und damit »begünstigenden« Lebensumständen.

Argentum nitricum

Hier begleitet eine hohe Erwartungsangst alle möglichen unvorhergesehenen Ereignisse, woraus sich schließlich eine phobische Lebenseinstellung entwickelt, die bis ins Wahnhafte ausarten kann. Die darin zentral angesiedelte Todesfurcht wird sich eines Tages auch des Herzens bedienen lernen und in zwanghafter Manier das Anfallsgeschehen auslösen, in das dann die **depressiven** Strukturanteile appellativ die engeren Bezugspersonen einbeziehen werden.
Wenn hochgradiger Schreck den Beginn herzphobischer Anfälle markiert, sollte noch an **Belladonna** und **Opium** gedacht werden.

Abschließend sei noch einmal betont, daß wir uns bei unserer Arzneiauswahl ausschließlich auf die phobischen Akzente des aufgrund überwiegend vegetativer Fehlsteuerungen ohne organpathologisches Substrat ausgelösten psychosomatischen Anfallsleidens gestützt haben. Sie sollte klar unterschieden werden von Arzneien, deren Symptomenbild vornehmlich von somatopsychischen Vorgängen diktiert wird. Dazu sind in erster Linie **Cactus grandiflorus, Kalmia latifolia, Latrodectus mactans, Naja tripudians** und **Spigelia** zu rechnen, bei denen das phobische Moment ein reaktives und sekundäres Geschehen darstellt.

9 Psychosomatische Störungen im Kindesalter

Wir haben erfahren, daß die psychosomatischen Krankheiten auf anlage- und umweltbedingten Faktoren basieren und ihre Entwicklung somit in der Kindheit beginnt. Die Anamnese und der Lebenslauf genießen deshalb oberste Priorität für die Erfassung der Psychogenese.
Die in diesem Buch abgehandelten psychosomatischen Krankheiten geben genügend Hinweise für ihre Behandlung auch im Kindesalter. Ihre psychodynamischen Präformierungen und Hintergründe wurden im Allgemeinen Teil geschildert.
Wir wollen uns im folgenden jedoch noch mit einigen wenigen speziellen Störungen im Kindesalter befassen, die recht häufig in der Sprechstunde des Kinderarztes und des Allgemeinarztes anfallen. Sie beunruhigen nicht nur die Eltern, sondern vor allem die Kinder selbst und beeinträchtigen deren seelische, geistige und körperliche Entwicklung.
Da die biographischen Daten bei Kindern bis zu einer gewissen Altersstufe noch nicht von ihnen selbst erhoben werden können, sind wir auf die Mitarbeit der Eltern angewiesen. Von deren Differenzierungsgrad und Bereitschaft zur Mitarbeit können wir Rückschlüsse auf die Entstehung des Leidens sowie für den Behandlungsverlauf ziehen.
Für die Erhebung der sogenannten Fremdanamnese wird meist die Mutter dem Arzt gegenüber sitzen. Oft können wir jedoch erleben, daß mit dem gegengeschlechtlichen Elternteil viel bessere Ergebnisse erzielt werden können. In einer wesentlich früheren Altersstufe als wir vermuten, nämlich schon vom 4. Lebensjahr an, können wir versuchen, uns auch mit dem Kind alleine zu unterhalten. Von seiner Fähigkeit, Bereitschaft und seinem Verhalten ausgehend, können wir unser Bild vervollständigen. Umgekehrt ist es wichtig, auch gesondert mit den Eltern zu sprechen, da die Kinder gerade mit bestimmten Daten ihrer Krankengeschichte und diesbezüglichen Problemen verschont werden sollten.
Die gemeinsame Präsenz von Eltern und Kind kann dem Arzt wertvolle Hinweise vermitteln, die Rückschlüsse auf die Verhältnisse im familiären Bereich erlauben. Wichtig ist hier beispielsweise der ständige Blickkontakt des Kindes zu Mutter oder Vater, wenn es gefragt wird.
Wir sind also auf Aussagen und Angaben der Eltern angewiesen, können uns aber mittels einer guten Beobachtungsgabe im Sprechzimmer sehr viele Informationen verschaffen. Das Bild rundet sich durch die Berücksichtigung konstitutioneller Gegebenheiten des Kindes, die auch für psychodynamische Entwicklungen Bedeutung besitzen und auf die Arzneimittelwahl Einfluß nehmen können.

> Vor jeder homöopathischen Behandlung psychosomatischer Erkrankungen oder Störungen eines Kindes muß eine schulgemäße Diagnostik erfolgen, zu der auch die Abgrenzung von Psychosen gehört. Die Gefahr, organpathologische Veränderungen zu übersehen, ist im Kindesalter wesentlich größer als bei Erwachsenen.

9.1 Das hyperkinetische Syndrom

Krankheitsbild

Hinter einem »Zappelphilipp« kann sich mehr verbergen als wir auf Anhieb vermuten. Die lange Zeit kursierende Auffassung, eine extreme Hypermotorik bei Kindern könne durch den übermäßigen Gehalt der Nahrung an phosphathaltigen Stoffen ausgelöst sein, hat sich als nicht mehr haltbar erwiesen.
Zunächst gilt es, bei einem motorisch überaktiven und unruhigen Kind eine frühkindliche Hirnschädigung auszuschließen. Diese tritt häufiger auf als erwartet und wird demnach zu selten erkannt. Sie äußert sich – abgesehen von körperlichen Merkmalen wie Asymmetrie des Schädelskeletts und Wuchsstörungen etc. – oft nur in Auffälligkeiten der Persönlichkeitsstruktur, die leicht als Psychopathie verkannt werden. Es finden sich Teilagnosien, u.a. die vielbeschworene sogenannte Legasthenie, Sprachentwicklungsstörungen, Konzentrationsschwäche, Reizüberempfindlichkeit, gesteigerter Antrieb bei herabgesetztem Durchhaltevermögen, Distanzunsicherheit mit Kommunikationsstörungen und beeinträchtigte soziale Gefühle.
Das *hyperkinetische Syndrom* infolge solcher frühkindlicher Hirnschädigung besteht in psychomotorischer Unruhe, steter Aufmerksamkeit, impulsivem und teilweise aggressivem Verhalten.
Von größter praktischer Bedeutung ist, daß Menschen, die in früher Kindheit eine zerebrale Schädigung erlitten haben, später affektiv weniger belastungsfähig sind als Gesunde, und daß sie Konflikte aller Art infolgedessen weniger gut und leicht bewältigen können. So kann das frühkindliche exogene Psychosyndrom den Boden für neurotische Fehlentwicklungen abgeben. Diese Erkenntnis sollte insbesondere bei Überlegungen über die Entstehung von Neurosen berücksichtigt werden: Folgen frühkindlicher Hirnschädigungen und neurotische Entwicklungen schließen sich also nicht aus.
Unabhängig davon kann uns die vermehrte Unruhe eines Kindes auffallen, mit ihr eine Reihe einengender Einflüsse in der Phase der motorischen Entwicklung zwischen dem zweiten und vierten Lebensjahr und damit der handelnden Selbstentfaltung, des selbständig aufkeimenden Wollens oder auch ungestillte Zärtlichkeitsbedürfnisse vermuten lassen. Sie bringen im weitesten Unsicherheit und Angst zum Ausdruck.
Die Jaktationen, das Hin- und Herwerfen des Kopfes oder ganzen Körpers vor dem Einschlafen oder im Schlaf, stellen eine rhythmische Sonderform von Unruhe dar. *Schmidbauer* (1973) hat in seiner Schrift »Verwundbare Kindheit« die Jaktationen als möglichen rudimentären Ausdruck eines Suchens nach der Mutterbrust dargestellt, als eine Form der Antwort auf den heute zur Rarität gewordenen Stillakt und damit auch auf ein Liebes- und Geborgenheitsdefizit.
Es ist beschämend, daß heute schon Kinder in hohem Maße der Anwendung von Psychopharmaka ausgesetzt werden, und somit an der Zeit, hier die Möglichkeit einer Homöotherapie bekannter zu machen. Die Homöopathie berücksichtigt zwar klinische Diagnosen, auf ihre Arzneiwahl nehmen diese jedoch keinen direkten Einfluß. Allein das Gesamtbild der Symptomatik entscheidet die Wahl der Arznei.

Die Hyperkinese drückt Angst und Furcht, Protest und Appell, Verzweiflung und Werbung aus. Die *depressive* und *hysterische* Struktur werden vornehmlich an dieser kindlichen Verhaltensweise beteiligt sein. Vordringlich zu beachten sind somit die Angst, die Hypermotorik selbst, die Lebensumstände und zeitlichen Maxima bei der Arzneiwahl.

Therapie

Arzneibilder

Staphysagria (Staph.)

Hier besteht starke nervöse Unruhe mit ausgeprägter Reizbarkeit, die in Wutausbrüche bei angestautem Unmut und Ärger ausarten kann. Die Kinder verlangen weinend nach vielen Dingen und lehnen sie dann ab, wenn sie ihnen angeboten werden. Hinter dieser Unruhe steht Werbung um Zuwendung aufgrund von Ärger, Kränkung oder Kummer.

Calcium phosphoricum (Calc.-p.)

Dieses wichtige Konstitutionsmittel wird vorrangig bei aufgeweckten, asthenischen und zartgliedrigen Kindern zum Einsatz kommen, da sie nicht nur durch geistige Regsamkeit und Interesse an allem, sondern auch häufig durch eine hochgradige nervöse Unruhe auffallen, die sogar zu Schlafstörungen führen kann. Diese Kinder verzehren sich schnell in eine baldige Erschöpfung. Schon frühzeitig verlangen sie nach Salzigem, sogar Geräuchertem, dagegen lehnen sie Milch ab. Reizeinflüsse aller Art, heute besonders des Fernsehens, werden zu einer Steigerung ihrer Unruhe beitragen.

Chamomilla (Cham.)

Hinter **dieser** Unruhe und Ungeduld steht vornehmlich Ärger, Zorn und Protest und mit der Verlegung bestimmter Unruhephasen in die Nacht auch der Versuch wirkungsvollerer Auflehnung gegen die »Obrigkeit«. Auch somatopsychische Einflüsse aufgrund von schmerzhaften Spastizitäten, meist im Abdominalbereich, können zugrunde liegen.

Hyoscyamus (Hyos.)

Diese hochgradige Form von Erregung und Unruhe, die sich auch in einem ständigen Redeschwall niederschlägt, versucht Aufmerksamkeit zu erheischen und besitzt **hysteroide** Züge, hinter denen sich Eifersucht oder das Gefühl, unrecht behandelt worden zu sein, verbergen kann.

Stramonium (Stram.)

Diese botanische Verwandte steht ihrer Vorgängerin in nichts nach. Beide können bei ihren »Orgien« der Unruhe sogar ins Wahnhafte verfallen. Die theatralische Note weist auch hier auf ihre **hysteroide** Struktur.

Agaricus (Agar.)

Im Gegensatz zu den bisher vorgestellten Arzneien, denen ein aufgeweckter, heller Geist zu eigen ist, haben wir es bei **Agaricus** eher mit einem Zustand

geistiger Retardierung zu tun. Die daraus entstehende Unruhe äußert sich in organisch bedingten, automatistischen Bewegungsunruhen von der Art einer Chorea minor oder eines Tics.
Diese Arznei soll hier vor allem deshalb vorgestellt werden, weil sie die Wirksamkeit homöopathischer Arzneien auch bei schon fortgeschrittenen schweren organischen Läsionen demonstrieren kann. Dieses soll an einem sonderbaren **Fallbeispiel** gezeigt werden. Hier sei darauf verwiesen, daß in diesem Buch auf Fall-Schilderungen völlig verzichtet wurde: Die objektive Herausstellung der Psychodynamik bzw. Eliminierung der Subjektivität hätte in seinem Aufwand den Rahmen dieses Buches gesprengt.
Eine Mutter stellt ihren zwölfjährigen Sohn wegen eines grippalen Infektes vor. Die daneben bestehende, auffallende ticartige motorische Unruhe wird von ihr gar nicht erwähnt. Auf meine Befragung hinsichtlich dieser Sonderlichkeit erfahre ich, daß diese seit etwa einem halben Jahr besteht und die Familie sich daran eigentlich gewöhnt habe.
Ich verordne dem Jungen **Agaricus** *mit der Auflage einer Wiedervorstellung spätestens nach Ablauf von 14 Tagen. Als ich den Jungen nach diesem Zeitraum wieder zu Gesicht bekomme, bin ich erstaunt über die fast vollständig zurückgebildete Symptomatik.*
Dann trat ich einen Urlaub an, gab zuvor aber der Mutter eine Überweisung zum Neurologen, den sie während meiner Abwesenheit für den Fall einer erneuten verstärkten Symptomatik aufsuchen sollte. Als ich aus dem Urlaub zurückkehre, befindet sich der Junge schon in stationärer neurochirurgischer Behandlung wegen eines inzwischen festgestellten Hirntumors.
Die homöopathische Arznei vermochte hier also eine vorübergehende deutliche Remission der Symptomatik zu bewirken.

Tarantula hispanica (Tarant.)

Auch diese Arznei fügt sich gut in die Gesellschaft von **Hyoscyamus** und **Stramonium** ein und weist darüber hinaus Parallelen zu **Agaricus** auf.

9.2 Pavor nocturnus

Krankheitsbild

Schon der Name sagt, daß hier die Anfälle von Unruhe nachts auftreten und damit zum Ausdruck bringen, daß nun Angst und Furchterleben die »Führung« übernommen haben. Sie werden deshalb auch wahlanzeigend für die folgenden Mittel sein. Der *Pavor nocturnus* besitzt phobischen Charakter und führt zu einer Sonderform von Schlafstörungen, deren Hintergrund eine existentielle Beunruhigung ist.
Auch bei Kindern werden phobische Reaktionen bevorzugt von solchen mit überdurchschnittlicher Sensibilität entwickelt. Die Umwelteinflüsse besitzen für sie einen übermächtigen Anmutungsgehalt. Ein dunkler Keller etwa, ein Gewitter, eine ärztliche Untersuchung, die Schule, Hunde oder andere Tiere können phobischen Charakter annehmen und zu allen möglichen Reaktionen führen. Appetit- oder Eßstörungen machen meist den Anfang, bis sich weitere Störungen psychosomati-

scher Natur entwickeln. Wenn Schlafstörungen auftreten, speziell ein *Pavor nocturnus,* so muß das als ernstzunehmendes Zeichen für die psychische Verfassung des Kindes angesehen werden. Hier vermag eine gezielte Homöotherapie wirksam Hilfe zu leisten und evtl. notwendig werdende psychotherapeutische Maßnahmen zu begleiten.

Therapie

Arzneibilder

Aconitum (Acon.)

Wir haben diese Arznei bereits als großes Mittel der Angst kennengelernt. Schreckhaftigkeit, hohe Affektivität aufgrund von erregenden Tagesereignissen führen zu plötzlichem und schnellem Erwachen mit dann folgender hochgradiger Erregung, Herzklopfen und schnellem hartem Puls bei einem meist kräftigen, vitalen und geistig lebhaften Kind, in dessen rotem Gesicht die Angst geschrieben steht.

Stramonium (Stram.)

Dieses **Nacht**schattengewächs, das sich uns schon in verschiedensten Facetten präsentiert hat, zeigt in der Nacht die hinter seiner schillernden Fassade stehenden Ängste, für die die Dunkelheit und das Auf-sich-selbst-Angewiesensein eine zu hohe Belastung darstellen. Die Neigung zum Somnambulismus, zu Halluzinationen im Halbschlaf, das Verlangen eines Einschlaflämpchens oder der offenen Zimmertür sind besondere Charakteristika von **Stramonium.**

Hyoscyamus (Hyos.)

Es bringt auch beim **Pavor nocturnus** seine botanische Verwandtschaft mit **Stramonium** zum Ausdruck und eine Unterscheidung zwischen beiden ist bei der vorliegenden Indikation nicht leicht zu treffen. Wieweit dann solche »Spezifitäten« von **Stramonium** hinsichtlich der Einschlaf-Vorbedingungen Priorität zu beanspruchen haben, mag dahingestellt bleiben und sollte jedem Therapeuten überlassen werden.

Arsenicum album (Ars.)

Die als Zentrum dieser Arznei beschriebene Angst hat ebenfalls ihre Schwerpunkte in der Nacht und ist begleitet von hochgradiger Unruhe, in der sich Ohnmacht und Schwäche gegenüber der Abwesenheit der schutzspendenden Eltern kundtut. Diese eher **depressiven** Strukturmerkmale unterscheiden diese Arznei deutlich von den vorausgegangenen. Diese Kinder sollten vom abendlichen **Fern-**sehen **fern-**gehalten werden.

9.3 Enuresis nocturna

Krankheitsbild

Dieser Diagnose hat wiederum eine sorgfältige organische Abklärung vorauszugehen.

Das **Einnässen** der Kinder - sei es am Tage oder nachts - ist sicher die häufigste aller psychosomatischen Störungen des Kindesalters. Die Ursachen dieser Störung sind vielfältig. Unter den Hypothesen, die zur Erklärung des kindlichen Einnässens herangezogen wurden, hat sich zunehmend die Auffassung durchgesetzt, daß die primär organisch bedingte Störung der Ausscheidungsfunktion ungleich selten ist.

Physiologisch geht es um einen vermehrten Spannungszustand der Blase und um eine verminderte Fähigkeit, den Drang zum Entleeren der Blase wahrzunehmen und darauf zu reagieren. Die neurosenpsychologische Entsprechung kann durch die beiden Extreme einer im Schlaf enthaltenen Dauerbereitschaft zum Entleeren und die Abwehr dieser Bereitschaft beschrieben weren. Diesen Zwiespalt des Erlebens kann man bei Kindern beobachten, die jenseits des dritten Lebensjahres nicht sauber geworden sind: Das einnässende Kind schwankt zwischen Leistungsbereitschaft und -verweigerung. Dieser Sachverhalt wiederum resultiert aus einer Störung der Phase der Sauberkeitsgewöhnung. Wir haben bei der Darstellung des unteren Verdauungstraktes auf ähnlich ablaufende Vorgänge hingewiesen *(s. S. 99)*.

Bei den Kindern mit einer Enuresis findet sich in einem hohen Prozentsatz eine gestörte Mutter-Kind-Beziehung, die auf mannigfaltigen Ursachen beruhen kann. Sie gehen von früher Ablehnung, Abwehrhaltung gegen das Geschlecht des Kindes, wechselhaftem Verhalten bei der Sauberkeitsgewöhnung, unregelmäßiger oder wechselhafter Betreuung mit Gefährdung der familiären Bindung bis hin zu Heimaufenthalten und Hospitalisationsschäden.

Die Umweltkonstellationen können außerordentlich vielfältig sein, laufen aber insgesamt auf eine emotionale Mangelsituation hinaus, so daß die Enuresis nicht selten von weiteren neurotischen Fehlverhaltensweisen oder Anpassungsschwierigkeiten begleitet ist.

Für die Mutter selbst bedeutet die verzögerte Reinlichkeitsentwicklung eine Enttäuschung,auf die sie nicht selten mit ablehnendem Verhalten dem Kind gegenüber antwortet, was wiederum die Symptomatik im Sinne eines Teufelskreises verstärkt. Dabei gibt es wenige Symptome, die so deutlich machen, daß das Kind ein appellatives Signal setzt, indem es auf eine frühere Entwicklungsstufe regrediert.

Viel gewonnen wäre schon, wenn Eltern verstehen, daß es nicht in erster Linie darauf ankommt, dieses Symptom zum Verschwinden zu bringen, sondern realisieren, daß das Kind mit einem Symptom der Angst antwortet. Eltern müssen verstehen lernen, daß es sich um eine Krankheit handelt, bei der Ermahnungen, moralische Vorwurfshaltungen oder gar körperliche Züchtigungen nichts nützen. Vielmehr werden liebevolle Zuwendung und eine verständige, nachsichtige Einstellung ebenso notwendig sein wie eine Bearbeitung der unbewußten Abwehrhaltung der engsten Beziehungspersonen.

Der geschilderte psychodynamische Hintergrund bringt wiederum zum Ausdruck, wie auch bei dieser Störung das geschwundene Gefühl existentieller Sicherheit im Zentrum des Geschehens steht. Ohne die Berücksichtigung von Angst und Furcht wird dieses Leiden deshalb nicht aussichtsreich behandelt werden können. Auch hier wird ohne psychotherapeutische Maßnahmen nicht auszukommen sein. Dennoch hat die Homöopathie hier schon Erstaunliches zuwege gebracht, so daß über den Weg individueller und konstitutioneller Berücksichtigung des sonst recht uniformen Leidens mit dieser Behandlungsform schon primär begonnen und die dann folgende, meist verhaltenstherapeutische Behandlung wirksam unterstützt werden kann. Dabei können häufig besonders auch bestimmte Veranlassungen zum Ausbruch dieser Verhaltensstörung ein guter Begleiter zur Mittelwahl sein.
Bei der Suche nach – der Störung entsprechenden – Arzneien werden wir insbesondere das appellative Moment zu beachten haben, hinter dem eine *depressive,* aber auch eine *hysterische* Struktur stehen kann. In ersterer drückt sich weit mehr Angst vor Liebesentzug und die Symbolik des Einnässens als »Weinen der Blase« aus, während letztere eher aggressive und protesthafte Inhalte besitzt.

Therapie

Arzneibilder

Pulsatilla pratensis (Puls.)
Ignatia (Ign.)
Natrium muraticum (Nat. m.)
Silicea (Sil.)

Diese Arzneien vertreten hier die **depressive** Struktur aufgrund von Gefährdung der Geborgenheit, Kummer, Enttäuschung oder Liebesentzug. Diese Reaktionen können sich auch an bestimmte Veranlassungen oder Erlebnisse knüpfen, z.B. die Geburt eines Geschwisters, dem sich nun die Mutter zwangsläufig mehr widmen muß.

Capsicum (Caps.)

Abwesenheit von der Geborgenheit des Elternhauses, z.B. durch einen Heimaufenthalt, kann zu starkem Heimweh führen und Anlaß zur Entwicklung von nächtlichem Einnässen geben.
Hier hat sich auch **Capsicum** fast als ein Spezifikum bewährt. Diese Kinder haben aufgrund immer wieder erlebter Enttäuschungen ein mißtrauisches Wesen entwickelt. Die besondere Affinität dieser Pflanze zu den Schleimhäuten kann hier zu einem brennenden Schmerz in der Blasenregion oder beim Urinieren führen, was die Wahl dieser Arznei wesentlich sicherer gestaltet.

Staphisagria (Staph.)

Die große Unruhe dieser Arznei haben wir anläßlich von Ärger, Kränkung oder Kummer bereits kennengelernt; wir werden sie eher der **hysterischen** Struktur mit aktiver und protesthafter Note zuordnen. Mit der Enuresis nocturna kann wieder mehr Beachtung erreicht und gleichzeitig Protest angemeldet werden.

Hyoscyamus (Hyos.)

In dieser Arznei drückt sich eine **Staphisagria** wieder sehr ähnliche Motivation aus, nur ist das aggressive Moment hier wesentlich größer. Dies affektierte Benehmen am Tage oder provokative Verhalten im Umgang mit den Erwachsenen oder Altersgenossen sowie eine eventuell sogar auftretende **Enuresis diurna** wird die Wahl eher zugunsten dieser Arznei ausfallen lassen.

Causticum Hahnemanni (Caust.)

Der von *Hahnemann* speziell hergestellte Ätzstoff aus frisch gebranntem Kalk hat u.a. eine spezifische Wirkung zur zentralnervösen Versorgung der Schleimhaut der Atemwege, Verdauungsorgane und Harnblase. Dabei herrschen dort überwiegend Trockenheit und brennende Empfindungen. Spastizität und lähmige Schwäche stehen sich in auffallender Konkurrenz gegenüber. Die erwähnte Trockenheit der Schleimhäute trifft auch für die äußere Haut als größtem Kontaktorgan zu und beherrscht auch das Wesen dieses Arzneibildes.

Insgesamt begegnet uns hier ein Mensch mit einem schwachen Selbstbewußtsein und hohem Anspruch auf Zuwendung. So können wir auch **Causticum** der **depressiven** Struktur zurechnen, die in Verbindung mit dem speziellen sensomotorischen Bezug zu den Schleimhäuten, speziell auch der Harnblase, eine besondere Indikation für die *Enuresis nocturna* darstellt. Diese Arznei wirkt u.a. auch bei der sich im Klimakterium häufig einstellenden Harninkontinenz der Frauen.

Argentum nitricum

Diese uns inzwischen sehr vertraute Arznei mit ihrer besonderen Neigung zu phobisch getönten Erwartungsängsten und ihrer ebenfalls besonderen Affinität zu Schleimhäuten wird anläßlich besonderer seelischer Belastungen bzw. Ereignisse **dann** eine Indikation sein, wenn diese zu einer **Enuresis nocturna** geführt haben.

9.4 Nabelkoliken

Krankheitsbild

Zum Abschluß unseres psychosomatisch orientierten Ausfluges in die kinderärztliche Sprechstunde wollen wir uns mit einem – sehr viel häufiger als vermutet auftretenden – Beschwerdebild befassen, das mit seiner Dramatik immer wieder die Gemüter von Eltern und Ärzten erhitzt.
Als *Nabelkoliken* hat man seit der Jahrhundertwende einen Zustand gekennzeichnet, in dem sich Kinder – oft aus »heiterem Himmel« – vor Schmerzen im Leib krümmen und hilfeschreiend die Mutter alarmieren. Sie zeigen dabei stets auf die Nabelgegend, wo sie ihren Schmerz am stärksten empfinden. Die Hilflosigkeit überträgt sich auf die Mutter, und schon bald betritt der Arzt das Zimmer, oder die Furcht hat zu einem sofortigen Transport ins Krankenhaus geführt. Viel zu häufig werden dann umfangreiche, das Kind zusätzlich belastende Untersuchungen unternommen mit stets dem gleichen negativen Ergebnis. Der erfahrene Arzt wird dem

Kind diese Strapazen ersparen können und die Diagnose *»Nabelkoliken«* stellen, womit zunächst allerdings nur der Mutter geholfen ist. Sehr bald wird aber auch das Kind von der »Entwarnung« profitieren können, oft nur durch ein altes Hausrezept, der Anwendung lokaler feuchter Wärme auf die Leibregion.
Erst die sich ständig wiederholenden gleichen Schmerzanfälle werden zu mehr Bemühungen um die diagnostische Ausleuchtung und effektivere Behandlungsmaßnahmen veranlassen.
Inzwischen gehört es zur gesicherten Erfahrung, daß sich hinter *Nabelkoliken* fast ausschließlich seelische Probleme verbergen und nicht das Kind allein Ziel der therapeutischen Bemühungen bleiben darf. Mit der einfachen Gabe von Spasmolytika ist hier jedenfalls am wenigsten auszurichten; die Heilung wird eher damit hinausgezögert.
Das tiefenpsychologische Verständnis dieser Ausdrucksform von Schmerz hat unverständlicherweise lange auf sich warten lassen und bis heute noch nicht seinen festumrissenen Platz gefunden. Auf die tiefere Symbolik der Nabelregion im Hinblick auf den Prozeß der Selbstwerdung hatten wir bereits hingewiesen *(s. S. 85)*.
Der Volksmund hat auch dafür die passende Bemerkung parat, wenn er manchen Menschen vorhält: »sie seien wohl noch nicht abgenabelt«.
Mit den *Nabelkoliken des Kindes* befinden wir uns wieder in der Szene des unteren Verdauungstraktes, wo uns die Obstipation lehrte, daß hinter der Form von Verhaltung somatisch ein muskuläres Krampfgeschehen, psychisch die Unfähigkeit des *Loslassenkönnens* oder *-wollens* steht. Und auffallenderweise herrscht im Zusammenhang mit *Nabelkoliken* fast immer auch eine Obstipation mit trockenem, schafkotartigem Stuhl vor. Dem »Sonnengeflecht«, wie der aus zwei halbmondförmigen Nervengeflechten zu einem *Ganglion coeliacum* verschmolzene sympathische Nervenplexus am Ursprung der A. coeliaca genannt wird, hat man immer wieder eine Mitbeteiligung an diesem Krampfgeschehen zugesprochen, und man könnte demnach diesen Zustand auch als »Migräne des Leibes« bezeichnen, eine Art »Sehnsuchtsschmerz zur Nabelschnur«.
Dieses *anal-retentive* Geschehen kann uns deshalb den Weg zum Begreifen auch dieser Ausdrucksform eines Gefühls der Bedrohung eigener Sicherheit weisen. Diese Bedrohung wird vielerlei Hintergründe haben, die es dann zu klären gilt. Die Ängste werden jedoch fast immer von Forderungen der Umwelt an das Kind herrühren, denen es sich – aus welchen Gründen auch immer – nicht gewachsen fühlt. So versucht es, durch **Sich-Festhalten** den Bedrohungen zu entgehen, was im Krampfgeschehen geschieht und womit gleichzeitig appellativ die Umgebung um Zuwendung und Schutz ersucht wird. Ein solches Geschehen wird auch als Prozeß der Konversion bezeichnet. Aber auch Protest kann darin zum Ausdruck kommen und dieses aggressive Moment am eigenen Körper ausgelassen werden. Immer aber stellen Nabelkoliken Äußerungen einer depressiven Struktur dar, deren sichtbarer Ambivalenzkonflikt bei der Arzneiwahl zu berücksichtigen ist.
Wir werden hier Arzneien des unteren Verdauungstraktes wiederbegegnen und dabei unterscheiden zwischen solchen, wo das Schmerzgeschehen in den Rahmen eines mehr passiven Verhaltens eingebettet ist, und anderen, bei denen eher Auflehnung und Trotz im Vordergrund stehen.

Therapie

Arzneibilder

Wir wollen mit den eher »passiven« Arzneien beginnen.

Pulsatilla pratensis (Puls.)

Wenn ein Kind, das diese Arznei braucht, Koliken zeigt, so drückt sich darin eine **gehemmte Aggression** aus. Diese kann dieses liebenswürdige Geschöpf auch im Geheimen entwikkeln, wenn es immer wieder sich in Geduld gefaßt hat oder zum wiederholten Male der Mutter gegenüber folgsam gewesen ist. So übernimmt der Leib die Bürde dessen, was der Geist nicht vermochte oder die Seele nicht ertragen hätte.

Ignatia (Ign.)

Ähnlich geht es diesem Kind, das den wiederholten Verzicht in **Nabelkoliken** umsetzt, seine **Ohn-Macht** zur Durchsetzung eigener Bedürfnisse damit kundtut und versucht, die Zuwendung auf diese Weise zu erzwingen.

Natrium muriaticum (Nat-m.)

Diese ihrer Vorgängerin in vielem verwandte Arznei wird einem Kind helfen, das auf dem Wege zu resignierender Abwendung von seiner Umwelt ist. Überall, wo lautes und freudiges Treiben herrscht, werden wir es nicht finden: In der Schule fühlt es sich am wohlsten, da es hier durch Leistung Beachtung erheischen kann. Sobald auch diese Quelle der Genugtuung versiegt, wird der Leib zu Hilfe gerufen und in **Nabelkoliken** dafür einen guten »Anwalt« finden.

Silicea (Sil.)

»Bescheidenheit ist eine Zier, doch weiter kommt (käme) man ohne ihr« könnte der Leitspruch dieser Arznei sein. Das grazile, blasse, aufgeweckte und intelligente Kind wird niemals das erreichen, was es aufgrund seiner Fähigkeit erreichen könnte. Schwäche und geringe Widerstandskraft verhindern immer wieder entscheidende und für die Entwicklung eines Selbstwertgefühls so notwendige Erfolgserlebnisse. Immer werden neue Anläufe zur Durchsetzung der gesteckten Ziele unternommen und dafür sogar Kompromisse aller Art eingegangen. Schließlich lernt man, auch an sich zu denken, und entwickelt sorgsam bedachte Praktiken, um die Kräfte nicht immer wieder aufs neue zu verschleißen. Wenn auch diese Rezepte schließlich ihren Dienst versagen, bleibt nur noch die Flucht ins Somatische. So gehören **Nabelkoliken** zum festen Repertoire auch des zarten **Silicea**-Kindes, wozu die extreme Trokkenheit und **anal-retentiv** gesteuerte Obstipation »Schützenhilfe« leisten.

Arsenicum album (Ars.)

Arsenicum wird uns am weitesten begreiflich machen, daß hinter jeder **Nabelkolik** die Angst steht. Die Freiheit des **Arsenicum**-Kindes wird frühzeitig eingeschränkt, besonders in der Periode der motorischen Entwicklung. Seine Verhaltensweisen werden zunehmend von einer Fülle von Verboten bestimmt und können deshalb **zwanghafte** Züge erzeugen zur Einhaltung und Erfüllung von Forderungen der Umwelt. Es verwundert deshalb nicht, daß das Kind beginnt, auch **retentive** Praktiken zur Bewahrung eigenen und erworbenen Besitzes zu entwickeln. Die immer wieder erlebten Enttäuschungen hinsichtlich des Ausbleibens von Anerkennung seiner Leistungen münden eines Tages in appellative Signale, zu denen auch die **Nabelkoliken** gehören. Die »Verlegung« dieser vornehmlich in die Nacht bringt die Hilflosigkeit und die **Notwendigkeit** dieser Form von Appell besonders zum Ausdruck.

Nux vomica (Nux-v.)

Mit diesem »Vollblut« von Arznei wollen wir überleiten zu den von Aktivität diktierten Arzneien.
Nabelkoliken von **Nux vomica** bedeuten Zorn, Wut, Protest, Ärger, auch eine Form von Autoaggression mangels anderer Möglichkeiten zur Durchsetzung eigener Ziele. Mit dem peinigenden Akt soll nicht nur Rache am eigenen Unvermögen geübt, sondern auch der Versuch unternommen werden, Macht auf die Umwelt auszuüben – nach dem Motto: »Es geschieht euch ganz recht, wenn es mir wieder schlecht geht«.

Bryonia alba (Bry.)

Diese Arznei verfährt ähnlich mit der »Obrigkeit«, geht dabei jedoch wesentlich »berechnender« vor, ohne daß ihm dieses bewußt wird. Die Verschanzung hinter dieser Form von Schmerz zeigt aber – anders bei **Nux vomica** – das stärkere Angewiesensein auf Halt und Geborgenheit und die wesentlich größere Schwäche bei der Durchsetzung der Ziele.

Chamomilla (Cham.)

Diese **»hysterische«** Pflanze haben wir bereits beim Kopfschmerz kennengelernt. Sie schont weder sich noch ihre Umgebung und ist in der Wahl ihrer Mittel zur Erreichung von Aufmerksamkeit nicht zimperlich. Das **Chamomilla**-Kind gebärdet sich offensiv und ruht nicht, bevor es in die schützende Obhut des mütterlichen Schoßes aufgenommen ist. Spaziergänge auf dem Arm der Mutter hat das Kind besonders gerne.

Colocynthis (Coloc.)

Diese Arznei hat eine besondere Beziehung zum Abdomen und sie wird deshalb ihren Platz gerade bei den **Nabelkoliken** beanspruchen. Sie versucht **Chamomilla** in vielem zu imitieren, wie wir schon beim Kopfschmerz hervorhoben. Protest steht auch hier obenan und »verführt« den **Plexus solaris** zur Aktivität und zu einer besonderen Variante von Abwehrhaltung gegen den Schmerz mittels gekrümmter Seitenlage und angezogenen Beinen (Embryonalhaltung). Dabei versuchen die Hände sogar die Bauchdecken im Nabelbereich einzudrücken, was paradoxerweise den Schmerz lindert.

Hyoscyamus (Hyos.)

Es ist auf der aktiven Seite das besondere Mittel der Nacht, in die nur eine hochgradige Erregung und Unruhe ihre »Machenschaften« zu verlegen beliebt. Nur hier sind die Bedingungen zum wirksamen Ausleben von Rache für das viele erlittene oder empfundene Unrecht, Zurücksetzung oder andere Kränkungen optimal.

Cuprum metallicum (Cupr-m.)
Magnesium phosphoricum (Mag-p.)
Opium (Op.)
Plumbum (Plb.)
Veratrum album (Verat.)

Diese wenigen Arzneien der sogenannten »bewährten Indikation« für die **Nabelkoliken** seien zum Abschluß genannt. Sie werden meist den noch nicht Eingeweihten empfohlen; ihre genauere Spezifizierung sollte mit Hilfe der einschlägigen Arzneimittel-Lehren erfolgen.

Nachwort

Sicherheit und **Sinnhaftigkeit** als tragende Kräfte menschlicher Existenz sollten der Leitpfad dieses Buches sein. Wir haben versucht, seine Spur innerhalb aller Kapitel nicht zu verlieren. Die psychosomatischen Krankheiten (im engeren Sinne) boten uns höchste Anschaulichkeit dafür, da sich in ihnen die Untrennbarkeit von Geist, Seele und Körper besonders eindrucksvoll darstellt. Aber auch in gesunden Tagen kann der Mensch nur in dieser »Dreifaltigkeit« seine Existenz meistern.
Vor rund 200 Jahren kam es zu einer Renaissance dieser schon in der Antike herrschenden Erkenntnis; erst in den etwa letzten 100 Jahren wurden die entscheidenden wissenschaftlichen Grundlagen dafür geliefert.
Die auffälligen Parallelen zu den Verhältnissen in der Homöopathie wurden bis heute weder von dieser noch von der Psychosomatik genügend beachtet oder bemerkt; und damit mußte auch ihre Nutzung ausbleiben, speziell die der inzwischen ebenso entwickelten wissenschaftlichen Gemeinsamkeiten.
Die Erreichung von existentieller **Sicherheit** und **Sinnhaftigkeit** durch die Harmonisierung von Seele und Leib kann nur durch den Geist als verbindende Instanz zu einer höheren Ordnung geschehen. Damit wurde der Blick auf die **kosmische** Einbettung des Menschen gelenkt, zu der auch seine Kohärenz mit der »Welt« anderer Lebewesen, vor allem aber auch der der Materie gehört. Diese hier dargestellten Zusammenhänge wurden bis in die Gegenwart nur einseitig erforscht und bieten deshalb noch ein weites Feld für ihre weitere Durchdringung. Die Homöopathie hat sich daran seit 200 Jahren versucht und ist damit anderen Disziplinen gegenüber schon eine gute Wegstrecke vorausgegangen. Die deshalb unverbrauchte sogenannte »Halbwertzeit« ihrer wissenschaftlichen Gültigkeit ist für die heute auf etwa zwei bis drei Jahre geschrumpfte der modernen Therapieverfahren kaum noch erreichbar geworden.
Dieses Buch will ein Wegweiser zu einer weiteren Station übergeordneten Therapieverständnisses sein. Mit seiner Eröffnung der Symbolträchtigkeit potenzierter Arzneien aus dem Pflanzen-, Tier- und Mineralreich, wo noch unzählbare ungehobene »Schätze« lagern, und damit seinem Eindringen in die Sphäre auch des Geistes will es zu einer Erweiterung des Verständnisses der Simileregel, zu einem Begreifen höherer **Sinnhaftigkeit** und Wesens der Arznei und schließlich zu ihrer leichteren Einordnung beim therapeutischen Vollzug verhelfen.
Vom Echo der Leserschaft wird eine Erweiterung dieses Buches um die psychosomatischen Hintergründe manches anderen Organbereichs mit der entsprechenden homöotherapeutischen Übersetzung abhängig gemacht werden.
Möge durch dieses Buch jeder Arzt, ob er nun von der Seite der Psychotherapie oder der der Homöopathie kommt, nicht nur den Wunsch, sondern ebenso die Notwendigkeit verspüren, sich mit den Grundbegriffen auch der jeweils anderen Disziplin vertraut zu machen.

Literatur

Barthel, H., Klunker/W. (Hrsg.): Synthetisches Repertorium, Bd. I Gemütssymptome, Bd. III Schlaf, Träume, Sexualität. Haug, Heidelberg 1974–1978

Beuchelt, H.: Konstitutions- und Reaktionstypen in der Medizin mit Berücksichtigung ihrer therapeutischen Auswertbarkeit in Wort und Bild. Haug, Heidelberg 1971

Boericke, W.: Homöopathische Mittel und ihre Wirkungen. Materia Medica und Repertorium. Verlag Grundlagen und Praxis, Leer 1972

Borland, D.M.: Kindertypen. Haug, Ulm 1961

Bräutigam, W.: Reaktionen, Neurosen, Psychopathien. 2. Aufl., Thieme Stuttgart

Breyer, H.: Die Schichten der Ähnlichkeit. Deutsche Zeitschrift für Homöopathie 2, 1926

Buschauer, W.: Homöopathie als Vollendung der Hippokratischen Medizin. Haug, Heidelberg 1992

Charette, G.: Homöopathische Arzneimittellehre für die Praxis. Hippokrates, Stuttgart 1958

Cullen, W.: Materia medica, Edinburgh 1789

Dethlefsen, Th./Dahlke, R.: Krankheit als Weg. Bertelsmann, München 1983

Dührssen, A.: Psychogene Erkrankungen bei Kindern und Jugendlichen. 2. Aufl. Verlag für Medizinische Psychologie, Göttingen 1955

Flury, R.: Realitätserkenntnis und Homöopathie. Hrsg. Resch, G./Flury-Lemberg, M. B + K Offsetdruck, Ottersweier 1979 Flury-Lemberg, M., Bern

Frankl, V.E.: Ärztliche Seelsorge. 10. Aufl. Deuticke, Wien 1982

Fräntzki, E.: Die Idee der Wissenschaft bei Samuel Hahnemann, Haug, Heidelberg 1974

Fromm, E.: Die Kunst des Liebens. DVA 1980

Gebhardt, K.-H. (Hrsg.): Beweisbare Homöopathie. Haug, Heidelberg 1980

Grauvogl V.: Das homöopathische Ähnlichkeitsgesetz. Leipzig 1861

Gutmann, W.: Grundlage der Homöopathie und das Wesen der Arznei. Haug, Heidelberg 1979

Hahnemann, S.: Die Chronischen Krankheiten, Nachdruck. Haug, Heidelberg

Hahnemann, S.: Organon der Heilkunst. 6. Aufl. Schwabe, Leipzig 1921

Hahnemann, S.: Abhandlung über die Arzneikunde 1789

Harisch, G. U. Kretschmer, M.: Jenseits vom Milligramm. Springer, Heidelberg 1990

Heyck, H.: Der Kopfschmerz, 4. Aufl. Thieme, Stuttgart 1975

Hopff, W.H.: Homöopathie, kritisch betrachtet. Thieme, Stuttgart 1991

Jahr, G.H.G.: Allgemeine u. spezielle Therapie der Geisteskrankheiten u. Seelenstörungen Leipzig, T.O. Keigel 1855

Jores, A. et al. (Hrsg.): Praktische Psychosomatik. Huber, Bern 1976

Julian, O.: Materia Medica der Nosoden. 2. Aufl. Haug, Heidelberg 1975

Jung, C.G.: Gesammelte Werke, Bd. 15 Über das Phänomen d. Geistes in Kunst und Wissenschaft.

Kent, J.T.: Kents Arzneimittelbilder. Haug, Heidelberg 1977

Kent, J.T.: Kents Repertorium der homöopathischen Arzneimittel, übers. u. hrsg. v. G.v. Keller u. J. Künzli v. Fimelsberg. Haug, Heidelberg

Kent, J.T.: Lectures on homoepathic philosophy (deutsche Ausgabe zur Theorie der Homöopathie, übers. v. Künzli v. Fimelsberg). Verlag Grundlagen und Praxis, Leer 1973

Köhler, G.: Lehrbuch der Homöopathie Bd. I u. II. Hippokrates, Stuttgart 1982 u. 1986

Kretschmer, E.: Körperbau und Charakter. Berlin 1921

Kuhn, T.S.: Die Struktur wissenschaftlicher Revolutionen. 2. Aufl. Suhrkamp, Frankfurt a.M.

Leeser, O.: Lehrbuch der Homöopathie, Arzneimittellehre Bd. A u. C. 2. Aufl. Haug, Heidelberg 1968 u. 1961

Lukas, E.: Von der Trotzmacht des Geistes. Herder, Freiburg 1986

Lubban-Plozza, B./Pöldinger, W.: Der psychosomatisch Kranke in der Praxis. 4. Aufl. Springer, Heidelberg 1980

Martini, P.: Die Arzneimittelprüfung und der Beweis des Heilerfolges. Allg. homöop. Zeitung 1939 (154–167)

Mayr, F.X.: Fundamente zur Diagnostik der Verdauungskrankheiten 1921, Neuauflage Turm-Verlag-Verlagsgemeinschaft F. Zluhan, Bierigheim 1974

Meyers Konversationslexikon. Bibliographisches Institut, Leipzig - Wien 1903

Mezger, J.: Gesichtete Homöopathische Arzneimittellehre Bd. I u. II. 3. Aufl. Haug, Ulm 1964

Opala, P.: Neurodermitis-Praxisstudie. Dissertation, Medizinische Hochschule Hannover, 1991

Ortega, S.: Anmerkungen zu den Miasmen oder chronischen Krankheiten im Sinne *Hahnemanns*. Haug, Heidelberg 1980

Paschero, T.P.: Homeopatia. Talleres Gráficos Gral. Buenos Aires, Argentinien 1973

Rachman, S./Bergold, J.B.: Verhaltenstherapie bei Phobien (Fortschritte der klinischen Psychologie). Urban & Schwarzenberg, München 1970

Riemann, F.: Grundformen der Angst. Reinhardt, München/Basel 1977

Ritter, H.: Aktuelle Homöopathie. Hippokrates, Stuttgart 1962

Schipperges, H.: Wege zu neuer Heilkunst. Haug, Heidelberg 1978

Schmidbauer, W.: Verwundbare Kindheit. Selecta, München 1973

Schmidt, J.M.: Die philosophischen Vorstellungen Samuel Hahnemanns bei der Begründung der Homöopathie. Sonntag, München 1990

Schonauer, K.: Das Placebo-Problem: Geschichte und Klinik eines Begriffs. Deutsches Ärzteblatt 48 (1992)

Schultz-Hencke, H.: Lehrbuch der analytischen Psychotherapie. Thieme, Stuttgart 1951

Schramm, H.-J.: Brevier Homöopathischer Propädeutik. Schriftenreihe Deutsche-Homöopathie-Union, Karlsruhe

Schramm, H.-J.: Psychosomatische Aspekte im Kindesalter. Allgem. Homöopath. Zeitung 1 u. 2 (1981)

Schramm, H.-J.: Tarantula hispanica. Klassische Homöopath. Zeitg. 3 (1978)

Schramm, H.-J.: Über den Konstitutionsbegriff aus der Sicht der Homöopathie. Ärztezeitschr. f. Naturheilverf. 9 (1981)

Schulte, W./Tölle, R.: Psychiatrie. 3. Aufl. Springer, Berlin - Heidelberg 1975

Sudhoff, K.v. (Hrsg.): Paracelsus: Medizinische, naturwissenschaftliche und philosophische Schriften I, Abt. Bd. 1-14. München - Berlin 1922-1933

Tischner, R.: Geschichte der Homöopathie. Schwabe, Leipzig 1939

Uexküll, Th.v. (Hrsg.): Lehrbuch der psychosomatischen Medizin. Urban & Schwarzenberg, München 1979

Vithoulkas, G.: Die wissenschaftliche Homöopathie. Burgdorf, Göttingen 1986

Walach, H.: Wissenschaftliche homöopathische Arzneimittelprüfung. Haug, Heidelberg 1992

Weingärtner, O.: Homöopathische Potenzen. Springer, Berlin-Heidelberg 1992

Whitmont, E.C.: Psyche und Substanz, Burgdorf, Göttingen 1987

Zilch, M.J.: Lymphsystem und Lymphatismus. J.A. Barth, München 1963

Zimmermann, W.: Homöotherapie der Hautkrankheiten. Biolog. Taschenbuchreihe Bd. 5, Sonntag 1979

Sachverzeichnis

Arzneimittelverzeichnis

Namensverzeichnis